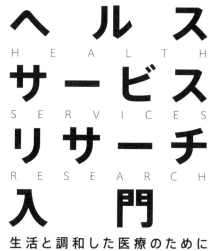

ヘルス
サービス
リサーチ
入門

生活と調和した医療のために

田宮菜奈子・小林廉毅 編

Introduction to Health Services Research:
Towards Health Services in Harmony with Life

Nanako TAMIYA and Yasuki KOBAYASHI, editors

University of Tokyo Press, 2017
ISBN978-4-13-062419-0

まえがき

田宮菜奈子

　「これでやっと家に帰れます」満面の笑顔で退院した脳梗塞・片麻痺の女性が帰った先は老人病院。家族が悩んだ末，相談できずに予約していた。そして，「この点滴さえなければ家に帰れるのに…」と IVH（中心静脈栄養）を眺めて毎日嘆く余命少ない末期癌の入院患者。当時 IVH は入院での実施があたりまえであった。

　公衆衛生学の大学院生かつ臨床研修医として過ごした 20 年以上前のことである。何かおかしい！と思いつつ大学で学ぶ中で，米国ではすでに在宅IVH が一般的であり，また，自宅退院に整備すべき要因を疫学的に明らかにした研究などが学術論文として発表されていることを知り，深い感銘を受けた。

　現在，わが国の医学・医療技術のレベルは，さらに発展し世界的にも高いレベルに達している。しかし，それらが必要とする人に確かに届けられているといえるだろうか。癌難民，介護難民などという言葉が聞かれ，また，医師の偏在，年 3 万人を超える自殺者，低い予防接種率…。これらは，個々の治療技術がそれぞれは高いレベルであっても，それを受けるひとりひとりの生活につながっていないことがいまだ多い現状を示しているように考える。

　試みに，MEDLINE の文献検索で，各キーワードでヒットする論文のうち，日本の所属からの論文の割合を 2005 年および 2009 年において示したのが図 0.1 である。Molecular をキーワードに含む日本からの研究は，世界の研究の 8% 近くを占めており，世界的にもわが国の基礎医学研究が高いレベルにあることが示唆される。以降，Cardiovascular, Cancer, Immunology なども 5% 近くに達している。しかし，Welfare, Care elderly, Long-term care, Caregiver 等となると 2% 以下となり，Ethics に至っては 0.01% 以下である。Ethics はいうまでもなく医療の基本であり，諸外国ではこうしたキーワードが学術的にも議論されているのに比して，わが国では医学関連の学術研究

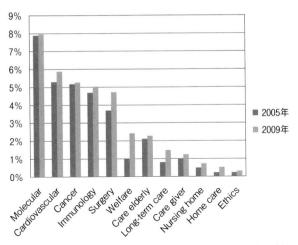

図 0.1 各キーワードを含む全論文中における日本の論文の割合—MEDLINE 検索による（田宮菜奈子・小林美貴（筑波大学）作成）

ではほとんど扱われていない。これらの傾向は 2005 年に比して 2009 年はやや増加しているものの，全体の傾向はあまり変わらない。

　このようなわが国における医学研究のアンバランスをもたらす要因は種々考え得るが，そのうちのひとつに，新たな医療技術の開発ではなく，それぞれの医療技術を，生活の中で人々に供給する連続したサービスとしてとらえ包括的に評価するという研究，いわゆるヘルスサービスリサーチの普及が遅れていることも大きいのではないだろうか。ヘルスサービスリサーチとは各種定義があるが，雑誌 Health Services Research に掲載された定義に関する論文[1]によると，「ヘルスサービスリサーチとは，社会要因，財政システム，組織の構造やプロセス，医療技術，個人の行動などが，医療へのアクセス，医療の質とコスト，そして最終的には，われわれの健康とウェルビーイングにどう関係しているのかを探る学際的な科学的研究である。そのリサーチの要素（ドメイン）は，個人，家族，組織，施設，コミュニティー，そして人々全体である」とされている。

　ヘルスサービスリサーチは，海外では，専門の学術誌（Health Services Research, BMC Health Services Research, Journal of Health Services

Research & Policy など）もいくつか刊行され，百科事典[2]も近年出版された。また，欧米の公衆衛生大学院に位置づけられているところやセンターを設置する大学も多い。また，オランダには Netherlands Institute for Health Services Research（http://www.nivel.nl）があり，医療政策立案に寄与している。

しかし，日本では，まだ学問領域としては周知されていないように思われる。わが国でヘルスサービスリサーチの重要性を明確に記した公的なものとしては，平成 19 年 12 月に発表された「規制改革推進のための第 2 次答申」があり，そこでは，「質の高い医療が適切に行われるには，治療法など個々の要素技術の開発とともに，これらを総体として運用するシステムについても検討されなければならない。特に，医療内容の地域差，施設差について，その原因，改善法等とともに明らかにし，地域における医療提供体制の最適化を図るヘルスサービスリサーチは，近年，世界的に注目されているにも関わらず，日本では研究体制，データ利用の環境整備など，いまだ不十分な状況にある」とされている。

しかし，ヘルスサービスリサーチという言葉自体はまだ周知されていないとしても，内容的にヘルスサービスリサーチの範疇に入る研究はすでに多くなされ，とくに日本公衆衛生学会の学会誌「日本公衆衛生雑誌」では古くから掲載されてきたように思う。僭越ながら，前述のような思いで取り組んだ学位論文を構成した 2 つの拙文は，幸いにも，「ねたきり老人の在宅死に影響を及ぼす要因—往診医の存在年齢との関係を中心に」[3]「在宅脳血管障害患者の日常生活動作の改善に影響を及ぼす要因」[4]原著論文として 1990 年に掲載していただくことができた（今思うと改善を要する点が多くあるのだが…）。当時はまだこうした研究は少数派であったが，現在の当学会誌には，かなりの割合を占め，質・量ともに向上してきている。

一方，私自身，上記のように，今カテゴライズすればヘルスサービスリサーチ的な研究をしていたにも関わらず，ヘルスサービスリサーチという言葉を知り，その基本概念などをきちんと学んだのは，その後，1993 年に米国の公衆衛生大学院に入学してからのことである。そして，やはりこうした研究の質をより高めるには，基本概念の理解が大変重要であることを認識し，

まえがき　　iii

公衆衛生学の一分野として位置づけ推進することが必要であると感じてきた。

　本書はこうした経緯から，上述の「日本公衆衛生雑誌」に連載として掲載された論文をもとに，改めて単行本として編集したものである。基本概念から，具体的な研究事例，最新の状況，…と，この分野で活躍しておられる諸先生方のお力をおかりしつつ展開してきた幅広い内容のものとなっている。保健・医療・福祉の実践にある方々の思いと研究をつなぐことができるよう，そして各方面の研究者の方々にはヘルスサービスリサーチを改めてご紹介することにより，少しでも双方にお役にたてれば幸いと思っている。

文献

1) Lohr KN, Steinwachs DM. Health services research: an evolving definition of the field. Health Serv Res 2002; 37(1): 7-9.
2) Mullner RM. Encyclopedia of Health Services Research. Thousand Oaks: Sage Publications, Inc. 2009.
3) 田宮菜奈子，荒記俊一，七田恵子，他．ねたきり老人の在宅死に影響を及ぼす要因—往診医の存在年齢との関係を中心に．日本公衆衛生雑誌 1990; 37: 33-38.
4) 田宮菜奈子，荒記俊一，横山和仁，他．在宅脳血管障害患者の日常生活動作の改善に影響を及ぼす要因．日本公衆衛生雑誌 1990; 37: 315-320.

目次

まえがき（田宮菜奈子） i

1 ヘルスサービスリサーチの基礎知識 ……………………………………… 1

1.1 サービスを評価する 3 つの概念（田宮菜奈子） 1

はじめに 1）サービスの質の評価の歴史的経緯
2）Donabedian による 3 概念 3）3 概念とヘルスサービスリサーチ

1.2 社会保障制度とその評価（佐藤幹也） 6

はじめに 1）社会保障制度 2）社会保障制度の評価 3）まとめ

1.3 米国の教育カリキュラム―UCLA を中心に（東　尚弘） 11

はじめに 1）UCLA における教育カリキュラム
2）医師を対象としたプログラム 3）ヘルスサービスリサーチの学会
4）結語

2 医療システムのマネジメント ……………………………………………21

2.1 医療制度の設計（今中雄一） 21

はじめに 1）医療の質と安全 2）医療の原価
3）医療の公正性・アクセス 4）市民・患者や地域のニーズへの対応
5）人材の養成 おわりに

2.2 医療経済評価（池田俊也） 30

はじめに 1）医療経済評価における費用と効果のデータ源
2）モデリングによる医療経済評価
3）わが国における医療データベースの現状
4）研究手法の標準化の必要性

目次　v

2.3　介護保険サービス（加藤剛平・柏木聖代・田宮菜奈子）　37

はじめに　　1）日本の介護保険の概要

2）インプット，プロセス，アウトカムからみた介護保険サービスの評価指標

3）ヘルスサービスリサーチの3つの枠組みに基づき分類した研究例

4）介護保険サービス利用に関する研究実施時における留意点　　おわりに

2.4　地域ケア活動の評価（柏木聖代・田宮菜奈子）　48

はじめに　　1）ヘルスサービスリサーチのプロセス―問題の発見と特定化

2）ヘルスサービスリサーチのプロセス―仮説の設定，モデル化

3）ヘルスサービスリサーチの実例　　おわりに

2.5　診療ガイドライン（樋之津史郎）　57

はじめに　　1）診療ガイドライン作成の手順

2）海外の診療ガイドライン

3）海外のガイドラインと日本のガイドラインの比較

4）ガイドラインの位置づけ　　5）ガイドラインの限界と問題点

6）診療ガイドラインとヘルスサービスリサーチ

7）これからの日本の診療ガイドライン　　8）まとめ

2.6　医師の偏在問題と医療政策（小林廉毅・松本正俊）　69

はじめに　　1）診療地域に関する医師の選択

2）日本の医師の地理的分布　　3）医師の地域偏在の要因

4）医師の地理的偏在の改善に向けた対策

3　医療システムのモデル評価 ……………………………………77

3.1　計量経済学的手法の応用

　　―観察（非実験）データの可能性を探る（野口晴子）　77

1）はじめに―観察（非実験）データに基づく因果推論

2）「RCT」対「非実験による観察データ」―セレクションバイアスと内生性

3）操作変数法　　4）自然実験の活用

5）結語―ヘルスサービスの評価に対する新たなる挑戦

3.2　経時データ解析の考え方―階層モデルの視点から（高橋秀人）　89

はじめに　　1）データの構造　　2）簡便な解析　　3）経時データ解析
4）解析例　　おわりに

3.3　サービス提供計画の分析ツール
　　　—SWOT 分析と Gunn の完全実施の条件（近藤正英）105
はじめに　　1）SWOT 分析　　2）Gunn の完全実施の条件　　おわりに

3.4　国際生活機能分類に基づくアセスメント
　　　—R4 システムの開発（大河内二郎）110
はじめに　　1）介護保険施行前後のアセスメント手法
2）ICF の応用可能性の検討　　3）ICF のアセスメントとしての限界
4）高齢者の機能測定における信頼性と妥当性
5）アセスメントからケアマネジメントへ

4　関連領域との協働 …………………………………………… 127

4.1　医療の質指標
　　　—医療戦略としてのヘルスサービスリサーチ（原野　悟）127
はじめに　　1）ヘルスサービスリサーチとは
2）二次医療圏における救急医療の研究　　3）医療の質指標　　おわりに

4.2　産業保健（武林　亨）134
1）産業保健の定義とスコープ　　2）産業保健活動と産業保健サービス
3）産業保健サービスの評価指標
4）産業保健のヘルスサービスリサーチの例　　おわりに

4.3　小児保健（相崎扶友美・田宮菜奈子・東　尚弘・柏木聖代）141
はじめに　　1）チャイルドヘルスサービスリサーチ（CHSR）とは？
2）なぜチャイルドヘルスサービスリサーチが必要とされるのか？
3）チャイルドヘルスサービスリサーチの実例
4）チャイルドヘルスサービスリサーチの現状と展望

4.4　法医学（伊藤智子・田宮菜奈子・宮石　智）156
はじめに　　1）「死」を扱う法医学　　2）HSR における法医学の位置づけ
3）日本における法医学と HSR との協働事例—われわれの取り組み

目次　　vii

おわりに

4.5 社会疫学・行動経済学（西 晃弘） 168

はじめに 1）ケーススタディ

2）社会疫学者のアプローチ「ソーシャルネットワークサポート理論」

3）行動経済学者のアプローチ「フレーミング効果」 4）結語

4.6 国際保健分野における文化人類学的アプローチ（増田 研） 175

1）フィールドとの距離と「参加」 2）医療人類学のアプローチ

3）ディシプリンの壁 4）非医学的要素の意外な強さ

5）知らざれる変数の発見と，脈絡化 6）人類学の使い道

5 行政におけるヘルスサービスリサーチ·· 185

5.1 保健行政（坂野晶司） 185

はじめに 1）保健所組織の多様化と二次医療圏との乖離

2）情報収集（インプット） 3）情報の整理

4）情報の活用（アウトプット） おわりに

5.2 福祉行政（和田一郎） 194

はじめに 1）現場を苦しめる非科学的な研究

2）福祉政策と研究に関する課題

3）おわりに―現場の事実を科学的に分析して提示する。ヘルスサービスリ
サーチに期待すること

5.3 医療政策―米国の事例を参考に（東 尚弘） 199

はじめに 1）米国健康医療政策の現状 2）NHPC の内容 3）結論

6 各種現場におけるヘルスサービスリサーチ ····························· 209

6.1 医療サービスの問題点―日米比較からみえてくるもの（藤田士朗） 209

はじめに 1）日本で医師は不足しているのか

2）Advanced Practice Clinician（APC）の充実 3）まとめ
おわりに

6.2 青少年のメンタルヘルス

　　―テクノストレスに関する予防医学（江副智子）216

　はじめに　　1）保健管理センターとヘルスサービスリサーチ

　2）IT 社会におけるテクノストレスに関する予防医学的研究

　3）IT 社会における青少年のメンタルヘルスとヘルスサービスリサーチ

　おわりに

6.3 認知行動療法のエビデンス（中尾睦宏）224

　はじめに　　1）CBT のエビデンス　　2）CBT 研究の課題

　3）今後の研究の方向性

6.4 ケアラーへの支援（松澤明美・田宮菜奈子）232

　はじめに

　1）ヘルスサービスリサーチの視点からみたケアラーへのサービスの質とそ
　　の具体例

　2）ケアラーへのサービスの質評価の課題　　おわりに

終章　まとめ（田宮菜奈子）・・239

　1）HSR の動向　　2）今後の方向性― WHO の動きを踏まえ

　3）政策と HSR

　4）バランスのとれた医学研究のために―公衆衛生学の一分野としての
　　HSR の役割

　あとがき（田宮菜奈子・小林廉毅）249

　索引　253

　執筆者一覧　257

目次　ix

1 ヘルスサービスリサーチの基礎知識

1.1 サービスを評価する 3 つの概念 　　　　　　　田宮菜奈子

はじめに

「まえがき」ではヘルスサービスリサーチの意義，定義を簡単に述べた。定義はいろいろ変遷してはいるが，「サービスの質を評価する研究」であることが最も基本である。そこで本節では，サービスの質の評価という概念に至った経緯，Donabedian による質の評価の 3 概念，その特徴を中心に解説する。

1) サービスの質の評価の歴史的経緯

サービスの質の評価の概念が生まれたのは，1930 年代に，米国の Western Electric Laboratories の Deming WE と Juan MJ の 2 人を中心として，工業製品の質の向上に取り組んだことに端を発する。彼らは，不良品が生じる背景に対し，85/15 ルールを提唱した。それは，"The problem was generally not one of motivation or effort but rather poor job design, poor leadership, or unclear purpose." というものであり，労働者個人の能力ややる気に起因する問題は 15% 程度で，労働のシステム（仕事のデザインの貧弱さ，リーダーシップの欠如，労働の目的が不明確など）にこそ多くの（85%）原因があるとした考えで，これはまさに「個人の視点からシステムの視点へ」の転換であった。

彼らはこの概念のもと，米国で工業製品の質向上に貢献したが，これに戦後の日本政府が着目した。彼らをわが国に招き，戦後日本の工業生産性向上のために，各所で講演会を開催した。そして，ここに参加した日本の企業が，各々の生産現場でそれを導入し，大きく育てた。製造工程を見直し，改善し，

1.1　サービスを評価する 3 つの概念　　1

さらに見直しをするという考え方は，当時の日本によく受け入れられ，各所で熱心な取り組みが展開され，確実に生産性を向上させることができた。こうした各取り組みの中で，TQM（Total Quality Management，総合品質管理）の進歩に功績のあった者（部署）へ授与される「デミング賞」が制定され，今日も継続されている。

また，この日本で発展した過程の中で，日本語である「改善」を語源とする "Kaizen" という言葉が定着し，今では，米国でも英語として "Kaizen" が使用されている。そして，この発展した質の評価の考え方は，再度米国に逆輸出され，米国の大企業 Ford, Kodak, IBM などの生産性の向上に大きく寄与した。また，この経過の中で，現状の把握，改善策の策定・実施，検証をくりかえす PDCA サイクル（Plan → Do → Check → Act）が提唱され，「デミングサイクル」とも呼ばれている。

さて，ここまでは，日米ともに相互影響しながら，工業生産における質の評価・改善を進めてきたわけであるが，この後の流れが日米で異なってくる。それは，米国では，この質の評価の概念を医療の質の評価にも応用しようとしたのである。この仕事は，1987 年 Harvard Community Health Plan における Donabedian の功績によるところが大きい。Donabedian は，医療サービスの質を評価する際の基本概念として Donabedian による 3 概念（Structure・Process・Outcome）を提唱した。

一方，わが国では，医療はある種の聖域であり，その質を評価することは，ある種タブーとされ，医療における評価への応用は，なかなか進まなかった。1990 年代にはいり，やっと日本の医療でも評価の試みが開始されたが，当初は最も基本的な Structure の評価にとどまっていた。

2）Donabedian による 3 概念

Donabedian の 3 概念（図 1.1）は，現在，各種のサービスの評価の際の基本概念となっている。3 概念の概要は以下のようである。

ストラクチャー（Structure 構造）とは，サービスを実施する側の，そのサービスに関連する施設・備品・組織機構・人的配分などの部分のことであり，いわばサービス実施におけるハードの部分である。このデータは，業務

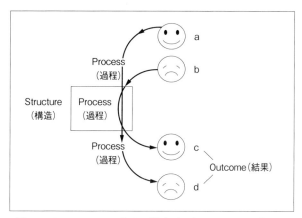

図1.1　Donabedianによる3概念（原案：ハーバード大学H. Palmerによるものを田宮が改変）

報告書などの記録をそのまま用いることができることも多く，評価の基本になる。わが国における医療サービスの評価は，前述のようにストラクチャーのみが中心であった。また近年，特に英国を中心とする考えとしては，これをサービス提供に投入される資源として幅広くとらえ，ストラクチャーに加えて，必要な資金や，患者（利用者）自身をも含めてインプット（Input 入力）とする考えも広まってきている。

　プロセス（Process 過程）とは，サービスで提供するサービス自体のことである。これは，利用者のためにサービス側からなされる種々の判断や行動のすべて，一連のサービスフローであり，提供されるサービス内容自体に加え，アクセス（送迎・募集方法など）やアフターフォローも含まれる。

　アウトカム（Outcome 結果）とは，サービスを利用したことによって生じる利用者の状態のことである。利用者の身体状況（疾病の重症度や ADL など）や QOL（Quality of Life），満足度などの主観も含まれる。サービスの効果を知るためには，直接的なデータであり，最も有用である。

　個々の具体的な例と，利点・欠点を表1.1にまとめて示す。

　これらの3概念を理解すると，サービスの質を評価し，向上させる際の視点が明確になり，対策も立てやすい。たとえば，ある好ましくないアウトカムを減らすための対策をとりたい場合，まず，そのアウトカムがどの程度生

1.1　サービスを評価する3つの概念　　3

表 1.1 Donabedian による 3 概念

ストラクチャー（Structure 構造）

定義	サービスを実施する施設，備品 組織機構，人的配分の量的情報
具体例	スタッフの構成，各々のライセンス 会場の広さ・設備 ＋財源，利用者（Input という場合）
利点・欠点	利点 ・管理上基本的なデータであり，業務報告などで入手できることが多い。 欠点 ・サービス供給側のデータであって，供給されるサービスそのもののデータではない。良い構造が良いサービスに結び付くとは限らない。

プロセス（Process 過程）

定義	利用者のためにサービス提供側からなされる判断や行動，利用者とサービス供給側との間の情報交換
具体例	accessibility（周知度，勧誘方法，送迎） サービスプログラム，ケース検討会，記録，地域ニーズへの充足率
利点・欠点	利点 ・サービス者側が直接行っている行為に関するので，解釈しやすく，影響も大きい。 ・問題があるとわかった場合にすぐに改善対策がとれる。 欠点 ・従来の統計データはこれを含んでいないことが多い。 ・サービスの質としての結果と関係ない過程をデータとしてしまう可能性がある。過程が良くても結果が良いとは限らない。 ・最良の「過程」がどれであるかというコンセンサスが得られにくい。

アウトカム（Outcome 結果）

定義	サービスを利用したことによって生じる利用者の状態
具体例	治療効果，生命予後，データや生活習慣改善，地域での罹患率低下，利用者の満足度，QOL，ADL，認知機能
利点・欠点	利点 ・すでに病院にある統計データが使えることが多い。 ・サービス提供者，利用者双方にとって関心のある結果であり，解釈が容易。 ・さらに詳細な検討（Process）を加える際のスクリーニングに使える。 欠点 ・個々の行為のみでなく総体として生じる結果なので，多くの要因が含まれ，解釈に注意を要する。サービス利用前の重症度などの状況の調整（Case-mix adjustment）が必要である。 ・すぐに「過程」と結び付かないことも多く，改善対策をとることが難しい。

4　　1　ヘルスサービスリサーチの基礎知識

じていたのかを把握し，その原因をストラクチャーおよびプロセスに分けて
分析し，その対応策を立案実施し，しばらくして同じアウトカムの発生頻度
をモニターして再評価し，改善策の効果を検証するという一連の流れが可能
になる。これは3概念を利用したPDCAサイクルともいえる。

3) 3概念とヘルスサービスリサーチ

　ヘルスサービスリサーチとは，基本的にはこの3概念のいずれかに焦点を
当てて，仮説をたて分析した研究である。留学時に講義資料として最初に配
布された「その研究がヘルスサービスリサーチといえるかどうかのチェック
リスト」にも，この3概念のいずれかを扱っていること，そしてさらに，そ
の解釈・対応策として，医学のみでなく多分野からのアプローチを含んでい
ること，と記されていた。

　3概念に着目した研究の具体例は，追って示していくため，本節では，特
に研究実施の上で注意が必要な事項について，最後に記しておく。それは，
アウトカム評価における注意である。アウトカムの向上は，サービス提供の
最終目的であり，最終成果として最も重要な概念である。しかし，同時にこ
れは，最も取り扱いに注意を要するデータである。図1.1のイラストで示す
ように，サービスの効果をみたい場合，結果として出てきたもの（c，dの
顔）の状態のみに目がいってしまいがちである。事業評価などで参加後のア
ンケートを実施しこれを測ることが現実ではよく行われている。しかし，実
際に効果として重要なのは，悪い状態だった者（b）を少しでも良くできた
か（cのように）であって，もともと良い状態だった者（a）が，後で良い
状態を呈しても（c），それが本当にサービスの効果なのかはわからない。こ
の「個々の対象者が元来有していた差の考慮」は，評価において重要である。
保健事業などでは，もともと意識の高い集団のみが利用しているという現象
はよくあることである。また，医療の評価では対象者の疾病重症度などの調
整が不可欠である。ヘルスサービスリサーチでは，これらを調整・考慮した
上での評価をすることが求められ，Case-mix adjustment（個々の差の調整）
といわれる重要概念である。調整方法は，一般的に疫学で交絡要因の調整を
する場合と同様に，層別化，多変量解析などがあるが，研究計画をたてる際

1.1　サービスを評価する3つの概念　　5

に念頭にいれ，できるだけサービス利用前のアウトカム指標をデータとして把握するなどの工夫が必要であろう。

　本節では，著者が留学の際にヘルスサービスリサーチの基本として学んだ資料などをもとに，基本概念を解説した。次節から，さらなる基礎的概念について解説し，追って最新のヘルスサービスリサーチの事情，具体的研究例などを述べていく。

文献

田宮菜奈子．保健事業評価の実際— outcome（結果）および process（過程）の評価例．
　保健婦雑誌 1998; 54: 114-119.

1.2　社会保障制度とその評価 　　　　　　　　　　　　　佐藤幹也

はじめに

　ヘルスサービスリサーチとは，社会保障制度の中で提供される様々なヘルスサービス—つまり在宅ケアにおける訪問看護や特定の手術の成績などヘルスサービスの中で提供される個々のサービスから，医療制度や介護制度，福祉制度などの社会保障制度全体まで—がどのように人々の健康に影響を与えているのかを研究し，ヘルスサービスの質を評価する学問である。本節では，主にマクロな視点から複雑な社会保障制度を概念的に整理し，制度全体をどのように評価するのかを中心に概説する。

1）社会保障制度（Health services system）

　社会保障制度とは，生活上の困難に対し，生活の安定化を図るとともに国民の最低生活を保障する公的な制度であり，その目的は，いうまでもなく住民の身体的・精神的・社会的な健康を改善することにある。わが国の社会保障制度審議会が 1950 年（昭和 25 年）に示した社会保障の定義によれば，社会保障とは「疾病，負傷，分娩，廃疾，死亡，老齢，失業，多子その他の困窮の原因に対し，保健的方法又は直接公の負担において経済保障の途を講じ，生活困窮に陥った者に対しては，国家扶助によって最低限度の生活を保障す

るとともに，公衆衛生及び社会福祉の向上を図り，もってすべての国民が文化的社会の成員たるに値する生活を営むことができるようにすること」とされ，この理念は60年たった現在もなお朽ちることはない．

わが国の社会保障制度は，生活上の一定の事由（保険事故）に対して被保険者があらかじめ保険料を拠出し，保険事故が生じた場合に保険者が定められた給付を行う公的なしくみである医療・年金・労働者災害補償・雇用・介護の5つの社会保険制度，生活困窮者に対して最低限度の生活を保障するため，国家が一般租税を財源として最低生活費に足りない部分の金品を支給する生活保護や児童扶養手当・特別障害者手当などの公的扶助，障害者や保護を要する児童など社会的な援護を要するものが，自立した生活を送ることができるよう生活面での様々な支援を行うための経済的支援と対人社会サービスを提供する様々な社会福祉サービス，疾病を予防し健康を増進するために地域社会を組織的に支援する予防事業や保健指導などの公衆衛生活動などから構成されている．

それぞれ複雑な体系をもつこれらの社会保障制度であるが，いずれの社会保障制度も図1.2のように受益者（Consumer），支払者（Purchaser），提供者（Provider），および規制（Regulation）の4つの構成要素を用いることで簡略に概念化することができる．受益者とは個々人や世帯を含めた地域住民全体であり，制度の費用を負担しサービスの提供を受ける．支払者とは様々な支払機関を指し，国レベルあるいは地方公共団体レベルで基金を集め

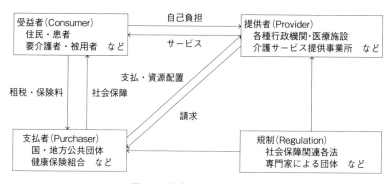

図1.2　社会保障制度の構造

サービスの提供者に費用を配分する，つまりサービスを購入する役割を担う。提供者とは，文字通り様々な社会保障サービスを提供する主体であり，所有形態，機能，組織化の程度などにより様々に区分される。規制は政府や様々な専門家団体によってなされ，法律や勧告などによって制度の構造を規定し事業の許認可を行う。

　受益者は租税（Taxation）もしくは社会保険（Social insurance）の保険料（Premiums）の形で支払者に社会保障制度の資金を拠出する一方で，支払者は保険事故のリスクに対する社会保障を受益者に提供し，実際の保険事故に際しては受益者の受給資格の認定を行う。また現金給付に基づいた制度では受益者はサービスの利用に応じて支払者からの直接給付を受ける場合もある。提供者は文字どおり受益者の健康の向上に資すべきサービスを支払者に提供し，受益者はそのサービスに対して応分の支払（直接支払 Direct payment または自己負担 Out-of-pocket payment）を行う。支払者は提供者の報酬請求に応じてサービスの費用を負担するほか，社会保障制度によってはサービスの提供に必要な資源の配置（Resource allocation）を行っている。

表 1.2　わが国の社会保障制度

制度	受益者	支払者	提供者	規制
医療保険			医療機関	健康保険法など
健康保険	被用者	健康保険協会・企業		
共済（短期給付）	公務員など	共済組合		
国民健康保険	自営業者など	市町村など		
後期高齢者医療制度	75 歳以上	市町村		
介護保険	40 歳以上	市町村・広域連合	介護事業所	介護保険法
労働災害補償保険	被用者	国	医療機関など	労働者災害補償保険法
年金保険	20 歳以上の国民	国・企業	日本年金機構など	国民年金法・厚生年金法・共済組合各法など
雇用保険	被用者	国	公共職業安定所	雇用保険法
公的扶助	国民	国・地方公共団体	医療機関など	生活保護法など
社会福祉サービス	国民	国・地方公共団体	福祉施設など	福祉各法
障害者自立支援制度	国民	国・地方公共団体		障害者自立支援法
公衆衛生サービス	国民	国・地方公共団体	保健所など	地域保健法など
公費負担医療	国民	国・地方公共団体	医療機関など	精神保健福祉法など

この概念を用いて，わが国の様々な社会保障制度を整理したものを表1.2に示す。

　これらの様々な社会保障制度によって，生活上の困窮に対して十分にトレーニングされた専門職が認められた場所において有償で行う公助つまり公的ケア（Formal care）が提供されている。しかし，公助により提供されるケアは社会として必要なケア全体の約2割を占めるに過ぎず，残りの約8割は本人，家族や友人，患者グループやコミュニティによる自助・共助つまり私的ケア（Informal care/Lay care）から提供されていることにも留意する必要がある。

2）社会保障制度の評価

　Donabedian はヘルスサービスの質を評価する際の基本概念として，ストラクチャー（Structure 構造），プロセス（Process 過程），アウトカム（Outcome 結果）の3概念を用いた。この3概念の詳細は1.1節に譲るが，ヘルスサービスの最終的な成果はそのヘルスサービスがどのような人々を対象としているかに大きく依存するので，最近ではヘルスサービスリサーチにおいてもストラクチャーを利用者や資金まで拡張して，インプット（Input 入力），プロセスおよびアウトカムの3要素とするほうが望ましいのではないかと考えられている。

　ヘルスサービスにおいてインプットとは制度に必要な資源であり，この中には保健医療福祉の専門職・施設や専門的知識，医薬品などの資材や資金，受益者が含まれる。この入力された資源を活用して受益者の評価や治療介入，施設間の紹介などの活動を行うことをプロセスという。これらのヘルスサービスのプロセスにより，受益者の健康度，生活の質や生存率の変化がヘルスサービスのアウトカムとしてもたらされることになる。

　しかしヘルスサービスの質を評価するためには，理想的な環境の中で特定の介入を受けた群と受けていない群でアウトカムを比較するような疫学研究を行うだけでは十分ではない。あるインプットもしくはプロセスによってもたらされたサービスの利益，つまりそのサービスによって実際に住民の健康度がどれくらい改善したかを測定することでサービスの有効性を評価するこ

とができるが，サービスの有効性を評価するだけではヘルスサービスリサーチとしては十分ではなく，限りある資源の中でいかに質の高いサービスを提供するかを検討するサービスの効率性（Efficiency）の評価，社会保障制度によって提供されるサービスが社会的，心理的，倫理的に受け入れられるものであるかどうか，つまりサービスが人道的であるかどうかを検討するサービスの人間性（Humanity）の評価，提供されたサービスが社会全体に公正にいきわたっているかどうかを検討する公平性（Equity）の評価も十分に行わなければならない。

　ヘルスサービスの効率性を検討するためには，サービスの費用（Cost）あるいはサービスによって得られる健康度の改善効果あたりの費用（費用対効果 Cost-effectiveness）を比較する必要がある。効率性が一般には生産性の向上を意味する言葉として用いられる場合もあるが，ヘルスサービスリサーチにおいて効率性とは経済学的評価（Economic evaluation）によって示される費用対効果（Cost-effectiveness）を示す言葉であることに留意されたい。経済学的評価の手法としては，効果が同等なサービスの費用を比較する費用最小化分析（Cost-minimization analysis），予後の延長などをアウトカムとしてそのアウトカムを得るのに必要な費用を比較する狭義の費用対効果分析（Cost-effectiveness analysis），アウトカムを金銭に換算して費用対効果を比較する費用対便益分析（Cost-benefit analysis），アウトカムの中に QOL などの受益者の主観的な健康状態まで含む費用対効用分析（Cost-utility analysis）などがある。

　人間性に関する研究のわかりやすい例としては，患者の身体拘束の度合いなどの検討はサービスの人間性の評価である。また量的研究あるいは質的研究を用いて患者満足度を評価することもサービスの人間性の評価に該当するだろう。

　公平性とは，個人や集団に対するサービスが公正に配分されているかどうかを表す。言い換えれば，ある特定集団におけるサービスの受給機会が制限されているような状況は公平とはいえない。同じ境遇の者やニーズを平等に取り扱うことを水平的公平性（Horizontal equity）といい，ニーズの異なる者をニーズに応じて異なる取り扱いをすることを垂直的公平性（Vertical

equity）という。わが国では一般に公平性と平等性が同義に用いられること
も多いが，ヘルスサービスリサーチにおいては水平的公平性と垂直的公平性
を明確に分けて検討する必要がある。公平性を評価する指標としては一人当
たり支出の均等性，一人当たり資源投入の均等性，同じニーズ当たりの資源
投入の均等性，同じニーズ当たりの受給機会の均等性，同じニーズ当たりの
サービス利用の均等性，健康度の均等性などがあり，後者になればなるほど
より高いレベルでの公平性が達成されているといえるが，後者ではより多く
ヘルスサービスに資源を投入する必要があるのでこれを達成するのは必ずし
も容易ではない

3）まとめ

　著者は 2005 年から 2006 年まで London School of Hygiene and Tropical
Medicine に留学して Health services research の分野で修士号を取得し，現
在は企業で産業保健，健康経営にかかわるかたわら，筑波大学医学医療系で
ビッグデータを用いた政策分析を行っている。本節では，London School 留
学時に用いた教科書などを参考にしながらヘルスサービスリサーチの対象と
なる社会保障制度を概念的に整理し，社会保障制度を評価する上で必要な観
点を簡略に述べさせていただいた。どのようなヘルスサービスリサーチを行
う際にも，その対象と目的を明確にすることが大切である。ヘルスサービス
の具体的研究例などは他の章を参照されたい。本節がこれからヘルスサービ
スリサーチに携わる皆様の参考になれば幸いである。

文献

Black N, Gruen R. Understanding Health Services. Open University Press. 2005.
Smith S, Sinclair D, Raine R, et al. Health Care Evaluation. Open University Press. 2005.

1.3　米国の教育カリキュラム—UCLA を中心に　　　　東　尚弘

はじめに

　ヘルスサービスリサーチの定義は時代とともに微調整が入り，米国医学研

究所（Institute of Medicine）やヘルスサービスリサーチの学会であるAcademyHealth（後述）による定義など様々である[1,2]が，それらを総合すると臨床現場や健康政策の促進を目的に，医療の計画，配分，組織構造，提供過程や質，効果，効率，アウトカムを対象とした研究分野であり，資源配分，組織構成，財政構造に関する政策などに役立てることを目標としているといえる。この研究分野は，臨床医学，疫学，経済学，社会学，心理学，人口学，統計学などの技術を総合して遂行され，基本的に現実的な問題に対して研究結果から回答を見出すことを目的とした応用研究中心の研究分野であるといえる（もちろん理論構築などの基礎研究分野も含んでいる）。

　ヘルスサービスリサーチは，米国に限定された研究分野ではないが，医療制度が非常に複雑で常に新しい試みがなされる（余地のある）米国で大きく発展している。日本ではあまり学問分野として「ヘルスサービスリサーチ」が意識されることがなかったが，医療に改革が必要であることが頻繁に議論される時勢の中でその道しるべとして科学的な根拠をもたらすことが期待され，今後発展する分野であるといえる。本節においては筆者が2000年から2005年までカリフォルニア大学ロサンゼルス校（University of California at Los Angeles，以下UCLA）に留学した際に体験した，当地におけるヘルスサービス博士課程（PhD in Health Services）のカリキュラムやその一端を紹介する（図1.3）。

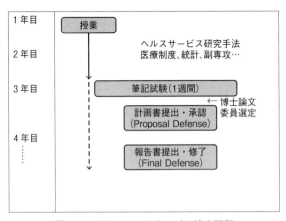

図1.3　UCLAヘルスサービス博士課程

なお，よく似た学位として DPH（Doctor of Public Health）があるが，
UCLA のプログラムではどちらかというと専門職学位と考えられていた。
ただし他大学の出身者の話を聞くと，この学位と内容の対応は大学院によっ
て異なるようである。また，本節では詳しく触れないが，修士課程について
は，専門職学位である MPH（Master of Public Health）の一系統としてヘ
ルスサービス（Health Management 中心か Health Policy 中心かにさらに分
けられる），あるいは博士（PhD）課程へと続く研究職学位である MSHS
（Master of Science in Health Services）のコースが設けられていた。取得す
る単位が MPH では幅広く公衆衛生をカバーするのに対して，MSHS では研
究の組み立て方などに重点が置かれ，まったく異なる課程となっていた。

1）UCLA における教育カリキュラム

　カリキュラム全体の流れとしては，まずコースワークが 2 年あり，そこで
必須科目，および各分野系統の必須科目，選択科目をとらなければならない。
その後，筆記総合試験（Written comprehensive exam）を受け，研究計画
をたてると同時に博士論文審査委員を選び計画の承認（Proposal Defense）
を経て博士候補となり，計画通りの研究を遂行した後に最終審査を経て修了
となる。以下に順に紹介する。

コースワークと筆記総合試験

　コースワークは全体として，ヘルスサービスの専門レベルのコース，応用
統計，研究計画法，研究（計画）発表会が必須であり，それに加えて各系統
（Cognate，副専攻のようなもの）に分かれて必須科目が存在した。必須科
目のヘルスサービスコース（Health Services 200）では基本的に米国の医療
状況をみっちりとたたき込まれた。ここでは，医療保険制度に始まり，財政，
特別な配慮が必要な集団（高齢者，児童，移民，ホームレス，低所得者な
ど）の状況と健康行動の特徴，各国の医療制度，などが含まれる。講義の後，
宿題，課題が毎週のように出された。当然すべて英語であり，筆者は初年度
だったこともあり理解不十分なままたどたどしい英語でレポートを書くため，
友人にみてもらったら，「ここは意味不明」「ここは繰り返し」といって削ら

れたあげく，返ってきた教官のコメントは「Too Short」という笑えないモノだったのをまだ覚えている。

研究計画法も必須科目であり，計画の各段階を追って講義があった。内容は，科学的探求，リサーチクエスチョン，研究目的，セオリー，モデル，解析単位，変数，仮説，文献検索のやり方，デザイン，サンプル法，妥当性，信頼性，倫理的配慮，などが含まれ 10 週間で概観する。毎週そのトピックに沿って自分の課題に応用して計画を書いていかなければならなかったのだが，じっくり一貫した計画など立てている暇がなく，まったく毎回ばらばらなことを書いてしまったのを覚えている。

応用統計は SAS を使って線形回帰のやり方とそれらの前提，その検証の仕方などを習っていった。これは日本の高校の数学よりも数段やさしいので比較的楽だった。ただ，線形回帰などの方法がわかっていることだけではなく，その解釈を記述する練習をさせられたので，英語が苦労だった。特に「ベータ係数が有意」などという解釈は許されず，きっちりと「他の変数が同じ場合には，変数○が 1 単位増加したら□が β 増加する」ということを言い回しから単位付きで書かされた。統計は有意差のための学問ではない，ということをたたき込むのが目的だったのかもしれない。

それらと同時に副専攻のような形で系統（Cognate）を選択する。系統の一覧を表 1.3 に示すが，筆者は疫学系統を選択した。ヘルスサービスリサーチは多分野学際的であり，基本的にヘルスサービスリサーチの研究者はジェネラリストであると考えられるが，その中でも副専攻的な研鑽を積む必要があるとの考えのようである。疫学は公衆衛生大学院の中にあるため，筆者は特に他の学部に出かけていく必要はなかったが，経済学系統を専攻した学生は経済学部へ授業を受けに行く必要があるし，心理学系統なら心理学部のコースをとる必要がある。驚いたことに医学部，経営大学院，法科大学院などの授業料の異なる学部（School）は別として，コースはすべての大学院の学生に対して開かれており，全学で共通の単位登録システムを使っていたため，特別な許可や申請などなくともその学科の学生と同様に受講することができた。筆者も選択科目として，心理学部や教育学部，統計学部の統計関連のコースを受講した。

14　1　ヘルスサービスリサーチの基礎知識

表1.3　UCLA 公衆衛生大学院におけるヘルスサービスの系統（Cognate）一覧

疫学	Epidemiology
経済学	Economics
歴史	History
マネジメント	Management
政策科学	Political science
政策研究	Policy studies
心理学	Psychology
医療社会学	Sociology
健康アウトカム	Health care outcomes, research
薬剤経済学	Pharmaceutical economics

　授業が終わった段階で，筆記総合試験が行われる。これは月曜から金曜までの5日間の内に5つ程度の課題について，持ち帰りでレポートを作成するというものである。解答を作成するにあたって人に尋ねてはならないが，参考書やインターネットなど何をみても良いという規則になっていた。これは博士に値する能力とは知識を記憶していることではなく，どこを探せばどのような情報が入手できるかを的確に把握しており，それをまとめる能力の方が重要であるという思想に基づくものである。出題の題材としては「概念モデルとは何か」などの研究手法に関わるものから，「米国における処方薬の保険適用について」などの医療制度に関わるものまで幅広く出題された。ちなみに英語の Native check をかける時間はないので，特に文法的な間違いなどは意味が通る範囲で「理解する」ということであった。

研究計画と審査
　筆記総合試験が終わると，次に博士論文の計画書（Proposal）を書くことになる。この時点で博士論文審査委員会を構成する。構成員数は4人以上となっており，一人は自分の所属する部（筆者の場合には Department of Health Services）以外からメンバーを入れる必要がある。これで日程を決めて計画書審査会（Proposal Defense）があり，ここで審査委員会により研究計画が博士論文として適切なものなのかを決定される。必要であれば（実際はほとんど必ず）修正を要求されることになる。博士論文としての適切性は，

1.3　米国の教育カリキュラム―UCLA を中心に　　15

一貫したテーマに関して3つの論文が発表できる程度の大きさの研究であり，現在の当該研究分野の発展に貢献するものかどうか，とされていた。（これは後に修正され，実際に3つの論文としてまとめても良い，ということに修正された。）

　ここで研究計画が認められると，晴れて博士候補（PhD Candidate）ということになる。この Proposal Defense が最も大変な過程であり，それが終わると後は計画書通りに遂行して結果を出せばよいということになる。その結果が出次第，最終論文を提出してその発表会を行う（Final Defense）。その結果計画書に記載されている解析がきちんと行われていることが確認され，それを正しく解釈していることが確認されると，博士課程修了が認められるということになる。

　この判定基準としては，結果としての統計的な有意差などはまったく関係ない。むしろ，計画を立てるにあたって，その課題が「結果として差があっても，なくてもどちらでも意義がある」研究が最も良いとされている。そのため，結果として差がなくても十分に考察ができる，ということになり，統計的有意差の有無が修了に影響することはない。また，計画書は非常に重要であり，公式見解ではないものの現地でいわれていたのは，計画書が審査委員と学生の契約書であり，計画書通りのことをきちんと遂行し結果を適切にまとめたのであれば，審査委員は修了を認めなければならないということであった。これは，研究を進めているうちに審査委員が異動になったりして入れ替わることや，あるいは興味が変わってしまうことも考えられる。そうしたときに審査委員の恣意的な意見によって学生に対して要求事項が増えて不当な負担となることを防ぐ意味合いがあるらしい。計画書がきちんとしていれば，あとから「こんな解析もやってみたら？」などという意見が出て際限なく解析をしなければならなくなるということもない。

　このような過程でなされる研究は，ヘルスサービスリサーチの専門誌に発表されるだけではなく，関連する臨床医学分野の雑誌に発表されることも多い。New England Journal of Medicine や JAMA などでも積極的にヘルスサービスリサーチが発表されていることは，医療が基礎医学や臨床医学のみで構成されるわけではなく，社会的な要素が無視できないという認識の表れと

いえる。

2）医師を対象としたプログラム（Clinical Scholars Program）

　ヘルスサービスリサーチの教育は，何も公衆衛生大学院の中だけに限った
ことではない。主なものにはロバートウッド・ジョンソン財団が主催する
「クリニカル・スカラーズ・プログラム」（Clinical Scholars Program）とい
うものがあり，ここでは2年以上の研修を終えた医師を対象として後期研修
の一環として学ぶことができる。専門科は特に指定されておらず，幅広く医
療に関する研究を志す医師のトレーニングの機会となっている。このプログ
ラムは UCLA，ペンシルバニア大学，ミシガン大学，イェール大学が協力
施設となっていて，それぞれ研究指導教官の指導の下で2年間に各自のテー
マで研究をまとめることが課せられている。米国人に対する後期研修のため
給料が支払われての研修となるが，筆者は UCLA のプログラムに無給ビジ
ターとして参加した。

　また，他にも国立健康研究所（National Institute of Health）が出資する
NRSA（National Research Service Award）フェローシップや，退役軍人
部（US Department of Veterans Affairs）の主催するフェローシップなどが
あった。これらについては，UCLA では合同で指導カリキュラムを作成し
ていた。内容は非常に厳しい教育プログラムであり，1年目の夏から始まり，
最初の3か月で統計，政策，文章の書き方，論文抄読会，医療経済，法律の
集中ゼミがあり，その後実際の研究を行うことになる。また，頻繁に研究発
表会があり，個人の指導教員以外の教員からも研究の意義，方法，解釈など
に関して徹底的な議論が行われる。ここでも何よりも，研究の意義が徹底的
に議論され，「どのような結果が出ると思うのか」「そうであれば何がいえる
のか」「逆の結果なら何がいえるのか」を，解析どころか，データを収集す
る前から吟味される。

　筆者は最初の会で，標準診療行為を記述してその実施率をもって医療の質
とする「診療の質のプロセス指標（QI）」の内容（たとえば心筋梗塞患者が
来院したらアスピリンを服用させる）に関して，一般医師が賛成するのかを
調査したい，といったら「結果が賛成しないだったら何がいえるのか」と問

1.3　米国の教育カリキュラム—UCLA を中心に　　17

われ、「賛成しないのだったらその原因を探りたい」と答えたら、「賛成しないのだったら教育が必要と考えられるが、すでにそれらの QI を使って診療の実態として標準が行われていないことがわかっているので、教育が必要なことに変わりはない。研究をする価値はあるのか」といわれてその場で却下されたのを覚えている。しかし、逆に研究そのものを吟味すると同時に、研究に対してきちんと意義を説明できるか、という能力を育てている側面もあり、アメリカらしい開拓精神かもしれない。

3) ヘルスサービスリサーチの学会（AcademyHealth）

米国ではこのようなヘルスサービス分野に関する学会が存在する。もともと Association for Health Services Research として 1981 年に始まり、2000年に Alpha Center という、ヘルスサービスに関する解析、教育などの活動を行っている別の団体と合併して AcademyHealth という名称に変更になった。会員数は 4000 人ほどの小規模な学会であるが、毎年 6 月頃に行われる学術大会では、研究者だけではなく健康関連の政府関係者や米国外から関係者が参加し活発な議論が行われている。また、研究の方法論に関してもヘルスサービスリサーチで使われる最新の方法の教育セッションなども豊富である。詳しくは、http://www.academyhealth.org を参照されたい。

4) 結語

わが国においてヘルスサービスリサーチがまったくないわけではない。しかし、現状では病院管理、看護研究、医療経済、経営などの分野に分かれていて、あまり一貫した教育プログラムもなく、独自に研究・教育を行っており、統合的な発展形とする努力が少なかったように思われる。ヘルスサービスリサーチとしてこれらの研究活動や教育の連携を深め、政策提言や実務改善につなげるような研究を盛んにしていくことが、より良い医療の構築に向けて公衆衛生研究者が果たしていくべき仕事のひとつではないだろうか。

文献

1) Lohr KN, Steinwachs DM. Health services research: an evolving definition of the field.

Health Serv Res 2002; 37: 7-9.

2) The Institute of Medicine. Health Services Research: Work Force and Educational Issues. Washington, D.C.: National Academy Press. 1995.

2 医療システムのマネジメント

2.1 医療制度の設計   今中雄一

はじめに

医療界は，未だ経験したことのない厳しい環境を経験している。医師の不足・偏在，看護師の不足，医療の質と安全に関わる要求水準の高まり，リスクマネジメントのコスト増，アメニティ要求水準の変化，医事紛争増加や刑事告訴，労働時間管理，様々な評価や資格・指定のための準備コスト，情報公開への圧力，保険者機能の強化，医療の財源の枯渇と医療費増の抑制策，など，難題山積である。今後，超高齢化社会が進むにつれて問題の難度は高まっていく勢いである。医療のシステムのマネジメントにおける質や効率を向上させることが求められている。

医療は患者の命を守り健康の回復に努めることが第一の目的であり，利益を追求する企業のマネジメント手法はそのまま適用できない。もちろん企業においてもその存続や発展に社会貢献は必須であり，企業経営から医療が学ぶべきところは依然として大きいが，医療には高度な専門性をもち高邁な倫理観に裏打ちされた職業としての使命感がある[1,2]。一方で，医師は最も高度な知的専門職でありながら第一線のブルーワーカーでもあり，職業に特有の頑固さやメンタリティもある。また，貨幣単位では医療の目標は語れない。医療と企業のマネジメントはやはり違う。

医療制度は，法と規制によって成り立ち，市場原理に基づき築かれたものではない。「神の手」に任せておくことはできない。医療の世界は，患者と医療提供者の間に情報の非対称が存在したり，資源の可動性に制限があり，両者の関係は売買関係というより共同体であったりすることなどにより，パレート最適たる，ある種の効率性を達成する「完全競争市場」の原理が当て

はまらないことは周知のことである。医療制度は，個々のプレイヤーの活動の集積的な結果に受動的に委ねるものではなく，人間が知恵を出してより良いしくみを能動的に構築していくべきものである。一方で，Le Grand ら経済学者は医療を「準市場」と呼び，その評価軸をいくつかあげている[3-5]。それらは以下に集約される。

- **質が高い**（Quality）：質の可視化
- **効率がよい**（Cost/quality or Effciency）：コストを把握し，効率を評価・向上させる
- **公正である**（Equity）：重要な視点はアクセス，資源配分
- **対応がよい**（Responsiveness）：重要な視点は利用者の満足度やケア提供側の組織風土
- **情報をもとに選択できる**（Choice）：可視化と情報の公表

より良く機能する医療制度を構築するには，この各側面の評価・分析を行い，パフォーマンスや問題，その解決策を可視化していかねばならない。

われわれの研究チームはこれらについて研究開発を行い，経営や政策に使うツールを開発，並行して学術的な原著論文を著してきた（参考：http://med-econ.umin.ac.jp/）。ヘルスサービスリサーチの一端としてその流れを紹介し論じる。「効率」をみるには質や実績の情報に加えてコスト情報が必須であり，「情報をもとに選択できる」という点は質やコストの可視化と公表の問題に行き着く。したがって，本論では，医療について①質，②コスト，③アクセス，そして④ニーズへの対応において，それらの可視化と向上の展望について論じる。

1）医療の質と安全（Quality）

医療機関の質やパフォーマンスに関する情報は，それらを比較してどこを受診するかの選択に役立つほどあるのだろうか。医療機能情報提供制度などが進んできたが，今なお医療の質に関する情報は市民にとって十分なものとはいえず，今後，新たな展開を遂げていく必要がある。医療機能評価機構が病院システムの第三者評価・認定を行ってきたが，2000 年過ぎに内容を大きく改革して，安全管理システムやケアプロセスを評価対象とするようにな

り，臨床現場を含んだ病院全体を巻き込む審査となった。医療界も大きく進歩しており，病院機能評価の方法やスキームもそろそろ次のステージに展開していかねばならないであろう。

　今後，データを活用して医療の質と効率を継続的に向上させること，そして，正しい理解に基づく市民・患者による医療機関の選択を推進する基盤をつくっていくこと，を成し遂げていかねばならない。医療機関の診療のパフォーマンスを可視化し多施設間で比較し，医療の向上に役立たせようという試みはわが国でも十数年前からある（参照：http://medecon.umin.ac.jp/QIP）。エビデンスに基づく診療ガイドラインに沿った診療がなされているかなどのプロセスをみる指標（図2.1a），リスク調整死亡率など患者の重症度やリスクを配慮したアウトカムの指標（図2.1b）などが算出される。急性心筋梗塞の死亡率はDPCデータから，リスク調整に必要なかなり良い死亡予測モデルを形成できる。

　患者の個別事情や重症度の違いといった問題を完全にクリアすることはできないが，指標の限界を知って，利用目的を明確にすれば，市民や医療者にとって役立つポテンシャルは大きいと考えられる。2010年度，厚生労働省が診療の質の評価・公表事業の後押しを行い，それを契機に医療界での臨床指標への注目が高まってきた。臨床指標の公表が進むと，医療者側は説明責任をより意識せざるを得なくなるが，受身で臨むのではなく，積極的にデータを活用し，自律的に向上していくことが望まれる。海外の調査では，臨床指標の公表の影響は，医療者ほどには市民には及んでいないとされているが，医療機関の選択に活用される場面も次第に出てくるであろう。

　診療の質の数量化は，重要な多くの側面をもつ「医療の質」の，数値化しやすい一部の指標しか取り上げられない，分母に相当する症例の絞り込みやリスク調整の不完全であることなど，限界を踏まえて，懲罰的にではなく，医療の改善の推進力になるように前向きの姿勢で利用していく必要がある。

2）医療の原価（Cost）

　医療は，診療報酬制度のもとに公定価格で動いている。効率達成に向けての神の見えざる手は存在しない。したがって，値決めは，医療の各機能の維

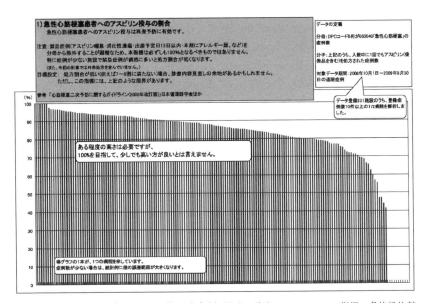

図 2.1a 臨床指標の多病院間比較の公表例(出典:診療パフォーマンス指標の多施設比較 Quality Indicator/Improvement Project (http://med-econ.umin.ac.jp/QIP/))

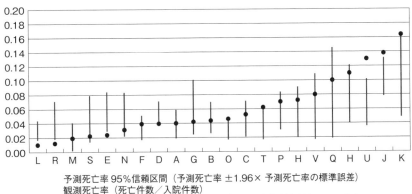

図 2.1b 急性心筋梗塞の死亡率とリスク調整モデルに基づく推計範囲(出典:診療パフォーマンス指標の多施設比較 Quality Indicator/Improvement Project (http://med-econ.umin.ac.jp/QIP/))

持＋効率向上の上でとても重要である。診断群分類による包括評価の導入に当たって，原価計算のしくみを標準化し透明化して患者や診断群分類レベルで原価を算出した[6]。これにより値決めの改善余地が可視化されたといえる。診療報酬額は，原価をカバーするのみならず，そこにはリスク対応や成長等の観点からプラスアルファが必要である。

　診療報酬制度は，診療の経済的基盤を保証するとともに，資源の再配分機能を有している。日頃，診療しているだけでは原価や収支はわからないが，しっかり計算すると診療報酬と原価との差は，診療領域によって正負の両方向にばらつきが大きいことがみえてくる（図 2.2a）。組織の存続という点からみると，診療報酬で不利に置かれた領域は衰退あるいは崩壊していく。また，医療安全を確保する活動量が一挙に増加した年代前半の数年間のように，求められる水準が高まり必要活動量が増えると（図 2.2b），限られた人員の中での負担が高まる。これも，医療崩壊に拍車をかけることとなる。今後，医療に必要な体制の設計とその構築・維持に伴うコストの見積もり・把握は，ますます重要になっていくであろう。

3) 医療の公正性・アクセス（Equity）

　医療の資源量は，人口を加味した人口当たりの資源量の地域格差が著しい。地域間や社会経済階層間の格差による医療アクセスの不公正の解決には，経済・産業，教育，交通，まちづくりなど包括的な対策が必要で，医療界だけで対応できるものではない。しかし，医療資源の配分効率性の向上，再配備や集中と連携によるアクセスと質の向上の余地はかなり残されていると考える人は多い。

　国保や後期高齢者医療制度等のレセプト活用の重要性が認識され，今後ますます分析され活用されていくであろう。医療や介護のレセプトデータを諸々の行政データなどとともに地域レベルで分析していくことにより[7]，重要な疾病ごとに，地域の医療の需給バランスや，拠点医療機関へのアクセスの偏りなどが評価でき，さらには，負担面では，国保の保険料について，現状維持のほか，広域ブロック化，都道府県レベルでの統合化などの条件のもとに将来のシミュレーションもなされるようになってきた。

2.1　医療制度の設計　　25

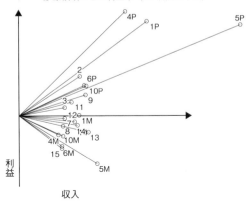

図2.2a 診療領域間の利益率の違い（出典：『病院』の教科書．医学書院，2010）

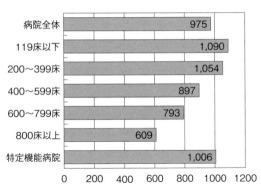

図2.2b 新たな医療安全活動により生じた1患者1日当たり増分コスト（平成18年度調査）（出典：平成年度厚生労働科学研究費補助金（政策科学推進研究事業）総括研究報告書，医療における安全・質確保のための必要資源の研究：「品質原価」と「持続可能性のための原価」の測定と分析（主任研究者今中雄一．H16-政策-014））

　広域地域における医療資源と機能の配備状況を把握し，地域のシステムを設計し，機能の集中や協調・連携を促進し，医療に関わる地域全体への責任体制を構築していく役割の強化も進んでいくだろう．患者は退院の後，診療所にてフォローを受けたり，他施設の回復期リハビリ病床，療養病床，介護

施設などに移っていく場合も少なくない。多くの場合，そのプロセス全体に責任をもつ役割の者はいない。前述の「地域全体を責任もってみる」しくみづくりのみならず，個々の患者の視点から「医療のプロセス全体を責任もってみる」体制づくりも今後必要になっていくであろう。

4) 市民・患者や地域のニーズへの対応（Responsiveness/Satisfaction）

医療の受け手の満足は，医療の質の研究の大家である Avedis Donabedian も指摘してきたように，付随的なものではなく，医療の究極の目的のひとつである[8]。患者の満足度は可視化でき，対策実施により実際に向上させることもできる（図 2.3a）。

患者の満足度の向上には，医療提供組織の職員の意識と態度・行動，すなわち組織風土が響いてくる。組織風土は，個々人および集団としての価値観，考え方，行動を決定する，しばしば意識されない一連の強い力である。普段はみえていないが，職員の価値観・行動の源泉となるものである。組織文化の重要性は，医療事故防止，医療安全管理において医療界で認識されるようになった。安全管理体制のみならず，企業の経営においても組織文化は重要である[9]。

職員の意識調査により組織文化を可視化すると，パフォーマンスの高い病院と低い病院で，確かに大きな違いを呈する（図 2.3b）。多くの医療事故は，組織として制御するシステムと組織文化の弱点から生じ，組織事故ということもできる。電車の脱線事故，飛行機の墜落，有人ロケットの爆発，原発事故など多くの大惨事に組織文化の欠落が絡んでいる[10]。個々の施設と国の制度では活動のレベルこそ違うが，国民のニーズに応え満足度の高い医療制度の構築と運営は，対応力の高い風土をもち患者の満足度の高い医療機関のシステムづくりと運営の，延長線上にあるといえよう。

5) 人材の養成

医療を提供するシステムの運営は，一般の産業以上に制度・政策の影響を大きく受ける。医療組織には，地域ニーズと政策との両方をにらみながら運営を進める力が必要である。また，組織の成長を，短期のみならず中長期的

2.1　医療制度の設計　　27

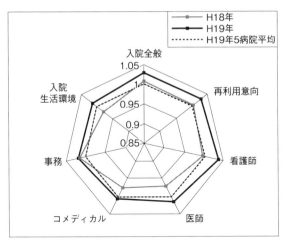

図 2.3a 満足度と組織文化：患者満足度の可視化と改善例
（出典：患者満足度・病院組織文化多施設調査（PSOC プロジェクト）（http://med-econ.umin.ac.jp/PSOC/））

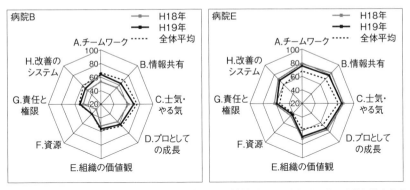

図 2.3b 満足度と組織文化：組織文化の病院間の差異（出典：患者満足度・病院組織文化多施設調査（PSOC プロジェクト）（http://med-econ.umin.ac.jp/PSOC/））

視野で追求することは，医療機関にとって今後ますます重要となるものである．同時に，今後の医療制度の改善・再構築に必須となってくると考えられる．これらを進める人材が必要である．しかも，病院のコスト構造の5割が人件費であることにも表れているとおり，医療の運営は，人に依存する．臨床医療の訓練システムの歴史は長いが，重要性を増してきた医療システムの

設計・運営に関わる人材育成の機会は確立していない。現状は以下のとおりである。

・体系的に学べる場・機会が少ない。

・医療の会計など，重要領域の教育カリキュラムがない。ノウハウが蓄積しない。

・仕事を離れて学習に没頭するのは多くの場合，非現実的である。

・医療の目的と倫理を追求した独自の運営力が必要。一方で企業的経営手法を見習う余地も残る。

これらの課題を解決しながら，強い経営システムを構築しリードできる人材を輩出していかねばならない（試みの一例として日本医療経営機構の人材育成プログラム http://iryo-keiei.org/）。

成功のためには，組織が進むべき方向と運営の指針を共有し，新しいアイデアに柔軟に対応し，気兼ねなくコミュニケーションをとり，共通の目的のために力を合わせる組織である必要がある[11]。そのためには，トップダウンに頼るのではなく，あらゆるレベルの職員が意欲をもって能力を高めながら発揮できる組織でなければならない。Senge の唱える学習する組織[12] に込められたメッセージである。変わりゆく社会，制度の中で，病院が高いパフォーマンスを持続していくためには，個々人の主体的な学習と成長に基づき，組織が学習して成長し，発展のための変革を成し遂げる力が必要である。

おわりに

2000 年頃から，医療制度の改革が急速に進んできた。社会の変化と制度・政策の進展は著しく，以降もその変化・進展は勢いを増していくであろう。そうなるとますます今後の医療・健康に関わる福利厚生の向上・創生のために知恵を出し合って，医療の新たなシステムを築いていかねばならない。今，データとエビデンスに基づき，着実に医療政策・医療制度を設計し構築し発展させていく時代に突入しつつある。

文献

1) 日本医師会会員の倫理向上に関する検討委員会（答申）. 医の倫理綱領・医の倫理綱領

注釈（平成 12 年 2 月 2 日）．日医ニュース 2000；第 925 号．

2) World Medical Association. Medical Ethics Manual. 2nd Ed. 2009.

3) Le Grand J, Bartlett W, eds. Quasi-markets and Social Policy. Basingstoke, Hampshire: Macmillan Press. 1993.

4) Le Grand J. The Other Invisible Hand: Delivering Public Services through Choice and Competition. New Jersey: Princeton University Press. 2007.

5) Department of Health（UK）. Building on the Best: Choice, Responsiveness & Equity in the NHS. 2003.

6) 今中雄一編著．医療の原価計算：患者別・診断群分類別コスティングマニュアルと理論・実例．東京：社会保険研究所．2003.

7) 京都府．あんしん医療制度研究会報告書．2010．http://www.pref.kyoto.jp/iryokikaku/index.html（2017 年 11 月 8 日アクセス可能）

8) Donabedian A. The definition of quality and approaches to its assessment. Explorations in quality assessment and monitoring. Volume 1: Ann Arbor: Health Administration Press. 1980.

9) Peters T, Waterman R. In Search of Excellence. New York: Harper and Row, 1982.

10) Columbia Accident Investigation Board. Final Report. 2003; Vol. 1, 2003; Vols. 2-6. http://www.nasa.gov/columbia/caib/html/start.html（2017 年 11 月 8 日アクセス可能）

11) 今中雄一編．「病院」の教科書．東京：医学書院．2010.

12) Senge PM. The Fifth Discipline: the Art & Practice of the Learning Organization. New York: Doubleday. 1990.

2.2　医療経済評価　　　　　　　　　　　　　　　　　　　　　池田俊也

はじめに

　ヘルスサービスリサーチにおける重要な関心事項のひとつとして，医療の質，コスト，アクセスの改善が挙げられる。これらすべてを同時に満たすことは一般に困難であるが，一定のコストの下でより良い質とアクセスを追求することは可能である。この際，医療経済評価（Economic evaluation）が意思決定に際し重要な情報源となり得る。医療経済評価は，複数の医療行為や介入などについて，費用と効果を推計し，相対的な費用対効果を把握する方法である。特に薬物療法を対象とした評価については薬剤経済学（Pharmacoeconomics）あるいは薬剤経済評価と呼ばれる。

　諸外国では医療経済評価の政策利用が進んでいるが，わが国においても政策利用の議論が近年活発化してきている。たとえばワクチン政策においては，2011 年 3 月に公表された厚生科学審議会感染症分科会予防接種部会ワクチ

ン評価に関する小委員会報告書において各種ワクチンの医療経済評価の結果が盛り込まれるなど，費用対効果に関する情報も意思決定の際の参考とされている[1]。

　また，薬剤価格などの保険償還価格の設定等に活用する動きもある。2012年5月に新設された中医協費用対効果評価専門部会では，薬剤や医療機器などの医療経済評価（費用対効果評価）の手法について検討を行い，2016年4月より試行的導入が開始している[2]。

　政策利用の議論が活発化する中，医療経済評価を実施する上でいくつかの課題が指摘されている。本節では，分析を実施する際のデータ源の整備，ならびに研究手法の標準化に関する現状と課題について述べることとする。

1）医療経済評価における費用と効果のデータ源

　医療技術の価値を適切に把握するためには，医療技術の影響を長期的な視点で捉えることが必要となる場合が多い。たとえば薬物療法の場合，効果（有効性）のデータについては市販前の臨床試験（治験）で得られたデータが一部利用可能である場合もあるが，治験データは比較的短期間の観察に留まっており，効果指標も検査値などの中間的な指標（Surrogate endpoint）であることが一般的である。費用データについても治験において実測されていることは少なく，仮に医療資源消費量が把握されていたとしても，治験という特別な環境下で把握されたデータは実診療においては発生しないような「プロトコール由来コスト」が含まれており，実診療における診療実態に関するデータが必要となる。

　実診療におけるデータを把握するには，以前は膨大な手間と時間を要する場合が多かった。自身が関わった例として，胃癌治療における経口化学療法と注射剤による化学療法との医療費を実測し比較した分析がある[3]。本研究では1大学病院において診療情報ならびに会計情報を，カルテならびにレセプトから後向きに収集した。本研究を実施した当時は当該病院には電子カルテは導入されておらず，紙カルテからの情報収集を行った。カルテ調査では，最終的に分析対象となった23例のほか，スクリーニングで調査した25例も含め，トータルで106時間を要した[4]。また，レセプトも紙出力されたもの

が病院より提供されこれを再入力する必要があったため，これにも多くの時間を要した。当時，臨床情報および会計情報を含む医療データベースが利用可能であったとしたら，同じ研究結果をより短時間で効率的に得ることができたことは間違いない。

2) モデリングによる医療経済評価

　すでに公表あるいは収集されたデータをもとに長期予後や医療費などを推計するモデリング研究では，先行研究から得られた臨床データ，疫学データ，費用データなどを組み合わせて分析を行うこととなる。これまでは，文献検索などにより様々なデータソースを組み合わせて分析を行うことが多かった。たとえば，われわれが実施した糖尿病治療薬に関する医療経済評価[5]では，糖尿病の病態が進行し合併症が生じた場合の費用に関するデータが必要となり，先行研究を参考に設定を行うこととした。これらのデータは表2.1のごとく，複数施設で調査されたデータが中心であるが，中には1施設での調査によるものや，診療モデルをもとに積み上げ推計を行ったものなど，データの代表性や整合性の点で限界を認めざるを得なかった。医療データベースよりこれらの費用データを算出することができるならば，このような問題は基本的に解決されるものと考えられる。

　なお，治験等の臨床研究に基づく医療経済評価の場合，実測とモデリングの組み合わせになることが一般的である。臨床試験では，短期間（たとえば数か月）での治療効果を調査することが多く，しかも生存・死亡といった最終エンドポイントではなく検査値の改善などの中間的エンドポイント（Surrogate endpoint）が用いられることが多い。したがって，中間エンド

表2.1　糖尿病薬物療法の医療経済評価で用いた費用データの情報源[5]

骨折：社会医療診療行為別調査
透析：透析医療費実態調査報告
狭心症：24施設8049症例の入院医療費
心筋梗塞：10施設1748症例の入院医療費
脳卒中：多施設796症例の入院医療費
失明：数症例のレセプト調査
腎不全保存期：診療モデルをもとに診療報酬点数による積み上げ推計

ポイントの改善を実測した上で，最終エンドポイントへの影響や長期的な医療資源消費や医療費への影響をモデリングにより予測することが必要となる。この場合，疫学データならびに様々なイベントが発生した場合の医療費データなどを別途収集する必要が生じ，やはり医療データベースが有効と考えられる。

3）わが国における医療データベースの現状

先進諸国では，薬剤経済評価に利用可能な医療データベースは古くから存在しており，これまでに数多くの研究が報告されている。最近の例としては，Integrated Health Care Services（IHCS）というマネジドケア保険会社の大規模データベースにて糖尿病の各合併症の費用を算出し，これを用いて糖尿病薬物治療の費用対効果を算出したものがある[6]。

わが国においても，診療報酬明細書（レセプト）や病院のオーダリングシステムのデータを用いた医療データベースが徐々に整備されつつある。日本薬剤疫学会「薬剤疫学とデータベースタスクフォース」（代表：折井孝男）では，臨床疫学・薬剤疫学に応用可能なデータベースに関する調査を実施し，その結果をホームページにて公開している（表2.2）[7]が，これらの多くは会計情報も含んでおり，医療経済評価にも利用可能である。

また，厚生労働省では，医療費適正化計画の作成などに資する調査・分析を行うため，2009年度以降の電子化されたレセプトおよび特定健診情報を統合した「レセプト情報・特定健診情報等データベース」（ナショナルデータベース，NDB）の作成を行っている。本データベースは薬剤経済評価はもとより，薬剤疫学，医療経済，臨床疫学，医療サービスなどの研究において有用と考えられる。一般の研究者による研究利用に期待が寄せられているが，研究目的での利用申請は2011年4月より2年間は試行期間とされ，厳密なセキュリティ要件が求められるとともに，有識者会議が申出書をもとに利用目的や必要性・有用性などを審査し，提供の可否を厚生労働大臣に意見することとなっている。

医療経済評価の質を高め効率的に実施するためには，これら医療データベースへの利用環境の整備が急務と言える。

表2.2 レセプト情報を含むデータベースの例（文献7）を一部改変）

医療機関の診療データ・会計データに基づくデータベース
 1. PMDA Medical Information Database Network（MID-NET）
 2. 診療情報集積基盤（NCDA）NHO Clinical Data Archives 診療情報分析システム（MIA）：
    Medical Information Analysis databank
 3. Convergence CT Global Research Network（CGRN）
 4. メディカル・データ・ビジョン株式会社（MDV）EBM Provider®
 5. JMDC Claims Database HP
 6. HCEI/RWD RWD database
 7. AIS 医科レセプトデータベース
保険者提供のレセプトに基づくデータベース
 8. NDB レセプト情報・特定健診等情報データベース
 9. JMDC Claims Database
 10. JammNet データベース
 11. MinaCare Database

4）研究手法の標準化の必要性

　医療経済評価においては，対象とする費用項目の範囲（医療費に留めるか，非医療費や生産性損失も含めるか）とその算定法，効果指標（様々な疾病や病態に共通して使用できる質調整生存年（QALYs）を用いるか，疾病特異的指標を用いるか），割引率などの設定が異なると，結果ならびに解釈が大きく変わってくる可能性がある。たとえばオランダで HPV ワクチンについて行われた分析では，米国などで一般に用いられる割引率（費用：3%，効果：3%）を用いると費用対効果は悪いが，オランダの経済評価ガイドラインで示された割引率（費用：4%，効果：1.5%）を使用すると費用対効果の数値が大きく改善されることから，結果の解釈について論争となっている[8,9]。

　平成 22 年度厚生労働科学研究（廣田班）では各種ワクチンの費用対効果に関する推計を行うに当たり，研究結果の相互比較を可能とするために表2.3 のような統一的指針を定めた[10]。ただし，研究手法については学問的に何が正しく何が間違っているかを一律に決めることはできず，また，データの入手環境などにより実施し得る分析も変わってくる。今後，医療経済評価を政策利用などの様々なレベルでの意思決定に用いる場合には，複数の研究の整合を図り結果の相互比較を可能にするため，多くの研究者などの同意形成の下で実行可能な研究ガイドラインを定めることが必要と考えられる。

34　　2　医療システムのマネジメント

表 2.3 ワクチン接種の費用対効果推計法の統一的指針の例[10]

【費用項目】
1. **保健医療費**
   (1)医療費
   ①ワクチン副反応に対する診療費および当該疾病に対する診療費等は，診療報酬改定率を用いて 2010 年の水準に調整する。
   ②検診費用を含める（HPV の場合）。
   ③延命により生じる当該疾病と無関係の医療費は含めない。
   (2)ワクチンの接種費用
   ワクチンの接種費用は単独接種を想定。次の合計に消費税 5% を加えた金額とする。
   ①ワクチンの希望小売価格
   ②初診料　2,700 円（6 歳未満のときは，乳幼児加算 750 円をプラス）
   ③手技料　180 円
   ④生物製剤加算　150 円
   (3)福祉施設利用費用
   保健医療費に含める。
2. **非保健医療費（保健医療費以外で発生する費用）**
   ワクチン接種を受けるために必要となる接種場所までの交通費や，検診や診療を受けるため医療機関に出向くための交通費については考慮しない。
3. **生産性損失**
   生産性損失の算出にあたり，賃金センサスの最新版（2009 年調査）を用いる。
   (1)患者本人の生産性損失
   ①20 歳〜65 歳の生産性損失（逸失所得）を算出する。但し，小児患者で，成人期において後遺症がない場合には生産性損失を考慮しない。
   ②費用便益分析では，罹病ならびに早期死亡による生産性損失を考慮する。
   (2)家族等の看護・介護による生産性損失
   過大評価を避けるために，賃金センサスの女性（全体）の平均月収 228,000 円を使用する。

【分析期間と割引率】
　分析期間は原則として生涯とするが，費用対効果への影響が小さい場合はより短期の分析期間で行ってもよい。単年度の費用比較分析においては割引率を考慮しない。分析期間が 1 年を超える場合には割引率は費用・効果ともに年率 3% とし，0% と 5% で感度分析を行う。

【接種率】
　(1)現状の接種率
　現状の接種率がある程度把握されているワクチンについては，そのデータを用いる。
　導入後間もないことなどにより現状の接種率が十分把握されていないワクチンについては，0% とする。
　(2)定期接種後の予想接種率
　小児期に接種されるワクチンについては，2008 年麻疹ワクチン接種率を参考に設定する。
　（第 1 期（1 歳）94.3%，第 2 期（5 歳）91.8%，第 3 期（中 1）85.1%，第 4 期（高 3）77.3%）
　小児期以降に接種するワクチンについては，原則として 100% を用いる。

【分析手法】
　幼児期に接種するワクチンについては費用比較分析を基本とし，可能な場合には費用便益分析および費用効果分析を行う。幼児期以降に接種するワクチンについては費用効果分析を基本とする。
　(1)費用比較分析
　社会の視点で実施し，定期接種導入前と定期接種導入後における費用の比較を行う。費用にはワ

2.2　医療経済評価　　35

クチン接種費用等の保健医療費のほか，看護・介護者等の生産性損失を含む。患者本人の生産性損失（罹病費用や死亡費用）は含まないこととする。

(2)費用便益分析

社会の視点で実施し，定期接種導入による増分費用と増分便益の比較を行う。費用には，ワクチン接種費用およびワクチン接種の際の付添者の生産性損失を含む。便益には，ワクチン接種により節約される保健医療費，家族等の看護・介護による生産性損失のほか，患者本人の生産性損失（罹病費用や死亡費用）を含む

(3)費用効果分析

支払者の視点で実施し，費用に生産性損失は含まない。原則としてワクチン投与群と対照群における費用と質調整生存年（QALY）を算出することにより，1QALY獲得あたりの増分費用効果比（ICER）を計算する。

増分費用効果比の閾値は1QALY獲得あたり500万円を目安とし，500万円以下であれば費用対効果は良好であるものと判断する。

【効用値】

質調整生存年の算出に際してのQOLウェイト（効用値）は，分析対象とする感染症に関連した疾病・病態ならびにワクチンの副反応による効用値の低下のみを考慮することとし，当該感染症やワクチンと無関係の疾病・病態については考慮しない。当該感染症に関連した疾病・病態やワクチンの副反応が存在しない場合には，年齢・性別によらず効用値を1と設定する。

文献

1) 厚生労働省. 厚生科学審議会感染症分科会予防接種部会ワクチン評価に関する小委員会報告書. 2011. http://www.mhlw.go.jp/stf/shingi/2r98520000014wddatt/2r9852000000 14weu.pdf (2017年11月6日アクセス可能)

2) 厚生労働省. 費用対効果評価の試行的導入における対象品目等について. http://www.mhlw.go.jp/file/05-Shingikai-12404000-Hokenkyoku-Iryouka/0000131472.pdf (2017年10月24日アクセス可能)

3) 田中克巳, 嘉悦勉, 鈴木恵史, 他. 胃癌治療における化学療法の薬剤経済学的検討 経口フッ化ピリミジン製剤 TS-1 と既存化学療法との医療費分析. 癌と化学療法 2003; 30(1), 73-80.

4) 田中克巳, 村山純一郎. 薬剤経済学入門 薬剤経済分析の実際 癌化学療法の薬剤経済学. 薬局 2002; 53(9), 2362-2365.

5) 池田俊也, 小林慎. 2型糖尿病患者に対するスルホニル尿素薬＋メトホルミン併用療法とスルホニル尿素薬＋ピオグリタゾン併用療法の費用対効果分析. 糖尿病 2010; 53(7), 469-475.

6) Simons WR, Hagan MA. An economic evaluation of colesevelam when added to metformin-, insulin- or sulfonylurea-based therapies in patients with uncontrolled type 2 diabetes mellitus. Pharmacoeconomics 2010; 28(9): 765-780.

7) 日本薬剤疫学会. 日本における臨床疫学・薬剤疫学に応用可能なデータベース調査結果（日本語版）. http://www.jspe.jp/mt-static/FileUpload/.les/JSPE_DB_TF_J.pdf (2017年11月6日アクセス可能)

8) de Kok IM, van Ballegooijen M, Habbema JD. Cost-effectiveness analysis of human papillomavirus vaccination in the Netherlands. J Natl Cancer Inst 2009; 101(15): 1083-

1092.

9) Coupe VM, Meijer CJ, Berkhof J. Re: Cost-effectiveness analysis of human papillomavirus vaccination in the Netherlands. J Natl Cancer Inst 2010; 102(5): 358.

10) 池田俊也. Hib（インフルエンザ菌 b 型）ワクチン等の医療経済性の評価についての研究. 平成 22 年度厚生労働科学研究費補助金（新型インフルエンザ等新興・再興感染症研究事業）分担研究報告書　インフルエンザ及び近年流行が問題となっている呼吸器感染症の分析疫学研究（研究代表者　廣田良夫）. 2011.

2.3　介護保険サービス
加藤剛平・柏木聖代・田宮菜奈子

はじめに

　少子高齢化や核家族化の進行などにより，高齢者介護はわが国において重要な課題となっている。2000 年に介護保険制度が導入され，介護保険サービスの供給体制が整い，要介護高齢者らやその家族の生活に重要な役割を果たすようになってきた。一方で，介護保険財政の悪化，家族介護の問題，介護職員の処遇などの様々な問題が指摘されている。介護保険制度導入後 10 年余りが経過した現在，制度自体を評価し，サービスの質を高め，より安定的な運営に向けて働きかけていくことが求められており，これらに応えていくことはヘルスサービスリサーチの重要な役割のひとつとなっている。

　本節では，まず介護保険サービスに関するヘルスサービスリサーチを行う際に理解が必要となるわが国の介護保険サービスの概要について解説し，次に，介護保険サービスに関するヘルスサービスリサーチの実際と研究実施時の留意点について，ヘルスサービスリサーチの中心概念であるインプット（Input），プロセス（Process），アウトカム（Outcome）に分けて紹介する。

1）日本の介護保険の概要

　米国 Agency for Health Care Policy and Research（AHCPR）は，介護サービス供給システムの視点として，①サービスの費用と財源，②サービスの内容・質とアクセス，③介護サービスを供給する組織，④利用者（被介護者）や介護者の行動，⑤特定のニーズをもつ集団，そして⑥データ基盤の構築とその方法を明らかにすることが重要であるとしている[1]。まず，介護保険制度の概要をこの枠組みにあわせて簡単に述べる。

介護サービスの費用と財源

国家予算が逼迫している中，総介護費用は増大を続けている。そのため，介護サービスの費用と財源は介護保険制度の継続的な運営手段を模索するために理解すべき重要項目である。介護保険制度における介護サービスの費用は，支払者の立場によって異なる。介護保険を運営する国の立場では，介護費用総額は「公費＋保険料＋利用者負担（現行では原則1割）」とされている。利用者の立場では利用者負担額となる。つまり，介護保険サービスを利用するときには，かかった費用の1割を負担するが，介護度に応じて利用額の上限（支給限度額）が決められており，上限を超えてサービスを利用するときは，超過したサービスの利用額は全額自己負担となる。さらに，各自治体ではサービスを利用した際の自己負担額がある一定額を超えた分が払い戻される仕組み（高額介護サービス費）や，低所得者がサービスを利用した際に支払う利用料の一定割合を助成する制度などを用意している。それらにおいては，自己負担額の増額，低所得者の負担軽減策などが課題となっている。

介護保険の財源は，「公費負担＋保険料負担」とされている。その割合は互いに50％である。改定が続く介護保険制度においては，この公費負担のあり方も繰り返し議論されている。

介護サービスの内容・質とアクセス

まず，提供される介護サービスの内容とその質を評価する代表的な指標について説明する。ヘルスサービスリサーチでは，サービスの質の評価がその第一義であり，この部分が重要である（ここでは，介護保険制度全体からみたシステムの質ではなく狭義の個々の介護サービスの質を指す）。介護には，家族や友人から提供されるケア（インフォーマルケア）と介護保険サービスの2つがある。介護保険サービスは，居宅サービス（訪問介護，訪問看護，通所介護，短期入所，通所リハビリテーション，居宅療養管理指導）および施設サービスがあるが，それぞれ目的が異なり，提供されるサービスの質の視点はそれにより異なってくる。また，それらをどう組み合わせるかというケアプランの内容や，インフォーマルケアとの関連も重要である。

一方，提供されるサービス内容を評価する指標は，上述のサービスの目的

はもとより，評価する立場によって異なる。要介護者の立場では，QOL，サービスへの満足度などの主観的指標に加え，要介護度の変化，生存率が当てはまる。また，外出頻度，社会参加の状況，在宅から施設入所までの期間，再入院の発生，服薬遵守などの中間的指標（これらをアウトプット Output とすることもある）もあげられる。家族などの介護者の立場では介護負担感，抑うつ度，離職の発生，高齢者虐待の発生などが当てはまる。より広い社会の立場からは公衆の幸福度や将来への不安感などがある。

　アクセスとしては，介護保険サービスの場合，主に2つが考えられる。まず，介護保険サービスを利用するためには，要介護認定を受けることがアクセスの第一歩であり，次に個々のサービスへのアクセスが問題となる。そのため，要介護認定の基準，介護サービスのアクセス状況を把握することは重要である。アクセスのしやすさとしては，サービスを供給する施設は近くにあるのか，利用したいときに利用できるほど十分な量のサービスが供給されているのかを把握することが重要になる。具体的には，サービスの需要として地域の要介護者数や介護者数，供給としては地域にある施設数，地理的分布が該当する。また，アクセス状況として，サービス利用頻度，サービス利用期間，サービス利用までの待機期間がある。

介護サービスを供給する組織

　介護サービスを供給する組織の属性は，供給されるサービスの量や質を左右する主体として重要である[1]。具体的には，施設の運営母体（公的・民間機関，営利・非営利組織），施設のタイプ（介護老人保健施設，特別養護老人ホーム，療養型病床群など），施設の人員配置数，職員の技術，経験年数，離職率，そしてケアマネージャーの属性がある。

利用者（被介護者）や介護者の行動

　被介護者や介護者がどのような行動をとる傾向にあるのかを把握しておくことは，介護サービスの需要と供給を見積もるために重要である[1]。被介護者の行動として，介護が必要になったとき「在宅」あるいは「施設」を希望する，「家族に頼る」あるいは「サービスを購入する」などの行動がある。

2.3　介護保険サービス　　39

介護者の行動として，「介護に専念し離職する」あるいは「仕事を優先する」，「被介護者と同居する」あるいは「施設へ入所してもらう」といった行動がある。

特定のニーズをもつ集団

　サービス利用者やその家族の属性を明らかにすることは，介護に対するニーズを適切に把握し評価するために重要である。具体的には，性別，年齢，疾病の重症度，疾病の種類，認知症の程度など医学研究にも共通する属性のほかに，所得，経済状況，家族構成が当てはまる。さらに，介護保険サービスに特徴的な属性として，要介護度がある。2005年の介護保険制度の改定で，要介護度の区分が変更されたため，データ取得日時には注意が必要である。介護者の属性には，被介護者と同様に性別，年齢，健康状態に加えて，要介護者との血縁関係（嫁，息子，娘，配偶者，友人）などがある。

データ基盤の構築とその方法

　介護保険の保険者である市町村には，要介護認定情報データ，介護保険給付レセプトデータ，保険料区分データ，受給者区分データなど，電子化された情報が蓄積されている。こうした電子化された各情報は，介護保険利用者の追跡調査や政策の変更による利用者への影響分析など，様々な介護保険事業の評価を行う上で重要なデータであり，国レベル，市町村レベルで利用者個人単位での結合を可能とする介護保険コホートデータベースの構築はヘルスサービスリサーチを行う上で不可欠である。しかしながら，データ構造が複雑な上，介護保険制度の改正のたびにデータ項目（マスタ）の変更が生じること，さらには，保険者および公費負担者に対する請求確定額，またはサービス事業所などに対する支払い確定額を決定した後，これらの決定額に変更が生じたときは後に過誤調整として処理されるため，これを追跡し修正を加えなければならない，などの処理が必要となる。そのため，市町村で蓄積されている電子データをそのまま用いてヘルスサービスリサーチを行うことは難しく，介護保険コホートデータ基盤の構築が必要となる。データ基盤の構築にあたっては，介護保険に関する知識に加え，データベース設計に関す

る知識・技術が必要になる。

2) インプット，プロセス，アウトカムからみた介護保険サービスの評価指標

　ヘルスサービスリサーチに基づき研究を行うには，アウトカム，原因，交絡因子の関係が複雑であるため，測定する変数を研究前に想定しモデル化しておくことが望ましい[2]。介護保険制度は，前述のとおり，そのしくみが複雑である。そこで，モデルを簡略化するために上で述べた介護保険サービスの質評価に関わる主な指標をヘルスサービスリサーチの3つの枠組みであるインプット，プロセス，アウトカムで分類し，それらの概略を述べる。また，参考に，われわれが試みた3つの枠組みによる分類例を図2.4に示す。

インプットの具体例

　インプットはサービス利用者や供給される資金や資材である[3]。したがって，被介護者や介護者の属性，サービスを供給する組織の属性，サービスの需要や供給，介護保険の財源やサービスの費用が当てはまる。

プロセスの具体例

　プロセスは提供されるサービス自体である[3]。具体的には，介護保険サービスの内容やサービスへのアクセス状況などが当てはまる。

アウトカムの具体例

　アウトカムは主にサービスの効果を示す。サービスの「効果」は，サービスを利用したことによって生じる受益者の状態を示し[3]，生存率，要介護度変化，介護負担感，公衆の幸福度などが当てはまる。また，インプットである被介護者らの初期の状況は，その変化をアウトカムとして評価する場合に重要である（Case-mix adjustment）。

　また，アウトカムはサービスの「効率」も示す[4]。具体的には，支出された介護保険サービス費用などが当てはまる。医療サービスの分野においては，サービスの効率の評価を行うことにより，リスクのある集団の必要性に見合う，より効率的な医療と資源の構成をみつけることが可能になるとされてい

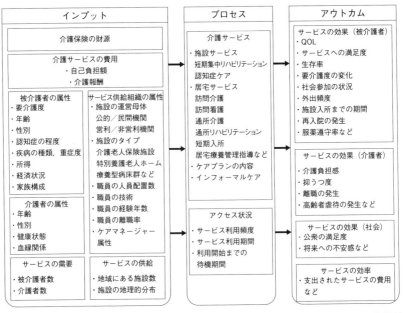

図2.4 日本の介護保険サービスにおけるインプット，プロセス，アウトカムの分類例
（著者ら作成）

る。このことは，介護保険サービスの分野にも当てはまり，関連する研究が発表されている。

3）ヘルスサービスリサーチの3つの枠組みに基づき分類した研究例

研究の従属変数，独立変数をヘルスサービスリサーチの3つの枠組みであるインプット，プロセス，アウトカムに基づき分類し，それらの関係を明らかにしておくことは，モデルの簡略化を促し，予め設定した研究の目的を達成するために有効である。ここでは，われわれが試みた介護保険サービスに関連する既存の研究をヘルスサービスリサーチの3つの枠組みで分類した研究例を紹介する。

アウトカムを研究の従属変数，プロセスを独立変数として分析した研究例

アウトカムとプロセスの関係を明らかにすることは，主に介護保険サービ

ス利用効果を評価する際に有用である（モデルとしてはプロセスによって生じたアウトカムの測定である。ただし，因果関係に言及するのは難しい場合も多い）。また，介護保険制度の改定によりプロセスに変化が生じた場合，その影響を評価する際にも有用である。ここでは，アウトカムを研究の従属変数，プロセスを独立変数とし，プロセスとして居宅サービスの利用状況を主に扱った研究を紹介する。

Kuzuya ら[5]は，2003 年から 2004 年の期間に虚弱在宅高齢者を対象とした研究で，研究の従属変数を死亡率，独立変数を通所リハビリテーション（デイケア）の利用の有無とし，それらの関連について検討している。分析の結果，通所リハビリテーションの利用は，低い死亡率に関連したことを報告している。Kato ら[6]は，要支援・要介護者を対象に研究の従属変数を要介護度の悪化の有無，独立変数を各居宅サービスの利用状況として，それらの関連について分析している。研究の結果，要支援から要介護度 2 であった者においては，短期入所生活介護サービスの利用，要介護度 3 以上の者においては居宅療養管理指導の利用が要介護度の悪化に関連していたことを報告している。Kumamoto ら[7]は，研究の従属変数を介護者の介護負担感，独立変数を居宅サービスの利用状況として，それらの関連について検討している。結果，介護者の介護負担感の減少に居宅サービスを利用していることが関連したと報告している。さらに，Olivares-Tirado ら[8]は，中等度要介護者らを対象に，研究の従属変数を要介護度の維持・改善の有無，独立変数を居宅サービスとして，それらの関連について検討している。この結果，居宅サービスの利用量，1 か月の居宅サービス利用回数が，要介護度の維持・改善に関連する傾向にあったことを報告している。

一方で，Ishibashi ら[9]は，2007 年から 2008 年の期間における要支援者 1 の被介護者などを対象に，研究の従属変数を要介護度悪化率，独立変数を通所リハビリテーション利用の有無，および訪問介護の利用の有無として，それらの関連について検討している。分析の結果，通所リハビリテーション利用者に比して，訪問介護利用者の要介護度悪化率は低かったことを報告している。本論文は 2005 年の介護保険制度改定に伴う介護予防事業の導入のインパクトを評価している点で特徴的である。

利用者の元来の属性は後述のインプットであり，介護者の属性も同様だが，介護負担感はサービスのアウトカムとして重要である。Oyama ら[10] は，研究の従属変数を在宅における生活期間，独立変数を介護者の健康状態（介護負担感）として，それらの関連について検討している。居宅サービスの利用状況を多変量解析で調整した結果，長い在宅生活期間には，介護者の低い介護負担感が関連したと報告している。本研究は，アウトカムとインプットとの偽の関連を避けるために，多変量解析の際に，独立変数とともに，プロセスである居宅サービスの利用状況を調整変数として統計モデルに投入し，分析した研究例である。

アウトカムを研究の従属変数，インプットを独立変数として分析した研究例

インプットとアウトカムの関連を明らかにすることは，たとえば，被介護者や介護者の属性がもたらしやすい行動や発生しやすいアウトカムの解明，サービス供給者の属性の違いがアウトカムに及ぼす影響の分析に有用であろう。分析に際しては，偽の関連を避けるためプロセスとなる変数が従属変数の変化に与える影響を除くことが望ましい。

Nishi ら[11] は，研究の従属変数を被介護者の生存率，独立変数を介護者の属性（インプット）として，それらの関連について検討している。多変量解析で年齢，性別，要介護度，介護保険サービスの利用状況を調整した結果，介護者が嫁であることが低い生存率と関連したことを報告している。わが国に特徴的である主介護者としての嫁には課題が多いことを示した研究である。

また，Sandoval ら[12] は，研究の従属変数を介護老人保健施設入所者の転倒，褥瘡，脱水症状，独立変数を施設の構造（職員の人員配置数など）として，それらの関連について検討している。介護老人保健施設の構造のうち，特に看護職員の配置数が入所者に対する高齢者ケアの質を示す指標として重要であることを報告している。わが国において，ヘルスサービスリサーチにおけるインプットである介護保険施設の構造とその入所者のアウトカムとの関連性について検討した研究の蓄積は未だ少なく，独創性の高い研究のひとつである。

上述した研究は，主に被介護者のアウトカムとしてサービスの「効果」に

44　2 医療システムのマネジメント

着目しているが，アウトカムとしてサービスの「効率」に着目した研究例を紹介する。Olivares-Tirado ら[13]は，研究の従属変数を支出された介護保険サービスの費用，独立変数を要介護者の属性，介護保険サービスの属性（施設サービスあるいは居宅サービスであるか）に着目し，要介護者が消費する介護保険サービス費用に有意に関連する要因について検討している。被介護者の性別，年齢，収入を多変量解析で調整した結果，要介護者の身体機能の低下，高い要介護度，施設サービスの利用が，高い介護保険サービスの費用に関連する予測因子であったことを報告している。本研究は，介護保険制度上の財源のあり方について議論する際に有用な知見を提示している。

プロセスを研究の従属変数，インプットを独立変数として分析した研究例

インプットとプロセスの関連を明らかにすることは，a) 被介護者のサービス利用行動パターンに関連する利用者属性，b) サービス供給組織の属性と供給されるサービス内容の関連，c) 介護保険の財源と供給されるサービス状況を分析する際に有用である。ここでは，介護保険サービスを供給する組織，要介護者の属性，介護者の属性によってサービス供給が異なることを示した研究を紹介する。

Yoshioka ら[14]は，研究の従属変数を介護保険サービスの量，独立変数をケアマネージャーの所属する機関の属性（公的あるいは民間機関）として，それらの関連について報告している。被介護者の特性（年齢，性別，要介護度，所得，医療ニーズの有無）を多変量解析で調整した結果，公的機関に比して，民間機関に所属するケアマネージャーはそのケアプランに含まれる居宅サービスの量は多い一方，サービスの種類は少ないことが明らかにされた。

また，Tamiya ら[15]は，研究の従属変数を居宅サービスの利用状況，独立変数を要介護度，介護者の要介護者との血縁関係として，それらの関連を検討している（解説の詳細は文献2) を参照）。

4) 介護保険サービス利用に関する研究実施時における留意点
要介護度が重要な交絡因子になる

介護保険サービス分野において，性別や年齢のほかに要介護度も重要な交

2.3　介護保険サービス　　45

絡因子となることが特徴である。前述のとおり，要介護度は介護保険におい
て中心的役割を果たし，かつ被介護者の心身状態によって区分分けされ，受
給可能なサービスの種類や量を決定する。このため，要介護度は様々な予測
因子に交絡する可能性を有し，研究実施時に調整することが望ましい。

ランダム化比較試験（Randomized Control Trial：RCT）の実施が困難である

　介護保険サービスは要介護者らの生活に必要となってから，公的な補助に
基づき利用されることが多い。また長期間利用するため，効果が現れるまで
月単位の観察が必要である。そのため，同じような基本属性をもつ対象者を
サービス利用と利用なしに無作為に振り分けることは，本来のニーズに合わ
せたサービスを長期間利用できないままの生活を強いるという点で現実的に
大変難しい。よって，本分野における研究デザインには，RCT よりも観察
研究が中心にならざるを得ない。

　詳細は関連図書[16]に譲るが，ヘルスサービスリサーチの分野における
RCT と観察研究の研究デザインの相違によってもたらされる結果の違いに
は一致した見解が得られていない。介護保険サービスにおける観察研究の限
界は，サービス利用者と非利用者とでは介護サービスに対するニーズが異な
るため，それが研究結果に交絡する可能性を排せないことである。たとえば，
観察研究により被介護者の要介護度悪化に短期入所サービス利用が関連した
とする。このとき，短期入所サービス利用者には，認知症が重症であるなど，
もともと介護度が悪化しやすい特性をもつ者が多い集団であることが関与し
たのか，あるいは短期入所サービス利用の効果そのものの影響が関連したの
か判断が難しい。対応として，サンプリングの段階で予想される交絡因子を
できるだけ収集すること[2]，研究発表者以外が研究結果を後に吟味できるよ
う，収集したベースライン時の情報や調整した交絡因子を発表の際に提示す
ることが推奨されている[16]。

介護保険サービスの主目的に生活の維持も含まれる

　医療サービスは患者の疾病を治癒させることが主目的であるのに対して，
介護保険サービスは，被介護者の生活の改善のみならず維持や悪化を遅れさ

せること，および介護者の負担軽減なども目的とされる。このため，サービス利用と被介護者のアウトカムの変化に消極的な関連が出現したとしても，そのサービスが悪く利用を止めるべきだと短絡的に結論づけることは避けたい。たとえば，サービス利用により介護者の休息時間が増加するといった肯定的な効果も有する可能性があるからである。また，訪問により医学的管理を行う居宅療養管理指導の利用が要介護度悪化や死亡に関連した場合，病院で集中的な治療を受け回復し得る可能性と比較した場合には病態の上では消極的な効果かもしれないが，入院せず在宅生活の継続を本人が望みそれが達成された場合は，肯定的な効果であったと解釈することができる。ここで重要なことは，得られた結果を様々な立場から多面的に評価することである。

おわりに

ヘルスサービスリサーチの中心概念に基づいて介護保険サービスに関連する研究を解説した。高齢者の虐待や孤独死などが報道され，高齢社会が抱える課題は多い。急速な高齢化はわが国のみならず中国や韓国などの東アジア諸国においても進行している。そのため「高齢者介護」は，日本だけでなくグローバルな観点から取り組むべき重要課題であろう。今後，高齢社会における公衆衛生の向上のための一手段として，ヘルスサービスリサーチによる介護保険サービスに関連した研究成果の集積が期待される。

文献

1) Agency for Healthcare Research and Quality. AHCPR Research on Long-term care. 2010. http://archive.ahrq.gov/research/longtrm1.htm（2017年8月8日アクセス可能）
2) 柏木聖代，田宮菜奈子．ヘルスサービスリサーチ(6)：地域ケア活動とヘルスサービスリサーチ．日本公衆衛生雑誌 2011; 58(1): 54-57.
3) 田宮菜奈子．ヘルスサービスリサーチ(2)：ヘルスサービスリサーチの基礎知識．日本公衆衛生雑誌 2010; 57(7): 582-584.
4) Donabedian A 著，東尚弘訳．医療の質の定義と評価方法．NPO法人健康医療評価研究機構（iHope）．2007; 91-102: 158.
5) Kuzuya M, Masuda Y, Hirakawa Y, et al. A Day care service use is associated with lower mortality in community-dwelling frail older people. J Am Geriatr Soc 2006; 54(9): 1364-1371.
6) Kato G, Tamiya N, Kashiwagi M, et al. Relationship between home care service use

and changes in the care needs level of Japanese elderly. BMC Geriatr 2009; 9: 58.

7) Kumamoto K, Arai Y, Zarit SH. Use of home care services effectively reduces feelings of burden among family caregivers of disabled elderly in Japan: preliminary results. Int J Geriatr Psychiatry. 2006; 21: 163-170.

8) Olivares-Tirado P, Tamiya N, Kashiwagi M. Effect of in-home and community-based services on the functional status of elderly in the long-term care insurance system in Japan. BMC Health Serv Res 2012; 12: 239.

9) Ishibashi T, Ikegami N. Should the provision of home help services be contained?: validation of the new preventive care policy in Japan. BMC Health Serv Res 2010; 10: 224.

10) Oyama Y, Tamiya N, Kashiwagi M, et al. Factors that allow elderly individuals to stay at home with their families using the Japanese long-term care insurance system. Geriatr Gerontol Int 2012; 13(3): 764-773.

11) Nishi A, Tamiya N, Kashiwagi M, et al. Mothers and daughters-in-law: a prospective study of informal care-giving arrangements and survival in Japan. BMC Geriatr 2010; 10: 61.

12) Sandoval Garrido FA, Tamiya N, Kashiwagi M, et al. Relationship between structural characteristics and outcome quality indicators at health care facilities for the elderly requiring long-term care in Japan from a nationwide survey. Geriatr Gerontol Int 2013.

13) Olivares-Tirado P, Tamiya N, Kashiwagi M, et al. Predictors of the highest long-term care expenditures in Japan. BMC Health Serv Res 2011; 11: 103.

14) Yoshioka Y, Tamiya N, Kashiwagi M, et al. Comparison of public and private care management agencies under public long-term care insurance in Japan: a cross-sectional study. Geriatr Gerontol Int 2010; 10(1): 48-55.

15) Tamiya N, Yamaoka K, Yano E. Use of home health services covered by new public long-term care insurance in Japan: impact of the presence and kinship of family caregivers. Int J Qual Health Care 2002; 14: 295-303.

16) McKee M, Britton A, Black N, et al. Choosing between randomized and non-randomized studies. Black N, Reeves B, Brazier J, eds. Health services research methods: a guide to best practice. London: BMJ Books. 1998: 61-72.

2.4 地域ケア活動の評価　　　　　　　　　　柏木聖代・田宮菜奈子

はじめに

　国や地方自治体，機関における現実の健康政策や施策，保健事業の評価や決定を仮定するモデルは非常に複雑である。政策決定過程においては，複数の異なる目標や価値観などが関与しているため，政策がもたらす結果には不確定要素が大きく，意図した結果や予測した結果もあれば，そうでない結果

もある。また，政策がすべて実行されないことも多く，さらには具体的な実行内容については地方公共団体や機関などに任せられ，施策や事業の目標やそのための要件が具体的に設定されていないことも少なくない。そのため，ヘルスサービスの内容やサービスを受けた個人や対象集団の反応は，国や地方自治体の健康政策だけでなく，サービスの供給体制や環境によっても異なってくる。さらに，近年，国や地方財政は逼迫し，資源の再分配，費用抑制は大きな課題となっていることに加えて，少子高齢化が進展し，家族構造の変化，地域の健康問題はさらに多様化・複雑化している。現代社会における健康課題の分析や政策，施策，保健事業の評価は，もはや個別学問の方法論では対応しきれなくなってきている。

　ヘルスサービスリサーチは，「個人や集団のためのヘルスサービスの構造や過程，効果についての知識と理解を増やすため，ヘルスケアサービスの利用，コスト，質，アクセシビリティ（利便性），供給，機構，財政，アウトカムを調べる基礎的ならびに応用的な調査研究の学際的分野」であり（Institute of Medicine, 1995），こうした問題を解決するための方法のひとつであるといえる。実際に，「地域や集団における健康課題は何か？」「現在の健康水準は（どのくらい健康なのか？）」「行政としてどの健康課題に対してどう対処すべきなのか？」「新たな事業の効果をどのように把握したらよいのか？」「介入の効果は何か？」「どのような体制によって，どのような効果が得られるのか？」「選択された介入は効率的な方法なのか？」といったニーズアセスメント，プログラムやアウトカム評価に関する研究，さらには健康政策そのものを評価し，そのあり方や方向性を示した研究などが欧米を中心に数多くみられ，政策立案過程においてエビデンスとしても活用されてきている[1]。わが国の地域ケア活動においても情報公開などの流れから，行政で把握している地域の健康課題やその成果などについての説明責任が問われる時代となってきた。しかしながら，地域ケア活動の評価やその結果に基づいた保健医療計画や施策，事業がこうしたヘルスサービスリサーチに基づき展開されているかというと，未だ試行錯誤の状況なのではないかと考える。そこで，本節では，地域ケア活動に着目し，ヘルスサービスリサーチを具体的にどのように展開していけばよいかについて解説する。

2.4　地域ケア活動の評価　　49

1）ヘルスサービスリサーチのプロセス—問題の発見と特定化

　ヘルスサービスリサーチの第一歩は，現在，個人または集団がどのような問題に直面しているのかを見極めることである。ヘルスサービスリサーチを行うために問題を探すのではなく，問題があるからヘルスサービスリサーチを行うのである。多くの場合，地域ケア活動を行おうとする時点ですでに様々な問題が観察されている。

　たとえば，ある市は「高血圧や糖尿病の有病率が県内で最も高い」ことがわかったとする。そして，その理由として「特定健康診査の受診率が低い」ことが考えられる場合，次に何をすればよいだろうか。次の段階としては，その問題を特定し，疑問（リサーチクエスチョンの基）という形で詳細に述べてみる必要がある。たとえば，「なぜ，40 歳以上の住民の中に特定健康診査を受けていない者がいるのか？」「どのような要因が特定健康診査を受けるのを妨げているのか？」「特定健康診査を受けている人は受けていない人に比べて高血圧や糖尿病の有病率が高いのか？」などである。このように，発見された問題について，疑問という形でできるかぎり具体的に言及していくことがその次の段階に進む鍵になる。しかし，すべての疑問を一度に明らかにすることは難しく，何に焦点を当てるのかを決めておくことがこの時期大切になる。

2）ヘルスサービスリサーチのプロセス—仮説の設定，モデル化

　具体的な疑問が定まったら，次にすることは仮説（Hypothesis）を立てることである。この一連のプロセスは疫学研究と似ている。仮説は疫学研究と同様に，一般に X が原因で Y（アウトカム：Donabedian の 3 概念のアウトカムとは意味が異なるため注意が必要である。本節では区別するため Y とする）が発生するという因果関係の形をとる。仮説を立てる際に，Y が発生している原因 X をひとつに特定することができず，原因 X が何かを探索する場合もあるかもしれない（探索研究）。そうした場合には，Y に関連すると考えられるすべての X を設定しておく必要がある。このとき，自らの経験や観察から X をみつけ出していくことには限界があり，このときに必要になってくるのが文献レビューである（図 2.5）。X および Y について観察

50　　2　医療システムのマネジメント

可能な変数を明確にすると同時に，過去の研究ですでに明らかになった関連要因については具体的な変数を事前に確認し，これから自分が行う研究においても可能な限り該当する変数を収集しておく必要がある．さらに，XとYの関係に影響を与える第3の因子である交絡因子も同時に検討しておく必要がある[2]．特に，性別や年齢は交絡因子になる場合が多く，分析の段階で層別化や多変量解析を行うなどの調整が必要になるかもしれない．仮説によっては，地域や機関，サービス提供体制も交絡因子になる可能性もあるだろう．交絡因子の制御方法の詳細については，疫学のテキストなどを参考にされたい．

次に，モデル化である．ここでいうモデル化とは，仮説で述べた変数間の関係を可視化（図式化）する作業である．冒頭でも述べたように，健康政策や施策，保健事業の評価や決定を仮定するモデルは非常に複雑である．そのため，経験や文献レビューを通じて，仮説のモデルの中で明らかにしようとしている問題に関係していると考えられる変数を，潜在的変数を含めて確認し，その関係性や流れを示したモデル図を作成し，Yを説明できるか検討する必要がある．

図2.6は，1968年にAndersenが示したサービス利用の行動モデルである．サービス利用をYとした研究で多く用いられているモデルである．Andersenモデルでは，サービス利用の決定には，「政策」「環境特性」「個人特性」が影響を及ぼしており，「個人特性」の中には，①素因（Predisposing factors），②促進要因（Enabling factors），③ニーズ（Needs factors）の3つの要因があり，サービス利用に影響を及ぼすことが示されている[3,4]．①～③の要因には図2.6の点線の枠内にある具体的な変数が入る．今回，理解のしやすさからAndersenモデルの初期モデルを紹介したが，Andersenモデルは研究が積み重ねられ，個人特性の前に環境因子（ヘルスケアシステム，

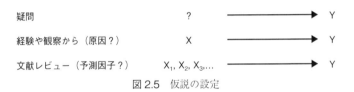

図2.5　仮説の設定

外的環境),サービス利用を含めた健康行動の後にアウトカムが追加されるなど[4]、時代の変化とともにモデルは改定されている。

このように,サービス利用をYとした研究では,このAndersenモデルが関連要因として考えられる変数を検討する上で参考になる。しかし,すべての仮説にこうしたモデルが存在している訳ではなく,モデルが存在していても国によって社会保障システム,サービスの供給体制や財政などが異なることから,ほかの国における結果をそのまま日本に適用できないことも多い。そのような場合には,実践での経験や観察,文献レビューなどから新たな仮説やモデルをつくる必要がある。このようなときに役立つのがDonabedianの3概念である。自らの研究仮説のXとYがそれぞれストラクチャー(Structure),プロセス(Process),アウトカム(Outcome)のいずれに(Xについては,複数に該当する場合もある)該当するかをまず確認する。そして,該当する具体的な変数を割り当てていく。そうすることによってモデル(変数の関係性)が明確になってくる。たとえば,先ほどの特定健康診査受診の例でいうと,Yの特定健康診査受診の有無はプロセスに該当する。予測因子となる変数Xとして,性別や年齢などの個人特性に加え,ストラクチャーやプロセスに該当する項目,たとえば,健康診査が行われている会場の広さ,人員体制や予算(ストラクチャー),会場までの距離や健康診査の内

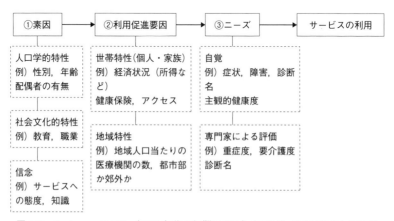

図2.6　Andersenモデル(1960年代の初期モデル)(文献3),4)を元に柏木が作成)

容，実施スケジュール（プロセス）をあげることができるだろう。また，「特定健康診査（特定保健指導）を受けている人は受けていない人に比べて高血圧や糖尿病の有病率が高いのか？」といった特定健康診査受診の効果を明らかにしたい場合は，特定健康診査受診の有無を X とし，高血圧や糖尿病の有病率を Y とした仮説やモデルができるかもしれない。

　モデル化にあたっては，交絡因子を含めた関連する可能性のある変数を可能な限り特定するとともに[2]，これらの変数が実際に測定可能なものか，収集可能であるかについても検討する必要がある。これらの変数は，アンケート調査などにより新たに収集しなくても，健康診査結果やレセプトデータ，事業の記録など，すでに蓄積されているデータなどを活用することもできる。普段から調査データや統計データだけでなく，どのようなデータ（具体的な変数）がどこ（担当課など）にあり，どのような手続きで入手可能であるか，過去に実施した調査も含めて調べてリストにしておくとよいだろう。また，データ収集にあたっては変数の観察単位（「個人」「集団」「事業」「政策」かなど）についても明確にしておく必要がある。

3）ヘルスサービスリサーチの実例

　先に述べたヘルスサービスリサーチのプロセスを踏まえ，地域ケア活動に焦点を当てたヘルスサービスリサーチを 3 つ紹介する。

　ひとつ目の研究は，2000 年に導入された介護保険制度下で家族介護者の存在が居宅サービスの利用にどのように関連しているのかを明らかにすることを目的として行われた横断研究である[5]。対象は，某市において在宅で暮らしていた全介護保険サービス利用者 237 人とその家族介護者であり，介護保険制度導入 1 か月後に対象となった某市が行った高齢者実態調査のデータを分析に用いている。本研究の Y は介護保険における居宅サービスの利用の有無であり，具体的には，デイケア，訪問介護，訪問看護，訪問入浴，福祉用具貸与，ショートステイの利用の有無を Y の変数に設定している。予測因子（X）には，利用者本人の性別，年齢，世帯特性として主介護者との関係，主介護者の性別，主介護者の年齢，要介護度が用いられている。Y であるサービス利用の有無は，Donabedian の 3 概念のプロセスに該当するこ

2.4　地域ケア活動の評価　　53

とから，本研究は，プロセスを評価したヘルスサービスリサーチであるといえよう。分析にあたっては，サービス利用者本人など交絡因子による影響を調整するために多変量解析が行われている。本研究の主な結果としては，「ショートステイ」の利用が，高要介護度，嫁が姑を介護している場合，妻が夫を介護している場合に有意に関連していたことが示されている。そして，これらの結果から，「ショートステイ」の利用は利用者のケアレベルよりもむしろ介護者のニーズによって決定されるのかもしれないこと，介護保険サービスの利用決定にあたっては介護者の状況を考慮することが必要であると著者は考察している。一方，この研究は事業所数や人員体制といったサービス提供体制（ストラクチャー）や介護保険料の支払い状況，サービス事業所から利用者宅までの距離といった地域特性（プロセス）が考慮できていない点を研究の限界として述べている。このように，実際の研究では，Y に関連する可能性があるすべての変数のデータを入手することが難しいこともある。こうした限界はあるものの，介護保険サービスのあり方を検討する上で貴重な示唆を与える貴重な研究であるといえよう。

　２つ目の研究は，ひとつ目の研究と同様，サービス利用の有無を Y にしたプロセスを評価したヘルスサービスリサーチである。具体的には介護保険による訪問看護サービス利用の有無を Y にし，利用の有無に関連する要因を探索した研究である[6]。この研究では 6 町の介護保険のレセプトデータと高齢者実態調査のデータを突合したデータセットが分析に用いられている。論文では触れられていないが，この研究のモデルは，先に述べた X の変数をAndersen モデル（図 2.6）に当てはめて考えることができる。①素因に該当する変数としては，利用者の性別・年齢，②促進要因には，家族同居の有無，主介護者の続柄，所得状況，訪問介護サービス利用の有無，③ニーズには，要介護度，要介護状態になった原因疾患，介護保険申請前の病院への定期受診の有無がそれぞれ該当する。この研究では，訪問看護サービス利用に関連する要因を特定するために，要介護度を２つの群（低介護度群：要支援と要介護 1-2，高介護度群：要介護 3-5）に層別化し，それぞれについて多変量解析が行われている。なぜなら，要介護度はこの研究において重要な交絡因子として考えられているからである。介護保険から支給されるサービス

は，要介護度の区分ごとに介護保険から支給される限度額が決められている。そのため，要介護度の高い利用者は必然的にサービスを利用しやすい。また，訪問看護サービスの利用者数は要介護度が高くなるほど多くなることも明らかになっている。したがって，要介護度の影響を調整するために要介護度による層別化が行われている。加えて，性別，年齢，要介護度を強制投入し，これらによる影響が調整されている。こうした分析を経た主な結果としては，低介護度群では，「ケアマネージャーの所属する機関が医療法人である」「家族と同居している」「訪問介護サービスを利用」「介護期間が2年以上である」ことが，高介護度群では，「所得レベルが高いこと」「介護保険申請前に病院に定期受診していたこと」が訪問看護サービスの利用に関連していたことが示されていた。本研究は，政策立案者が訪問看護サービスへのアクセシビリティを議論する際の有用なエビデンスを提供していると考える。

3つ目の研究は，在宅での看取り推進を目的に2006年4月に診療報酬上の制度として新設された在宅療養支援診療所の施設基準の届出に関連する要因を明らかにしたストラクチャーを評価したヘルスサービスリサーチである[7]。対象は，つくば市にある診療所のうち在宅医療の意思表明をしていた65診療所の医師であり，このうち回答のあった39施設が分析対象になっている。本研究が行われた背景として，在宅療養支援診療所として認められ，在宅での看取りを行った場合，一般診療に比べ在宅療養支援診療所はより高い診療報酬を算定することができる新たなしくみに対し，届出を行った診療所の中には，在宅療養支援診療所の看板だけを掲げ，実際には稼動していない，つまり訪問診療や看取りを実施していない診療所が存在するのではないかと新聞などで指摘があったことがあげられる。こうした状況から，在宅療養支援診療所の施設基準の届出を行った診療所がどのような特徴をもっているのかを明らかにするために，地域の医師会との共同でこの研究は実施されている。本研究のYは，在宅療養支援診療所の施設基準の届出の有無（ストラクチャー）であり，Xには診療所の特徴，つまり医師数，看護職員数，併設施設の有無，時間外・休日・夜間の連絡対応体制など診療所がどのようなサービス提供体制をとっているか（ストラクチャー）や，在宅診療の実績（訪問診療・往診を行っている患者数や訪問件数など），自宅での看取り件数

2.4 地域ケア活動の評価　　55

（プロセス）などが設定されている。結果では，在宅療養支援診療所の施設基準の届出を行ったのは 21 施設（53.8%）であり，届出を行ったすべての施設において在宅診療の実績があった。さらに，届出を行った診療所の特徴として「時間外・休日・夜間の連絡体制をもつ」「訪問診療患者数が多い」「自宅で看取った患者がいる」が示されていた。これらの結果から，著者は新たに導入された在宅療養支援診療所が在宅看取りの機能を果たしていると考察していた。他方，届出を行っていない診療所の中には訪問診療・往診，在宅での看取りを行っている施設もあり，届出を行わなかった理由として 24 時間往診体制確保が困難であることであることをあげている。加えて，施設基準の届出を行っていても患者の経済状況を理由に在宅療養支援診療所の区分で診療報酬を算定せず，一般診療所の区分で算定していた施設も存在していることも示されていた。本研究は，在宅療養支援診療所が在宅看取りの機能を果たしていることの検証だけでなく，在宅療養支援診療所の届出を行った診療所の中に訪問診療や看取りを実施していない診療所が存在することを議論するよりもむしろ，在宅看取りの体制を整備する上でみえてきた 24 時間往診体制確保や低所得者の在宅看取りについて議論すべきであることを示唆した研究であったと考える。

おわりに

　本節で着目した地域ケア活動に関するヘルスサービスリサーチは，主に公衆衛生学の研究者らによって行われたものであるが，近年，経済学など，個別の研究分野の価値観や方法論を超え，協働して行われた日本のヘルスサービスリサーチが世界に発信されはじめている[8]。国内外の政策立案の過程で，エビデンスとして日本のヘルスサービスリサーチが求められるようになってきたことの表れであるといえよう。エビデンスに基づく地域ケア政策を進めていくためには，今後，さらなるヘルスサービスリサーチの推進が不可欠であり，欧米のようにヘルスサービスリサーチを行い，その成果を発信する研究拠点の整備が望まれる。

文献

1) Leiyu Shi. Health Services Research Methods. Delmar Publishers. 1997.
2) 田宮菜奈. 保健事業評価の実際. 保健師雑誌 1998; 54(2): 114-119.
3) Andersen RM, Newman JF. Societal and individual determinants of medical care utilization in the United States. The Milbank Memorial Fund quarterly. Health and society 1973; 51(1): 95-124.
4) Andersen RM. Revisiting the behavioral model and access to medical care: does it matter? Journal of Health and Social Behavior 1995; 36(1): 1-10.
5) Tamiya N, Yamaoka K, Yano E. Use of home health services covered by new public long-term care insurance in Japan: impact of the presence and kinship of family caregivers. Int J Qual Health Care 2002 Aug; 14(4): 295-303.
6) Kashiwagi M, Tamiya N, Sato M, Yano E. Factors associated with the use of home-visit nursing services covered by the long-term care insurance in rural Japan: a cross-sectional study. BMC Geriatrics 2013 Jan 2; 13: 1. doi: 10.1186/1471-2318-13-1.
7) 柏木聖代, 田宮菜奈子, 室生勝, 成島浄, 飯村康夫, 今高治夫. 在宅療養支援診療所の届出と診療報酬算定の現状およびその阻害要因. 日本プライマリ・ケア学会誌 2008; 31(4): 229-236.
8) Tamiya N, Noguchi H, Nishi A, Reich MR, Ikegami N, Hashimoto H, Shibuya K, Kawachi I, Campbell JC. Population ageing and wellbeing: lessons from Japan's long-term care insurance policy. Lancet 2011 Sep 24; 378(9797): 1183-1192.

2.5　診療ガイドライン　　　　　　　　　　　　　樋之津史郎

はじめに

　悪性疾患に限らず良性疾患に対しても，近年多くの「診療ガイドライン」が公開されている。古代ギリシャのヒポクラテスの時代から無数の「診療の手引き」がつくられてきた。しかしながら，それらはエキスパートが個人レベルで作成したものであった。1990 年以後，急速に進歩した IT とデータベースの技術を医療情報の分野に取り入れ，これまで手作業で行っていた文献検索をコンピュータで処理できるようになった。キーボードからコマンドを入力することによって複雑な検索式を短時間で実行し，論文のリストとして出力するようになった。

　その技術を利用し Evidence-based Medicine（EBM）の手法を用いて作成された「診療ガイドライン」は，診療という "ヘルスサービス" が，有効で安全に一定の水準以上で実施されるための指南書であり，サービスの質の向

上のためのリサーチである“ヘルスサービスリサーチ”においても重要な位置づけになる。ガイドラインは書籍として販売されるとともに，膀胱癌などの診療ガイドラインのようにサマリーのみ英文にして学会の機関誌に掲載[1]されることもある。またホームページ上にガイドラインの抜粋が掲載されていることも多い（各学会，癌治療学会，Minds など）。

　筆者は泌尿器科専門医，指導医であることから，泌尿器癌のガイドライン作成に複数関わってきた。これまでのガイドライン作成の経験から，どのようにこの“ヘルスサービス”の標準を決めながら，いかにして診療ガイドラインが作成されるかといった作成手順を紹介し，泌尿器癌領域のガイドラインの国際比較を行う。そしてガイドラインの位置づけと限界を考察した後に，今後のガイドラインの方向性について，ヘルスサービスリサーチとの関連を含め，私見を述べたい。

1) 診療ガイドライン作成の手順

　診療ガイドラインとは「医療者と患者が特定の臨床状況で適切な決断を下せるよう支援する目的で，体系的な方法に則って作成された文書」[2] とされている。近年日本でつくられる診療ガイドラインのほとんどは，Minds の「診療ガイドライン作成の手引き 2007」[3] を参考にして作成されている。この Minds の手引きに書かれている作成手順のフローチャートを表 2.4 に示す。

　海外のリソースを探すと，英国 NICE (National Institute for Health and Clinical Excellence) のホームページにガイドラインマニュアル[4] が掲載されている。NICE のマニュアルでは，まずガイドライン作成委員会の委員長を決め，必要なら臨床家のアドバイザーを決めるところから始まる。次にスコープを決め，それに合わせてガイドライン作成委員を決めて会議の準備をするように書かれている。これは，Minds の手引きにある「作成の目的，対象，利用者の明確化」を行って，「作成主体（団体）の決定」を行うことに対応している。

　まずは，対象を明確化することが重要である。たとえば，日本泌尿器科学会編『前立腺癌診療ガイドライン』(2006 年版) では，泌尿器科医を対象に書かれてはいるが，序に「泌尿器科以外の先生方にも活用していただける内

容であると理解しています」との記載がある.つまり排尿障害などを診療している一般臨床医も読者として想定して作成されたわけである.これに対し精巣腫瘍診療ガイドラインのように,「転移があったとしても根治の望める数少ない固形癌であるが,一部の症例は難治例となる.また,化学療法後の残存腫瘍切除には高度な技術が要求されることおよび複数領域の医師による「集学的治療」が必要となることから,経験豊富な施設で系統的な治療が行われることが望まれる」と,かなり読者を限定して作成される場合もある.

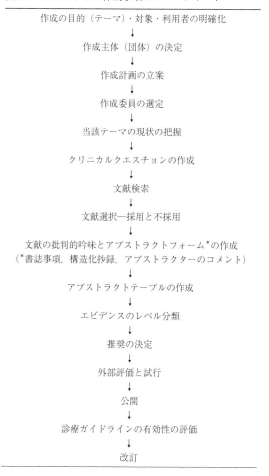

表2.4 ガイドライン作成手順のフローチャート[3]

この点が，NICE にあるスコープを決めるという作業になる。

次に重要な作業が，テーマを決め，クリニカルクエスチョンを設定してそれに対応する文献検索を行うことである。文献検索して得られたエビデンスは，「エビデンスレベル」という個々の論文を評価する指標にてらして分類していく。この評価指標には様々なものが提案されているが，2007 年版 Minds の手引きに掲載されているものをひとつの例として示す（表2.5）。いずれのエビデンスレベルも，メタアナリシスや複数のランダム化比較試験の結果を最も高く評価し，これに続いてランダム化していない比較研究を評価し，観察研究をそれよりも低く評価することが一般的である。これらエビデンスをまとめ，クリニカルクエスチョンに答える形でアンサーを短い文章で記載し，その推奨の程度を示す。Minds の推奨グレードを表2.6 に示す（ただし 2014 年版の診療ガイドラインの手引きでは，エビデンスの評価が大きく変更されているので注意が必要である）。アンサーに加えて，詳しい解説をクリニカルクエスチョンごとに記載し，引用文献を示すというのが，一般的な日本のガイドラインの書式である。たとえば疫学の領域のようにクリニカルクエスチョンを設定しにくい部分では，総論の分量を多くし，クリニカルクエスチョンは 2-4 個程度にすることも多く行われている。

表2.5　Minds の手引き（2007）に記載されているエビデンスレベル

I	システマティックレビュー /RCT のメタアナリシス
II	ひとつ以上のランダム化比較試験による
III	非ランダム化比較試験による
IV a	分析疫学的研究（コホート研究）
IV b	分析疫学的研究（症例対照研究，横断研究）
V	記述研究（症例報告やケースシリーズ）
VI	患者データに基づかない，専門委員会や専門家個人の意見

表2.6　Minds 推奨グレード

推奨グレード	内容
A	強い科学的根拠があり，行うよう強く勧められる
B	科学的根拠があり，行うように勧められる
C1	科学的根拠はないが，行うよう勧められる
C2	科学的根拠がなく，行わないよう勧められる
D	無効性あるいは害を示す科学的根拠があり，行わないよう勧められる

このようにして本文が作成され，全体の整合性やクリニカルクエスチョン間の重複，総論との記載割合のバランスなどを委員からの意見をもとに調整する。最後に診断から治療のフローチャートを付けてドラフトが完成し，外部評価を受ける。そこでの指摘をもとにガイドラインが訂正され，最終版として再度委員が確認して公開に至る。

　日本のガイドラインの場合，多くは医療者を対象に書かれているので，それをもとに患者用のガイドラインを作成することもある。一度つくったガイドラインは数年で内容が古くなるので，2-4 年程度の周期で改訂を繰り返すことになる。

2）海外の診療ガイドライン

　泌尿器癌の領域に絞って，海外のガイドラインを紹介する。ヨーロッパでは EAU（European Association of Urology）の作成した診療ガイドラインが公開されている（http://www.uroweb.org/guidelines/）。EAU ガイドラインの書式としての特徴は，標準化した教科書的な書き方で，まずテーマ（たとえば Epidemiology and Aetiology）が示され，その解説が書かれて，結論（引用した文献のエビデンスレベルも記載）と推奨（グレードの記載あり）が書かれて，それに引用文献がつづくという形式である。

　これに対し，米国 NCCN（National Comprehensive Cancer Network）の作成するガイドラインは特徴的な書式である。前半はフローチャート形式で診断後（一部診断プロセス）のアルゴリズムが書かれ，枝分かれしたところで，次のステップを別のページで再びフローチャートで記載するというものである。後半は解説が書かれている。

　NCCN のガイドラインの特徴のひとつは，そのエビデンスに対する評価である。表 2.7 に EAU のエビデンスレベルと NCCN の Categories of Evidences and Consensus を示す。これを見てわかるように，EAU のエビデンスレベルは，日本のガイドライン同様にいわゆる EBM の実践の際に用いる一般的な評価であるが，NCCN の評価は，これに NCCN コンセンサスを取り入れ，特に Category 3 は高いレベルのエビデンスがあったとしてもコンセンサスが得られなければ低く評価するという点に特徴がある。逆に低

表 2.7　EAU と NCCN が用いる論文の評価

EAU のエビデンスレベル

Level	Type of evidence
1a	Evidence obtained from meta-analysis of randomized trials.
1b	Evidence obtained from at least one randomized trial.
2a	Evidence obtained from one well-designed controlled study without randomization.
2b	Evidence obtained from at least one other type of sell-designed quasi-experimental study.
3	Evidence obtained from well-designed non-experimental studies, such as comparative studies, correlation studies and case reports.
4	Evidence obtained from expert committee reports or opinions or clinical experience of respected authorities.

NCCN Categories of Evidence and Consensus

Category 1: The recommendation is based on high-level evidence (e.g. randomized controlled trials) and there is uniform NCCN consensus.

Category 2A: The recommendation is based on lower-level evidence and there is uniform NCCN consensus.

Category 2B: The recommendation is based on lower-level evidence and there is nonuniform NCCN consensus (but no major disagreement).

Category 3: The recommendation is based on any level of evidence but reflects major disagreement.

いエビデンスレベルであっても，NCCN のコンセンサスがあれば 2 番目の評価である．NCCN のガイドラインは，新薬の FDA からの承認などに合わせて，頻繁に更新され，年に 4 回更新されることもある．これは，エビデンスの評価をパネルのコンセンサスを取り入れて行っていることが影響していると考えられる．

3) 海外のガイドラインと日本のガイドラインの比較

　海外のガイドラインと日本のガイドラインを，膀胱癌診療ガイドラインを例に比較してみる．すでに，書式に関しては日本はクリニカルクエスチョンとそのアンサーの形式，EAU は教科書形式で標準化した書式，NCCN は前半フローチャート，後半解説という違いは述べた．

　ここでは，ガイドラインに引用された論文について比較してみる．表 2.8 が 2011 年末時点で最新の各ガイドラインに引用された論文数と，その中に含まれた日本からの論文数である．全体に NCCN ガイドラインの引用論文

62　　2　医療システムのマネジメント

表2.8 筋層非浸潤性膀胱癌の診療ガイドラインに用いられた引用文献数の比較

	日本泌尿器科学会編	EAU ガイドライン	NCCN ガイドライン*
全引用文献数	95	197	62
日本の論文	16	3	0
疫学	17	27	2
日本の論文	8	0	0

*筋層浸潤性膀胱癌も含む。

数は少ないが，これは「治療ガイドライン」としてつくられているので診断後の記載に多くが当てられているためである。さらに，疫学の記載は少なく，疫学の部分に限ってみると NCCN は 2 論文を引用するのみである。それに比べ EAU ガイドラインは標準的な EBM の手法を用いて網羅的に検索していることから，引用する論文数も多くなっていると考えられる。引用された197 論文の中に，日本からの論文は 3 論文が含まれている。いずれも治療に関する論文である。日本のガイドラインは，全体の引用論文数が 95 とNCCN ガイドラインよりは多くなっているが，日本の論文の引用は 16 論文と少ない。疫学に限ると 17 論文中 8 論文が日本の論文で，全体の半分を疫学の部分で引用していることになる。

　疫学は自国（あるいはその地域）の事情を把握することを目的とするので，EAU や NCCN のガイドラインで日本の論文が 1 論文も引用されないのは当然ではあるが，治療の部分において海外の論文に引用される日本の論文が少ないこと，日本のガイドラインにおいても治療の部分の 78 論文のうち日本の論文が 8 論文ということになり，エビデンスレベルを考慮して論文を選択すると日本の論文が少なくなってしまうという現実が明らかになる。それでも筋層非浸潤性膀胱癌の領域は 1980 年代から全国規模での内視鏡手術後の膀胱内注入療法に関するランダム化比較試験が複数行われており，エビデンスレベルの高い研究が他の泌尿器癌の領域に比べて多い方である。実際に膀胱癌に関する EAU のガイドラインには，これら日本で行われた臨床試験の論文が 2 論文引用されている。

2.5　診療ガイドライン　　63

4) ガイドラインの位置づけ

　定義の部分でも述べたが，診療ガイドラインは治療方針などを決める際の支援をする文書であり，必ずしも個々の医師が行う診療を制限するものではない。しかしながら，たとえば医療訴訟の際の参考資料として用いられることは少なからずある。このような場面に安易に使われないよう，たとえば腎癌診療ガイドライン（2011年版）のように「本ガイドラインは，あくまでもわが国における現時点での最も標準的と考えられる診療法を示したものであって，強制力を持つものではありません」と明示されることも多くなった。しかし，それでも訴訟などを考え，記載してある治療を行わなければならないと考える研修医などが少なからずいるのは事実である。

　また，先に述べたように，日本のガイドラインであっても，エビデンスレベルの高い論文が海外の論文に偏る傾向にあり，本当に日本の患者を診療する際に当てはめて良いのかという疑問も生じる。診療ガイドラインを利用する際には，様々な情報を総合的に判断して治療方針を決定するべきであり，それが本来のEBMの実践である。

5) ガイドラインの限界と問題点

　ガイドラインの作成には，日本でのガイドライン作成手順に則ると，少なくとも1年，場合によっては2年以上時間を要することがある。そうすると，ガイドラインが発行された時には，その1年以上前までのエビデンスでガイドラインが作成されたことになる。新治療や新薬が次々と開発されている領域と，そうでない領域があると思われるが，少なくともある程度のタイムラグが最新の情報とガイドラインの間に存在しているということは認識すべきである。また，ガイドラインが想定している対象に自分が該当するのかということも十分考慮しなければならない。専門外の診療を，単にガイドラインに則って診療するだけでは質の高い医療を提供できるとは限らない。たとえば専門医と専門医以外でガイドラインの遵守割合がどの程度で，その結果としての治療効果がどのくらい違っているかなどを明らかにしていくこともヘルスサービスリサーチの今後の課題ではないだろうか。

　ガイドライン作成時のエビデンスの評価において，現在広く用いられてい

るエビデンスレベルを使うことの妥当性も良く考える必要がある。エビデンスレベルは研究デザインをもとに分類されており，必ずしも研究デザインが実験的であるからといって質の高い研究であるとは限らないのである。たとえば，質の低い症例数 20 例対 20 例のランダム化比較試験もあれば，質の高い症例数 1500 例の観察研究もある。ランダム化比較試験は，介入による治療効果を評価するには適した研究デザインではあるが，治療後かなり時間経過した時期に生じる頻度の低い有害事象をみつけるのは，サンプルサイズと研究期間から，ほとんどの場合困難である。そのため，精巣腫瘍診療ガイドライン作成時には作成委員会の総意として，症例数がある程度多く長期間観察した観察研究の結果は高く評価するようにした。このことから 2014 年版の手引きではエビデンスの評価が大きく変更された。

　ガイドラインが作成された後に問題になることのひとつがガイドライン–プラクティスギャップである。ガイドラインで推奨されたとしても，実際の診療に生かされないことが少なからずある点である。たとえば，台湾で「うつ病の患者に対するベンゾジアゼピン系薬剤の単独投与は勧められない」とガイドラインが警鐘をならしても，医師の処方動向はほとんど変化しなかったというレセプトデータを用いた研究[5]もある。この研究では，精神科専門医と一般内科医でベンゾジアゼピン系薬剤の単独投与割合を比較しているが，精神科専門医はガイドラインの前後のいずれの時期も一般内科医よりも単独投与割合が低い。このことから，一般内科医にはさらにきめ細かな情報提供が必要になることがわかる。こうした研究は，ヘルスサービスリサーチの一例である。ガイドラインを作成する側は，可能な限り最新の情報を取り入れて実際の診療に役立つガイドラインを作成するべきであり，ガイドラインを使用する側は，最新のガイドラインを参照するようにし，そこに書かれている「強く勧められる」治療や「勧められない」と書かれている治療に関しては，自分の診療に十分生かすようにしなくてはならない。

6) 診療ガイドラインとヘルスサービスリサーチ

　すでに述べたように，診療ガイドラインは作成プロセスから考えて，公開された時点ですでにある程度古くなっているという点と，ガイドラインが公

表されたとしても実際の診療の場での処方行動や検査計画などと乖離が生じている可能性があるという点において問題がある。つまり，現実に行われているヘルスサービスがどの程度ガイドラインに則って行われているのか，どの分野，どの疾患領域にそのギャップが大きいのかを知ることは重要であると考える。そして，その乖離が大きい理由が何に起因しているのかを分析することによって，今後ギャップを少なくすることが可能になってくる。単純に新知識が広まるのに時間がかかっているだけなのか，ガイドラインに記載されている内容が海外のエビデンスを参考にしているために日本の現状に合わないのか，リソースの問題で行いたいのに行えないのか，様々な理由が存在すると思われる。それらを少しずつでも明らかにしていくことが重要であると考える。

　試みに，ヘルスサービスリサーチの主要雑誌である Health Services Research および BMC Health Service Research において clinical guideline をキーワードに含む論文を PubMed で検索したところ，Health Services Research では 25 件，BMC Health Service Research では 179 件あった（検索式を表 2.9 に示す）。そのうち，日本からの論文は，白内障のガイドラインとの関係を考察した Sekimoto らの質的研究[6] ひとつのみであった。海外の論文も，まだ探索的な研究の域を出ていないものが多い。一例をあげると，スペインの Kotzeva らの研究[7] は Mixed methods を用いて一般医のガイドラインに対する認知と行動について研究するデザインペーパーである。その結果は別の雑誌に報告されていた[8]。また，Chapman らの研究[9] は，静脈

表 2.9　検索式

Search	Query	Item found
#1	Search 0017-9124 [is]	3,999
#2	Search 1472-6963 [is]	5,504
#3	Search clinical guideline	70,679
#4	Search #1 AND #3	179
#5	Search #2 AND #4	25

注：0017-9124 は BMC Health Service Research の ISSN，1472-6963 は Health Services Research の ISSN。PubMed で ISSN を指定して雑誌を限定した検索をする場合は ISSN のあとに [is] をつける。

血栓塞栓症の予防についてのガイドラインが発症リスクにあわせて予防薬の投与や弾性ストッキングの使用などを推奨しているが，それらの適用実態を半構造化面接を行って調査する研究であった。少しずつ，こうした研究が緒に就いてきた感がある。今後の発展が期待される。

7）これからの日本の診療ガイドライン

最後に，今後の診療ガイドラインについて，私見を述べたい。

まず，日本で行われた研究の論文が日本のガイドラインにも，海外のガイドラインにも多く引用されていない点についてであるが，これからは，可能な領域で臨床試験（特にランダム化比較試験）を行っていく努力をしなくてはならない。基礎研究と違い，臨床研究は計画にも実施にも時間がかかり，特にランダム化比較試験であれば同意取得率が研究遂行のペースを決める重要な因子になる。広く一般の人々に医療の不確実性や，現在の医学が多くの疾病に対する最適な治療法を見出すに至っていないことを知ってもらう努力をし，臨床研究，臨床試験の必要性を理解してもらう土壌をつくっていく必要がある。

しかし，すべての領域，すべての臨床的疑問に答える方法がランダム化比較試験であるかといえば，そうではない。領域によっては，よくデザインされた観察研究を行うことによって最も質の高いデータを得る場合も少なからずある。

こういった研究を積み重ねて，質の高いガイドラインを作成しなければならず，一度作成したガイドラインは，適切なタイミングで改訂が必要である。現在の日本のガイドラインの作成過程は，手間と時間がかかり，改訂作業にも 1-2 年を要する。これは私見であるが，1 年に何回か当該領域の学術集会などの時にガイドライン作成委員が集まり，その時点でガイドラインに追記すべきポイントをエビデンスとコンセンサスを用いて記載し，マイナーな改訂を行ってはどうかと思う。その際，必ずしも冊子の改訂までは行わず，学会や Minds のホームページに掲載して手間とコストを節約する。それらが 2 年から 3 年してまとまった時期に大幅な改訂を行い，冊子も新しくして発行すれば良いのではないかと考えている。筆者は今後も泌尿器領域においては

引き続きガイドライン作成に関わっていくと思われるので，ひとつの改善点として提案していきたいと考えている。

8）まとめ

　診療ガイドラインについて，日本でのガイドライン作成過程と海外のガイドラインとの比較を行った。また，現在の診療ガイドラインの位置づけと問題点について，泌尿器癌の診療ガイドラインを例に述べた。ヘルスサービスリサーチとの接点としては，ガイドライン－プラクティスギャップの存在と，それを埋めるために必要な情報収集手段としてのヘルスサービスリサーチについて述べた。診療ガイドラインは，扱う領域や想定する読者によってそれぞれ程度は違うが，限界や問題点が存在することをガイドライン作成者は十分認識している。今後その問題点を解決すべく作成プロセスも含めて改善が進んでいくと期待している。

文献

1）Committee for Establishment of the Clinical Practice Guidelines for the Management of Bladder Cancer and the Japanese Urological Association. Evidence-based clinical practice guidelines for bladder cancer (summary. JUA 2009 Edition). Int J Urol 2010; 17(2): 102-124.

2）Field MJ, Lohr KN. Clinical Practice Guidelines: Directions for a New Program. Washington, D.C.: National Academy Press. 1990.

3）福井次矢，吉田雅博，山口直人，編．Minds 診療ガイドライン作成の手引き 2007．東京医学書院，2007.

4）Developing NICE guidlines: the manual. https://www.nice.org.uk/process/pmg20/chapter/（2017 年 11 月 6 日アクセス可能）

5）Lai IC, Wang MT, Wu BJ, et al. The use of benzodiazepine monotherapy for major depression before and after implementation of guidelines for benzodiazepine use. J Clin Pharm Ther 2011; 36(5): 577-584.

6）Sekimoto M, Imanaka Y, Kitano N, et al. Why are physicians not persuaded by scientific evidence? A grounded theory interview study. BMC Health Serv Res 2006; 6: 92.

7）Kotzeva A, Sola I, Carrasco JM, et al. Perceptions and attitudes of clinicians in Spain toward clinical practice guidelines and grading systems: a protocol for a qualitative study and a national survey. BMC Health Serv Res 2010; 10: 328.

8）Solà I, Carrasco JM, Díaz del Campo P, et al. Attitudes and perceptions about clinical guidlines: A qualitative study with Spanish physicians. PLOS ONE 2014; 9(2): e86065.

9) Chapman NH, Lazar SP, Fry M, et al. Clinicians adopting evidence based guidelines: a case study with thromboprophylaxis. BMC Health Serv Res 2011; 11: 240.

2.6 医師の偏在問題と医療政策　　　　　　　　　小林廉毅・松本正俊

はじめに

　ヘルスサービスリサーチの古くて新しいリサーチトピックとして，医療へのアクセスが挙げられる。本節であつかう医師の地理的分布はまさにこのトピックに直結するものである。

　わが国では長らく医師の地域偏在が大きな問題とされてきた。近年では，産科や小児科，救急などの特定の診療科の医師不足も問題になっている。そのため，政府や医療界は医学部定員増や地域枠，奨学金制度などにより，これらの問題に対応してきたが，大きな改善までには至っていない。実は，医師の地理的偏在はわが国固有の問題ではなく，多くの国々において観察される事象であり，国によって違いがあるようにみえるのは，国によって対応が異なりその結果をみているからにすぎない。本節では，このような偏在対策を含めて考察することにしたい。

1) 診療地域に関する医師の選択

　医師の地理的分布に関する有名な仮説は，米国の医療経済学者Newhouseらが提唱したLocation theoryである。彼らは医師の分布も市場原理で説明できるとする。すなわち，競合する診療科（内科と内科，眼科と眼科など）の医師は，患者獲得競争によって地域的に均等に分布していく。この仮説に基づけば，へき地で医師が足りないという現象は，医師の総数が少ないから起きるにすぎないということになる。Newhouseは以下のような簡単な仮想事例を使って，このことを説明している[1]。仮に3つの町があり，それぞれ人口3万，1万，5000だとする（表2.10）。医師数が1人から7人の場合は，いくら均等な分布といっても，医師が少なすぎるために人口の多い町にしか医師は開業しない。医師数が9人になって初めて，5000人に1人という均等な分布が達成される。すなわち，医師数が9人未満の状態では，みた目上，

人口規模の小さな町に医師は分布しないことになる。

　Newhouse らは米国における専門医の地理的分布を時系列で分析し，彼らの仮説の証左として報告している[2,3]。しかし，彼らの仮説はその後行われた様々な国々（米国を含む）における研究結果とは必ずしも合致するものでなかった。以下，日本の事例で医師の偏在問題をみていこう。

2）日本の医師の地理的分布

　わが国の医師の分布を分析する上でもっとも有用な資料は，厚生労働省の行う「医師・歯科医師・薬剤師調査」である[4]。これは2年ごとに実施される医師らの現状報告の集計結果であり，内容は，医師らの性別，年齢，診療従事施設市町村，診療科などである。医師法などにより報告義務があり，申告漏れはあるものの，医師については9割以上が把握できているとされる。特に非都市部で診療活動を行う医師における報告漏れはきわめて少ないと考えられるため，医師の地理的分布の分析には有用な資料である。表2.11 に1970年以降の医師数の変化を示すが，過去40年間でわが国の医師数は人口比で2倍以上に増加した。

　しかし，医師の地理的分布は改善していない。Kobayashi らはギニ係数を使って，1980年と1990年の医師分布を比較し，わが国全体の医師の地理的分布が改善していないと報告した。また，市町村別の詳細な分析を行って，

表 2.10　医師の地理的分布に関する Newhouse の仮説[1]

医師数	人口3万	人口1万	人口5000	医師分布
1	1	0	0	不均等
3	3	0	0	不均等
5	4	1	0	不均等
7	6	1	0	不均等
9	6	2	1	均等

表 2.11　わが国の医師数の変化（厚生労働省「医師・歯科医師・薬剤師調査」）

	1970 年	1980 年	1990 年	2000 年	2010 年
医師総数	11万3214	14万8815	20万3797	25万5792	29万5049
人口10万対医師数	109	127	165	202	230

人口3万以上の自治体では相対的に多くの医師が増える一方，人口1万以下の自治体ではほとんど増えていないことを明らかにした[5]。表2.12は，さらに2000年までの状況も含めた市町村の規模別の人口対医師数の変化である。人口規模の小さな自治体では，医師があまり増えていないことがわかる。

Toyabeは1996年と2006年の医師分布を比較し，その後も医師の地理的偏在が続いていること，とりわけ病院に勤務する医師の偏在はむしろ進行していることを明らかにした[6]。そして，病院医師の偏在の一因として，2004年に導入された新医師臨床研修制度の影響を指摘している。すなわち，新しい制度の下で，都市部の有名病院で臨床研修を行う医師が増加したことに加え，大学医局の入局者減少による医師派遣能力の低下を新たな偏在の要因として挙げている。

3）医師の地域偏在の要因

それでは，なぜ医師は非都市部に行かないのであろうか。様々な要因が想定されるが，主要なものを表2.13に示す。まず，医師は専門職であり，また近年の専門医志向の高まりから，都市部で多くの同業者（ほかの診療科の医師も含めて）と診療活動を行うことが一般的であり，またその傾向が強い。逆に，へき地で一人で診療を行うということは，広範囲な疾患の患者を診療しなければならない一方，身近に相談する同僚もなく，最新の医療技術に触れる機会や研修の機会が減ることを意味する。

専門分化と医師の偏在に関して，興味深い報告がある。医師と歯科医師の

表2.12　市町村の人口規模ごとにみた人口10万対医師数（中央値）の変化（「国勢調査」および「医師・歯科医師・薬剤師調査」に基づき著者らが作成）

人口規模（人）	1980年	1990年	2000年
30万<	138.5	163.7	196.5
<30万	108.9	142.9	173.9
<10万	90.2	120.4	144.8
<5万	84.8	114.2	144.7
<3万	60.6	76.5	92.4
<1万	49.9	55.6	66.7
<5,000	48.3	53.0	62.3

表 2.13　医師の都市部偏在の要因

医学的・技術的要因	専門職としての低流動性 専門医志向 Professional isolation を避ける傾向
経済的要因	医師需要の所得弾力性 出来高払い制の影響 医師誘発需要の可能性
社会的・文化的要因	家族の生活・教育などに関わる利便性 医師自身の文化的背景（都市部出身など）

地理的分布を時系列で比較した研究である[7]。この研究によれば，医師に比べて専門分化の傾向の少ない歯科医師では，人数の増加に伴って地理的偏在が緩和されている。したがって，患者や疾患を広く診る医師，いわゆるプライマリケア医あるいは総合診療医が増えてくれば，医師の偏在も緩和する可能性がある。他方，専門医が交通の便のよい都市部に集中することは，ある意味で効率的だとも考えられる。要はプライマリケア医と専門医の適正なバランスということになるが，これを一意に決めることは難しい。

　また，経済的な要因も関係しうる。医療サービスは決して安価ではないから，住民にある程度の経済力がないと，その地域に医師や医療機関を集めることはできない。もちろん，公立の医療機関を設置すればよいが，すべての国・地域でそのようなことが可能な訳ではない。このような医師需要の所得弾力性の問題については，公的医療保険の充実がひとつの解決策になる可能性がある。わが国は 1961 年に皆保険（国民全員が医療保険や医療保障制度でカバーされること）を実現したが，筆者らの分析によれば（図 2.7），皆保険前（1955 年）には強い相関のあった都道府県民一人当たり所得と人口対医師数が，皆保険後（1965 年）には関連が弱くなり，さらに 1975 年には両者の関連はまったく見られなくなった。このような現象は 1995 年に皆保険を実現した台湾でも観察されている[8]。皆保険によって，医療サービスに関わる地域住民の購買力が大幅に増加した結果と考えられる。

　そのほかの要因としては，生活の利便性や教育の機会の観点から，家族が非都市部での生活を望まないということが挙げられる。また，医師本人が都市部を好むということもあるかもしれない。医師はもともと高学歴集団であ

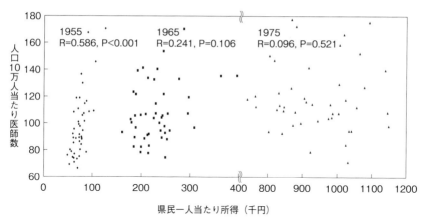

図2.7 皆保険の前後でみた都道府県民一人当たり所得と人口対医師数の関連（「国勢調査」「県民経済計算」および「医師・歯科医師・薬剤師調査」に基づき著者らが作成）

り，医学部に入るためには，子どものころから都市部に住んでいることが教育上有利であり，文化的背景から医師はもともと都市部に親和性の高い可能性がある。このことは，Matsumotoらの研究からも示唆されている[9]。

4) 医師の地理的偏在の改善に向けた対策

冒頭でも述べたように，医師の偏在を改善するためには，へき地で勤務する医師の支援はもとより，医学部定員増や地域枠，奨学金などの国家的取り組みが必要である。諸外国の医師数を見ると，ヨーロッパの国々は基本的に医師数が多く，フランス，ドイツは人口10万対で300人を超えている。歯科医師の事例で見たように，医師数，とりわけプライマリケア医あるいは総合診療医が増えれば，医師の地理的偏在が改善する可能性は十分あるが，時間と費用のかかることが難点である。

次に地域枠であるが，海外ではこの有効性を示す報告[10]もあるが，わが国では地域枠が採用された時期が新しいこともあって，エビデンスはまだない。今後の研究の発展が待たれるところである。

医学生への奨学金に関わるわが国の代表的なしくみは，1972年に設立された自治医科大学である。同大学の医学生は全国の都道府県から毎年約2名ずつ選抜され，卒業後は出身都道府県に戻り，地域医療に従事する（この文

脈では地域枠に通じるところもある）。在学中は，修学に要する経費が貸与され，卒業後，所定の期間，へき地を含む地域医療に従事した場合は，経費の返還が免除される。自治医科大学の卒業生を対象にした調査はたびたび実施され，このしくみの有効性が報告されている[11,12]。しかし，全国に80ある医科大学・大学医学部のひとつという点で，全体に及ぼす影響は限定的とならざるを得ない。

　上記以外の対策としては，英国やドイツなどで採用されている医師（とりわけプライマリケア医）の勤務地の指定，あるいは人口対医師数に基づく割当制が挙げられる。すなわち，一定の地域（人口規模）については，一定数の医師しか診療活動（開業）を認めない制度である。いわば強制的な方策であるが，それ故実現すれば偏在改善の効果は確実である[13]。問題は実現に至る政治的障壁の高さと，医師の意欲や資質に対する長期的影響であろう。

　ほかの医療政策と同じく，医師の偏在問題に関しても，特効薬（magic bullet）はおそらく存在しない。適切と考えられる政策の組み合わせとその効果を測るヘルスサービスリサーチに基づいて，地道に改善を重ねていく必要があると考えられる。

文献

1) Newhouse JP. Geographic access to physician services. Annual Review of Public Health 1990; 11: 207-230.
2) Newhouse JP, Williams AP, Bennett BW, et al. Where have all the doctors gone? JAMA 1982; 247: 2392-2396.
3) Rosenthal MB, Zaslavsky A, Newhouse JP. The geographic distribution of physicians revisited. Health Serv Res 2005; 40: 1931-1952.
4) 厚生労働省. 医師・歯科医師・薬剤師調査.（1948年より毎年実施，1982年より2年ごとに実施されている）
5) Kobayashi Y, Takaki H. Geographic distribution of physicians in Japan. Lancet 1992; 340: 1391-1393.
6) Toyabe S. Trend in geographic distribution of physicians in Japan. Int J Equity Health 2009; 8: 5 doi: 10.1186/1475-9276-8-5.
7) Toyokawa S, Kobayashi Y. Increasing supply of dentists induces their geographic diffusion in contrast with physicians in Japan. Soc Sci Med 2010; 71: 2014-2019.
8) Yang CH, Huang YTA, Hsueh YSA. Redistributive effects of the National Health Insurance on physicians in Taiwan: a natural experiment time series study. Int J

Equity Health 2013; 12: 13 doi: 10.1186/1475-9276-12-13.

9) Matsumoto M, Inoue K, Kajii E. Characteristics of medical students with rural origin: implications for selective admission policies. Health Policy 2008; 87: 194-202.

10) Rabinowitz H, Diamond JJ, Markham FW, et al. Increasing the supply of rural family physicians: recent outcomes from Jefferson Medical College's Physician Shortage Area Program (PSAP). Acad Med 2011; 86: 264-269.

11) Inoue K, Matsumoto M, Sawada T. Evaluation of a medical school for rural doctors. J Rural Health 2007; 23: 183-187.

12) Matsumoto M, Inoue K, Kajii E. A contract-based training system for rural physicians: follow-up of Jichi Medical University graduates (1978-2006). J Rural Health 2008; 24: 360-368.

13) Matsumoto M, Inoue K, Farmer J, et al. Geographic distribution of primary care physicians in Japan and Britain. Health Place 2010; 16: 164-166.

3 医療システムのモデル評価

3.1 計量経済学的手法の応用—観察（非実験）データの可能性を探る

野口晴子

1）はじめに—観察（非実験）データに基づく因果推論

計量経済学（Econometrics）とは，経済社会システムや市場，また，その中における人々の意思決定（行動）などを観察の対象として，経済学がアダム・スミス以来約300年間にわたって構築してきた経済理論に，「実証的な内容をもたせ，それらを立証したり，反証したりするために，経済データの分析に統計的・数学的方法を応用する」学問である[1]。そうした意味で，分析対象は異なるものの，計量経済学は，生物統計学，計量社会学，生体測定学，計量心理学などと目的を同じくする学問分野であるといえる。20世紀における計量経済学の発展は，1930年における国際計量経済学会（Econometric Society）の創設と，当学会によって1933年に創刊された"エコノメトリカ（Econometrica）"誌によるところが大きい[1]。同誌では，創刊号以来，計量経済学の目的と研究対象が，次のように記されている。「経済的な諸問題を解決するために，経済理論—質的，および，実証的—数量的なアプローチを統合し，構造的かつ厳密な思考に基づいて研究を進めることが計量経済学の主な目的である。そして，このような方法は自然科学で支配的な方法でもある」[1,2]。

本節の目的に照らして，ここで着目すべきは，計量経済学が，単なる「測定」を超えて，「構造的」思考に基づいて研究を進めることを目的としている，という点である。「構造的」思考とは，とりもなおさず，因果推論（Causal inference）の手法を経済社会における諸現象に応用するということを意味しており，因果推論の手法とは因果的順序のロジックを伴う統計的推論にほかならない[3]。さらに，もうひとつの重要な点は，計量経済学が，自

然科学とは異なり，ランダム化比較試験（Randomized Control Trial: RCT）などの実験的手法を用いることがきわめて困難な「経済」や「社会」を分析の対象としているということである。近年，特に米国の研究者を中心とした実験系・行動系の開発経済学ではアフリカなどの発展途上地域におけるフィールド実験が頻繁に実施されているが，人道的見地に照らして，その妥当性が問われることも多い[4]。医療経済学の分野では，アメリカにおいて，医療サービスに対する患者の自己負担率を無作為に割り当てるという大規模な社会的実験が，1974年から1982年にかけて，RAND研究所によって行われ（Health Insurance Experiment），本研究は，現在に至るまで医療需要分析における試金石となっている[5,6]。しかし，こうした経済社会全般を対象とした実験は，倫理面はもとより，費用がかかりすぎるため，とりわけ先進地域での実施が難しい。こうした背景から，計量経済学では，非実験による観察データに基づく因果推論の手法が数多く開発されてきた。

　本節の構成は以下のとおりである。次項では，RCTと観察に基づくデータを比較することによって，観察データに特有のセレクションバイアスと内生性の問題について概観する。その調整方法の一例として，第3項では操作変数法を，第4項では自然実験の活用について，紹介する。最終項では，日本における医療情報のさらなる整備へ向けて若干の提言を行う。

2）「RCT」対「非実験による観察データ」—セレクションバイアスと内生性

　近年，日本においても，研究者によるデータ収集に対する不断の努力もあって，レセプトや診断群分類（Diagnosis Procedure Combination: DPC）データ，研究者独自の調査など，非実験的手法（記録）による観察データの個票を利用した実証研究については枚挙にいとまがない。2009年における統計法改正は，こうした流れを後押しするものであり，官庁統計に対する利便性が向上することで今後さらなる実証研究の蓄積が期待される。しかし，情報が「実験」によらず「観察」データである以上，たとえば，年齢，性別，人種，家族構成，地理的環境，重症度，副疾患の有無，経済状況，保険種別など個々の患者属性に結果が大きく依存するため，治療や政策の影響を正確に推定することは，統計上困難を極める。さらに，医療情報の場合は，カル

テなどからの情報収集の際，頻繁に起こりうる欠損値の問題も深刻である[7]。したがって，様々な属性が，観察可能，あるいは，欠損値または脱落変数や予測不可能な諸要因による影響がある場合には観察不可能な形で影響し，分析結果を偏らせるという問題が，いわゆるセレクションバイアスである。

本項では，（旧）米国保険財務庁（現 Center for Medicare and Medicaid Services: CMS）と米国医学会の呼びかけにより，Collaborative Cardio-vascular Project（CCP）によって収集された観察データを RCT と比較することで，セレクションバイアスとそれに起因する内生性の実態について概観する。

1998 年の New England Journal of Medicine 誌に，VANQWISH（Veterans Affairs Non-Q-Wave Infarction Strategies in Hospital）チームによる研究が発表された。この研究では，"stable patients with a non-Q-wave myocardial infarction" を対象とした RCT が実施され，入院後 7 日以内における心臓カテーテル検査（Catheterization: CATH）を起点とする「積極的治療」の入院後 30 日および 1 年以内死亡に与える効果が推定されている[8]。本研究は，治療リスクの高い積極的治療について RCT を実施したという点で，当時，非常に貴重な研究であった。

これに対して，Geppert らでは，CCP の観察データを用いて，方法論の面から，VANQWISH 研究との比較検証を目的とした研究を行った[9]。CCP では，1994–1995 年に急性心筋梗塞（Acute Myocardial Infarction, AMI）で入院した約 20 万人のメディケア受益者（したがって，65 歳以上）全数について，専門家のコンセンサスに基づき標準化された 100 指標以上の詳細な医療情報が，各医療施設のカルテから 1 人当たり 100 ドルという高額な予算をかけて収集された[10]。本研究では，まず，CCP サンプルから VANQWISH と同じ臨床情報により分析対象となる患者を特定し，入院後 7 日以内の CATH の実施状況ごとにサンプルを 2 群に分け，患者属性と治療属性に関する基本統計量を検討している。表 3.1 はその結果を示している。

表 3.1 によると，VANQWISH 研究では，RCT という性格上当然ではあるが，入院後 7 日以内の CATH の実施・非実施割合はそれぞれ 462 人と 458 人とほぼ同じである。他方，観察データである CCP では，全調査対象

表 3.1 「RCT」(VANQWISH) 対「非実験による観察データ」(CCP):入院後 7 日以内の心臓カテーテル検査実施の有無、および CATH 病院への相対的距離別、急性心筋梗塞疾患患者の患者属性と治療属性に関する基本統計量

変数の定義	「RCT」(VANQWISH)		「非実験による観察データ」(CCP)			
			セレクションバイアスの調整前		セレクションバイアスの調整後 (VAQWISH-Type CCP Patients)	
	7 日以内の CATH 実施有	7 日以内の CATH 実施無	7 日以内の CATH 実施有	7 日以内の CATH 実施無	CATH 病院への相対的距離 ≦中央値	CATH 病院への相対的距離[注] >中央値
	(N=462)	(N=458)	(N=5,866)	(N=11,607)	(N=8,703)	(N=8,770)
A. メディケア診療報酬データで観察可能 (コスト安)						
年齢 (標準偏差)	62.0 (10.0)	61.0 (10.0)	71.4 (7.5)	77.4 (9.1)	75.2 (9.0)	75.5 (9.1)
女性 (%)	3.0	2.2	38.2	51.3	47.4	46.4
B. メディケア診療報酬データでは観察不可能、CCP データでのみ観察可能 (コスト高)						
リスク要因 (%)						
現在、喫煙者	40.9	45.9	19.5	13.7	16.1	15.1
高血圧	56.7	51.5	64.3	66.9	67.0	65.1
インスリン糖尿病	24.9	27.3	28.3	34.5	32.0	32.8
心筋梗塞の既往	43.1	43.0	5.1	7.3	6.1	7.0
副疾患 (%)						
心臓病 (non-CAD 群)	11.7	9.6	11.0	29.7	23.3	23.6
神経障害	11.5	11.8	1.1	7.1	5.5	4.7
心筋梗塞以前の狭心症	42.2	46.7	55.3	49.7	53.1	50.1
ベースライン駆出率 (EF) (標準偏差)	53.0 (15.0)	50.0 (14.0)	48.3 (12.8)	44.2 (13.3)	46.2 (13.2)	45.8 (13.2)
CATH 前の薬物投与 (%)						
ベータ遮断薬	21.6	22.5	23.0	19.9	21.8	20.0
カルシウム拮抗薬	36.1	35.6	43.6	43.2	43.9	42.8
ACE 阻害薬	21.0	22.1	27.6	20.5	26.2	24.3

出所:VANQWISH については、文献 8) より。VAQWISH-Type CCP Patients については、文献 9) より。

注)まず、検査数の多かった医療施設を CATH 病院、それ以外を Non-CATH 病院と定義した。第 2 に、患者と医療施設双方の郵便番号から各患者との距離について最も近い距離にある CATH 病院との距離を計算し、その距離を計算した。患者と最も近接する CATH 病院との距離、近接する Non-CATH 病院との距離を計算し、第 3 に、CATH 病院からの相対的距離(近接する CATH 病院との距離 - 近接する Non-CATH 病院との距離)を CATH 病院からの相対的距離とした。第 3 に、CATH 病院からの相対的距離の中央値を計算し(-0.7 マイル)、相対的距離が -0.7 マイル以下の患者グループと -0.7 マイルよりも遠い患者グループとに分けた。

者18万178人のうち1万7,473人（10%）がVANQWISH研究と同じ臨床的特性をもつ患者であり，うち，5,866人（34%）のみが当該期間内にCATHを受けている。

　次に，患者属性と治療属性について，実施群と非実施群との違いをみることにする。患者属性について，変数群A（年齢と性別）は，観察データでも比較的収集コストが安価な情報である。なぜならば，メディケアの診療報酬データは，1984年以来，医療政策のための行政資料として電子化されており，ルーティンワークが確立されているからである。しかし，変数群B（リスク要因，副疾患，駆出率（EF），CATH前の薬物投与）については，CCPが独自に収集した情報であり，通常の診療報酬データでは観察不可能な脱落変数となっている。

　まず，年齢と性別についてみると，VANQWISH研究では，年齢と性別ともに実施・非実施群の間で統計的に有意な差はなく，均衡している。しかし，CCPでは，年齢が若く，男性の方が積極的治療を受ける確率の高い傾向にあることがわかる。

　次に，CCPのみで観察可能な入手コストの高い変数群Bをみてみると，年齢と性別同様，VANQWISHでは，実施群と非実施群との間に統計的な有意差はほとんど認められないのに対して，CCPでは，一部を除き，リスク要因，副疾患の有無，EFにおいて，状態の良い患者の方が積極的治療を受ける比率が高いことを示している。最後に薬物投与をみると，VANQWISH研究では同じく均衡しているのに対して，CCPでは，カルシウム拮抗薬を除き，積極的に薬物投与をされている患者の方が7日以内にCATHを受ける確率が高い傾向にある。以上の結果は，観察データでは，積極的治療の実施に，明らかに偏り（セレクションバイアス）があることを示している。

　今ここで，入院後30日および1年以内死亡を治療のアウトカムと考え，これらを被説明変数とした下記のような単純回帰の推定式を想定する。

$$q_i = \hat{\alpha}_0 + \hat{\alpha}_1 d_i + \hat{\alpha}_2 x_i + u_i$$

3.1　計量経済学的手法の応用—観察（非実験）データの可能性を探る　　81

この推定式で，q_i は i 番目の患者のアウトカムを，d_i は CATH の実施状況（実施は 1，それ以外は 0），x_i は患者属性，$\hat{a}_0$（定数項），$\hat{a}_1, \hat{a}_2$ は推定パラメータ，u_i は誤差項を示している。ここで最も注目すべきは，入院後 7 日以内の CATH の実施効果を示すパラメータ $\hat{a}_1$ である。CCP で収集された詳細な医療情報（変数群 B）は，通常のメディケア診療報酬データには存在せず，観察不可能な脱落変数であり，調整することができない。したがって，診療報酬データを利用した場合は，CATH の実施率に影響する，リスク要因，副疾患の有無や重症度などの諸属性は，x_i では調整することができず，u_i として吸収されてしまう。仮に，診療報酬データを使った単純回帰において，CATH 実施群の方が非実施群に比べ，有意に良好なアウトカムが得られたとしよう。しかし，基本統計量でみる限り，CATH の非実施群にリスクの高い患者が多い傾向にあることから，実施群と非実施群とのアウトカムの有意差が，純粋に積極的治療の効果なのか，それとも，CATH 実施群の患者属性の健康状態が影響しているのかを厳密に識別する必要がある。つまり，もともとの状態が悪く死亡確率が高い患者に対しては，積極的治療を行わない確率が高いならば，潜在的なアウトカムと積極的治療の確率との間に逆の相関が存在することになる。この場合，最小二乗法で単純回帰すると，d_i と u_i が正の相関をもつことから，d_i の推定パラメータ $\hat{a}_1$ に正のバイアスがかかる。これが，いわゆる内生性と呼ばれる問題であり，入院後 7 日以内の CATH の実施は内生変数となる。

この事例からもわかるように，内生性とは，ヒトや社会（地域）が，ある特定の治療や医療保健政策など，何らかの「介入」の対象となる場合，その「純粋」な効果を見極める際に重要な問題となる。VANQWISH に代表されるように，医学領域では，特定の治療効果をみるために，治療を受ける患者と受けない患者を無作為に振り分ける RCT がゴールドスタンダードである。しかし，もし，患者が無作為に振り分けられていないとすると，その治療を受けた方が受けなかった方よりも，比較的若く体力があり，軽症である患者が多かった場合，たとえ，その治療に効果があると推定されたとしても，それは，患者の特性による影響なのか，それとも，「純粋」な治療効果なのかを識別することができない。他方，倫理面やコスト面で，こうした実験的手

法を用いることが困難な経済社会を研究対象とする計量経済学では，こうした実験によらない因果推論の手法が数多く開発されてきた。次項で紹介する操作変数法とは，そうした統計手法のひとつである。

3）操作変数法

本項では，こうした内生性の問題を有する「観察」データから実験的な変動を抽出し，サンプルを疑似的にランダマイズする計量経済学の手法として，操作変数（Instrumental Variable: IV）法を紹介する[11, 12]。IV（z_i）の選定に当たっては，次の2つの仮定が鍵となる。

ひとつは，$E(u_i|z_i) = 0$である。これは，IV（z_i）は外生変数であり，最終的な患者のアウトカム（本稿では，入院後30日および1年以内死亡）とは直接的な相関がないということを意味している。外生変数とは，被説明変数である患者のアウトカム（q_i）や，内生変数である入院後7日以内のCATHの実施などのように，推定式の体系の中で，その構造に依存して決まるのではなく，外部から一種の「ショック」のような形で与えられる変数のことである。

2つめの仮定は，$E(d_i|z_i) \neq E(d_i)$である。これは，z_iがq_iとは無相関であるが，入院後7日以内のCATHの実施とは相関があり，z_iによってサンプルは「疑似的」に，積極的治療の実施と非実施へ無作為に振り分けられるということである。この仮定は，$E(x_i|z_i=1) = E(x_i|z_i=0)$と，セレクションバイアスを疑似的に調整する条件として書きかえることもできる。

Geppertらによって採用されたIVの概念を示しているのが，図3.1である。この研究では，患者と最短距離にあるCATH病院とnon-CATH病院との相対的距離を用いている[13]。CATH病院とは，年間の実施率が中央値を超えている医療施設のことであり，non-CATH病院とは実施率が中央値以下の病院をさす。実際に患者が入院した医療施設ではなく，患者から最短距離にあるCATH病院とNon-CATH病院との距離（aとb）をそれぞれ計算し，その距離の差（$a-b$）をCATH病院からの相対的距離として定義し，IVとした。前段で述べたIVの2つの仮定が満たされているか検証するため，相対的距離の中央値（−0.7マイル）を計測し，中央値以下の群と中央値より

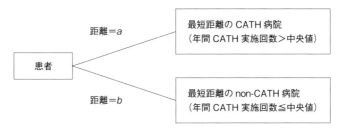

図 3.1 相対的距離の計測法
相対的距離 (IV) = $a - b$. 相対的距離が中央値（-0.7 マイル）以下の場合：比較的 CATH 病院に近い，相対的距離が中央値より遠い場合：比較的 CATH 病院から遠い．

も遠い群とに分け，患者属性と治療属性をみたのが，表 3.1 の右から 2 列までのデータである。セレクションバイアスの調整前と比較すると，患者属性と治療属性について，これら 2 群でその平均値に有意差がなく，サンプルが IV によって疑似的にランダマイズされていることが確認できる。

推定式を最小二乗法による単純回帰と IV による 2 段階推定法で推定した結果については表 3.2 に示すとおりである。ここでは，脱落変数の影響の大きさをみるために，通常の診療報酬データで入手可能な変数群 A（年齢，性別，患者の居住地域ダミー）のみによって調整した結果と，それらの変数に加えて，CCP が独自に収集した変数群 B による調整を行った回帰分析の結果を併記する。まず，単純回帰の結果（1A と 1B）をみると，1A では，入院後 7 日以内の CATH の実施が 30 日以内・1 年以内の死亡率をそれぞれ -5.7% と -14.9% と大きく引き下げている。しかし，収集コストの高い CCP 独自の情報を投入すると，いずれも効果の大きさが大幅に縮小する（-4.2% と -8.1%）ことから，単純回帰が，観測不能な脱落変数から影響を受けやすいモデルであることがわかる。

次に，IV による調整を行った 2 段階推定法の結果をみると，2A と 2B いずれも，短期間での死亡については CATH の実施が死亡率を引き下げているという結果であったが，いずれも統計的には有意でない。さらに，1 年以内の死亡については，同じく有意性はないものの，積極的治療の効果が死亡率を引き上げている。これは，単純回帰では調整できなかった積極的治療実

表 3.2　入院後 7 日以内の心臓カテーテルの 30 日・1 年以内の死亡率に与える効果

リスク調整後の入院後 7 日以内の CATH の効果 （標準誤差）	入院後 30 日以内の 死亡率	入院後 1 年以内の 死亡率
観察データ（VAQWISH-Type CCP Patients）による推定		（%）
(1)単純回帰（最小二乗法）		
(1A)変数群 A のみによる調整[注1]	−5.7	−14.9
	(1.0)	(1.4)
(1B)変数群 A＋B による調整	−4.2	−8.1
	(1.0)	(1.5)
(2)IV 法（2 段階推定法）[注2]		
(2A)変数群 A のみによる調整[注1]	−1.5	4.8
	(4.9)	(7.4)
(2B)変数群 A＋B による調整	−3.2	4.7
	(4.9)	(6.9)
RCT による推定事例		
VANQWISH（N＝920）	3.0	4.7
	(1.2)	(2.0)
TIMI IIIB（N＝1,473）	0.0	—
	(0.8)	（—）
DANAMI（N＝1,008）	—	−0.8
	（—）	(1.2)

出所：VAQWISH-Type CCP Patients については，文献 9）より．VANQWISH については，文献 8）より．
TIMI IIIB については，文献 14）より．DANAMI については，文献 15）より．
注 1）表 3.1 の基本統計量には示さなかったが，通常の診療報酬データでは，患者の住居地域も特定すること
ができる．したがって，推定式には，年齢と性別に加えて，地域ダミー変数も説明変数として投入した．
注 2）2 段階推定法では，まず第 1 段階で，入院後 7 日以内の CATH（積極的治療）の実施確率を被説明変数，
(2A) では変数群 A と IV（CATH 病院への相対的距離），またそれに加えて (2B) では変数群 B を説明変数
として，積極的治療の実施確率を推定する．第 2 段階では，患者のアウトカム（30 日および 1 年以内の死亡）
を被説明変数，第 1 段階から得られたリスク調整後の積極的治療の実施確率，加えて (2A) では変数群 A，
加えて (2B) では変数群 B を説明変数として投入する．

施の有無に対する「観察」データ特有のセレクションバイアス，そして，そ
れに起因するモデル内での内生性が，一定程度解消された結果とみるべきで
あろう．

　さらに，IV 法による推定結果で着目すべきもうひとつの点は，とりわけ
1 年以内の死亡という比較的長期のアウトカムに対して，変数群 A のみで
4.8％，変数群 A＋B で 4.7％と，観測不能な脱落変数の影響を推定がほとん
ど受けないという点である．この結果は，とりもなおさず，推定方法を工夫
することには，行政コストのかかる高価な医療情報の収集を回避することが

3.1　計量経済学的手法の応用—観察（非実験）データの可能性を探る　　85

できるという利点のあることを示唆している。

　最後に，観察データから得られた結果を，VANQWISH を含めたいくつかの代表的な RCT の結果と比較してみる。まず，VANQWISH では，30 日および 1 年以内死亡ともに積極的治療が正の効果を示している。1 年以内の死亡について，VANQWISH より標準誤差がかなり大きく推定されているものの，CCP データへの IV 法の応用はほぼ同程度の効果を示しており，観察データであっても，推定方法を工夫することによって，RCT ときわめて類似した結果を導き出す可能性があることが確認できた。VANQWISH 以外の RCT の結果をみても，おおむね non-Q-wave の患者に対して積極的治療が有効ではない，あるいは，かえってマイナスであるという結果については共通していることから[14, 15]，観察データに単純回帰モデルを応用することの危険性が明確にみてとれる。

　しかしながら，IV 推定法は，決して万能薬ではなく，ダートマス大学経済学部の Douglas Staiger 氏がその講義の中で "balance on the head of a pin!" と評したように，トリートメント（この事例では入院後 7 日以内の CATH の実施）による差異が小さい場合，しばしば頑健性に問題が生ずること，$E(u_i|z_i)=0$，$E(d_i|z_i) \neq E(d_i)$ という 2 つの仮定を完全に満たすような適切な IV をみつけることが非常に難しいこと，有限サンプルにおけるバイアスが存在することなどの限界があることに留意されたい。

4）自然実験（Natural experiment）の活用

　前項で紹介した IV 法のほかにも，計量経済学では，差の差（Differences-in-Differences: DD）の推定法に代表されるように，個人を複数時点で追跡するパネルデータを利用して，たとえば，介護保険法の導入や診療報酬の改定など大規模な制度変更があった場合，それを「自然実験」としてとらえ，その前後で人々の行動がどのように変容するかを観察するという手段がとられることがある[11, 16]。

　今，何らかの制度変更なり新たな政策なりがとられて，そうした変更に影響を受ける対象群 A と影響を受けない非対象群 B が存在するとする。単純に，変更後における対象群と非対象群との違いを比較したとしても，それが

86　　3　医療システムのモデル評価

制度変更によるインパクトなのか，両方のグループ間にあるもともとの違いなのかという内生性の問題が生じ，それらを識別することができない。さらには，対象群のみを対象として，変更前後の違いを時系列的に観察したとしても，今度はその違いが外生的ショックによる効果なのか，それとも単に時間的経過によって自然に生じた違いなのかを判別できない。DD 推定法とは，変更前後で対象群が受けた平均的な影響（$\bar{q}_{A,2} - \bar{q}_{A,1}$）から非対象群に起こった平均的な変化（$\bar{q}_{B,2} - \bar{q}_{B,1}$）を差し引くことで，対象群と非対象群の間にもともとある固有の違いと時間経過による経年的変化からくる推定のバイアスを取り除くという方法である。したがって，推計量（$\hat{a}_1$）は最も単純に，$\hat{a}_1 = (\bar{q}_{A,2} - \bar{q}_{A,1}) - (\bar{q}_{B,2} - \bar{q}_{B,1})$ のように表現することができる[11]。

　自然実験では，メキシコの医療制度改革に伴う Julio らによる研究[18] のように，制度改正の前後で周到な準備の下に，できれば計量経済学の知識を有する専門家によって調査が設計・実施されることが望ましい。同一の個人の行動変容を追跡してパネル化することが可能であればさらに理想的である[17,18]。

5）結語—ヘルスサービスの評価に対する新たなる挑戦

　計量経済学が構築してきた様々な手法をヘルスサービスの効果測定へ応用するためには，患者自身も含め，医療情報に携わるすべて組織や関係者との協力体制を築きながら，医療情報の全国規模での整備とデータベースの作成に向けて，さらなる努力を重ねる必要がある[19]。

　第一に，医学研究者や臨床医，そして，統計学者など専門家による学際的な研究グループを組織し，ヘルスサービスの評価に対するコンセンサスに基づく医療情報の標準化を促すため，社会全体の理解と協力が得られるよう働きかけること，また，標準化された情報を常時見直すことのできるような物理的システムと人的協力体制をつくりあげること，そして，そうした取り組みを，国家レベルで総合的かつ持続的に行うことである。

　第二に，ある特定の医科学研究あるいは政策課題に対する問題設定を行うに当たって，ヘルスサービス評価に対するスタディデザインを企画する段階から，実際の分析結果のまとめを行う最終的な作業にいたるまですべての段階におけるクオリティーチェックと，政策の結果と政策過程自体を常時見直

す手続きを怠らないことである。とりわけ，サービス利用のランダム化は，定量的な評価を行う上で，最大の挑戦となるであろう。

　第三に，患者個人を含めデータの提供者と被提供者の双方が共通の利益に向け，長期的な信頼関係を築くことができるような環境を整備するため，情報の運用と管理システムにおける透明性のあるルールを構築し，そのための人材育成を促進することである[19]。

文献

1）和合肇．計量経済学．経済科学 2002; 49 別冊 : 77-85.
2）The Econometric Society: An International Society for the Advancement of Economic Theory in its Relation to Statistics and Mathematics, Aims and Scope. http://www.econometricsociety.org/aims.asp（2017 年 8 月 28 日アクセス可能）
3）Coleman RD. What is Econometrics?. ハーバード大学経営大学院「econometrics」シラバス．2006.
4）Duflo E, Glennerster R, Kremer M. Using Randomization in Development Economics Research: A Toolkit. BREAD Working Paper No. 136. 2006.
5）Newhouse JP. Free for all? Lessons from the RAND Health Insurance Experiment. Cambridge, MA: Harvard University Press. 1993.
6）井伊雅子，大日康史．医療サービス需要の経済分析．東京：日本経済新聞社．2001.
7）Meng XL. The EM algorithm and medical studies: a historical link. Stat Methods Med Res 1997; 6(1): 3-23.
8）Boden WE, O'Rourke RA, Crawford MH, et al. Outcomes in Patients with Acute Non-Q-Wave Myocardial Infarction Randomly Assigned to an Invasive as Compared with a Conservative Management Strategy. New England Journal of Medicine 1998; 338(25): 1785-1792.
9）Geppert J, McClellan M, Noguchi H. Integrating Randomized and Observational Evidence on Medical Treatment Effects. Stanford mimeo. 第 58 回日本公衆衛生学会総会（大分県別府市）. 1999.
10）Ellerbeck EF, Jencks SF, Radford MJ, et al. Quality of care for Medicare patients with acute myocardial infarction. Journal of American Medical Association 1995; 273: 1509-1514.
11）Wooldlidge JM. Econometric Analysis of Cross Section and Panel Data. Cambridge, Mass: The MIT Press, 2001.
12）Angrist JD, Pischke JS. Mostly Harmless Econometrics: An Empiricist's Companion. Princeton, NJ: Princeton University Press, 2008.
13）McClellan MB and Newhouse JP. The Marginal Cost and Benefit of Medical Technology. Journal of Econometrics 1997; 77(1): 34-64.
14）TIMI IIIB Investigators. Unstable angina/myocardial infarction: effects of tissue plasminogen activator and an comparison of early invasive and conservative strategies

in unstable angina and non-Q-wave myocardial infarction: results of the TIMI IIIB trial. Circulation 1994; 89: 1545-1556.

15) Madsen JK, Grande P, Saunamaki K, et al. Danish multicenter randomized study of invasive versus conservative treatment in patients with inducible ischemia after thrombolysis in acute myocardial infarction (DANAMI). Circulation 1997; 96: 748-755.

16) Ashenfelter O, Card D. Using the Longitudinal Structure of Earnings to Estimate the Effect of Training Programs. The Review of Economics and Statistics 1985; 67(4): 648-660.

17) 井伊雅子, 大日康史. 医療サービス需要の経済分析. 東京：日本経済新聞社. 2002.

18) Julio F, Eduardo GP, Octavio GD, et al. Comprehensive reform to improve health system performance in Mexico. The Lancet 2006; 368(9546): 1524-1534.

19) 野口晴子. 保険医療行政が EBM に対して果たすべき役割. EBM ジャーナル 2002; 3 (4): 79-85.

3.2　経時データ解析の考え方—階層モデルの視点から　　　　　高橋秀人

はじめに

　ヘルスサービスリサーチの本質は，「サービスの質を評価する」[1] ことが基本であり，Donabedian の提唱した3概念，すなわちストラクチャー（Structure 構造：サービス提供側の組織，施設，人的配分等のシステム），プロセス（Process 過程：提供されるサービス），アウトカム（Outcome 結果：サービス提供を受けたことによる利用者の状態）を軸に実施される。このとき評価は，それぞれの概念の時間的な変化がその間に実施した方策によって生じるという考え方，あるいはアウトカムの変化は，ストラクチャー，プロセスの変化によって生じるなどの考え方を基に実施される。

　この際何らかの評価指標を定義し，データに基づいてその指標を計算し，方策によりその指標が変化したかどうかを統計学的検定（あるいは信頼区間）により判断することが主流である。この場合データは経時的に（多時点で）得られることになり，このようなデータは個人ごとの時系列構造（プロファイル）に関連があるため，特別な解析が必要になってくる。

　こうしたデータ構造はヘルスサービスリサーチに限らず，患者さんを対象に新治療が従来法より効果があるかとか，新薬開発の際の新薬が従来薬より効果が高いかどうかを判断する臨床試験をはじめ，多くの場面で生じ，計算

機の発展とあいまって，1980年頃より飛躍的にその方法論が発展し，特にこの20年はその方法論の開発が進んできた[2]。本節では，ヘルスサービスリサーチ研究に役立つと思われる経時データ解析の考え方について解説する。なお経時データの解析の考え方は，行列操作の数学に慣れている読者にとっては，わかりやすい成書が数多く出版されているが，一般読者向けの文献はあまり見当たらないため，本節では解析の本質的な考え方についての解説を試みた。

1）データの構造

介護保険に関する仮想のサンプルデータとして，表3.3のようなある町の介護保険におけるサービス利用点数の12か月の推移に関する個人ID，年齢，性別，観測時刻インデックスの情報を想定する。対象サイズは405人である。

このデータは表3.4のように一般的に書き表すことができる。すなわち個人数（サイズ）Nで，個人iからは経時的にn_i回のデータを収集した（観測時点がn_i点）。それぞれの時点における時刻t_{ij}，アウトカム変数y_{ij}および説明変数Z_{ij}となる。

2）簡便な解析

さてサンプルデータに対し，サービス点数の変化に性差があるかを検討することを考える。この解析としてまず次のようなアプローチが考えられる。

サービス利用点数をアウトカム変数として，その変化をデータ収集の最終月（$j=n_i$）と初期状態（$j=1$）の差とし，初期状態かどこか適当な時点の説明変数を用いて，その変数との関連を線形回帰分析で検討する（性別は経時的にも変化せず2値なので2群間の比較でも検討できる）。

この方法による結果の解釈は，データ収集の最終月と初期状態のアウトカム変数の2時点変化について，用いた時点の説明変数が関連したかどうかとなる。たとえば表3.3のデータを用いて，サービス利用点数（対数値）を従属変数，性別を説明変数とした回帰分析（表3.5(a)，(b)）では，性別（1：男性，2：女性）の変化について，サービス利用点数（対数値）は0.21064点しか変わらず，これは5%で有意ではなく（$P=0.1253>0.05$），すなわち，

90 3 医療システムのモデル評価

表 3.3　介護保険に関する仮想のサンプルデータ

個人 ID (i)	年齢	性別	観察時点 (j) (観察開始からの月数：t_{ij})	サービス利用点数 (y_{ij})	サービス利用点数の対数値 $\log(1+y_{ij})$
1	87	1	1	1,460	3.165
1	87	1	2	6,633	3.822
1	87	1	3	2,112	3.325
1	87	1	4	5,932	3.773
1	87	1	5	6,762	3.830
1	87	1	6	5,983	3.777
1	87	1	7	6,762	3.830
1	87	1	8	6,022	3.780
1	87	1	9	9,970	3.999
1	87	1	10	9,970	3.999
1	87	1	11	9,970	3.999
1	87	1	12	9,230	3.965
2	75	2	1	3,318	3.521
2	75	2	2	3,985	3.601
2	75	2	3	3,318	3.521
2	75	2	4	2,651	3.424
2	75	2	5	4,479	3.651
2	75	2	6	3,318	3.521
2	75	2	7	3,985	3.601
2	75	2	8	3,318	3.521
2	75	2	9	3,318	3.521
2	75	2	10	3,318	3.521
2	75	2	11	3,235	3.510
2	75	2	12	2,651	3.424
⋮	⋮	⋮	⋮	⋮	⋮
405	65	1	1	20,068	4.303
405	65	1	2	15,878	4.201
405	65	1	3	10,768	4.032
405	65	1	4	20,258	4.307
405	65	1	5	10,841	4.035
405	65	1	6	11,708	4.069
405	65	1	7	8,505	3.930
405	65	1	8	14,704	4.167
405	65	1	9	30,344	4.482
405	65	1	10	30,262	4.481
405	65	1	11	31,497	4.498
405	65	1	12	32,369	4.510

3.2　経時データ解析の考え方—階層モデルの視点から　　91

表3.4 経時データ（一般）

個人 ID (i)	観察時点インデックス (j)	観測時刻 (t_{ij})	アウトカム (y_{ij})	説明変数 (Z_{ij})
1	1	t_{11}	y_{11}	Z_{11}
1	2	t_{12}	y_{12}	Z_{12}
$\vdots$	$\vdots$	$\vdots$	$\vdots$	$\vdots$
1	n_1	t_{1n_1}	y_{1n_1}	Z_{1n_1}
2	1	t_{21}	y_{21}	Z_{21}
2	2	t_{22}	y_{22}	Z_{22}
$\vdots$	$\vdots$	$\vdots$	$\vdots$	$\vdots$
2	n_2	t_{2n_2}	y_{2n_2}	Z_{2n_2}
$\vdots$	$\vdots$	$\vdots$	$\vdots$	$\vdots$
N	1	t_{N_1}	y_{N_1}	Z_{N_1}
N	2	t_{N_2}	y_{N_2}	Z_{N_2}
$\vdots$	$\vdots$	$\vdots$	$\vdots$	$\vdots$
N	n_N	t_{Nn_N}	y_{Nn_N}	Z_{Nn_N}

表3.5(a) サンプルデータを用いた回帰分析の分散分析表

変動因	自由度	平方和	平均平方和	F 値	P 値
回帰による変動	1	2.53338	2.53338	2.36	0.1253
誤差による変動	268	287.19622	1.07163		
全変動	269	289.72960			

欠損値 135 例

表3.5(b) サンプルデータを用いた回帰分析のパラメータ推定

パラメータ推定値

変数	自由度	パラメータ推定値	標準誤差	t 値	P 値
切片	1	0.08264	0.24078	0.34	0.7317
性別	1	0.21064	0.137	1.54	0.1253

欠損値 135 例

サービス利用点数の変化に性差はないことがわかる（サービス点数は対数変換した方がより正規分布に近いので変換して解析している）。

　この方法はわかりやすい結果を与えるが，細かくみると，初期状態と最終月のどちらかの値の欠損が大きく影響する点や，死亡者からは死亡日以後の情報は観測されなくなり，これが基本的に欠損値となっている点，およびア

ウトカム変数の変化を初期状態と最終月のみで考えており，この2点以外にも情報があるにも関わらず，それを用いていないという意味でラフな解析になっている点が気にかかる。この意味で，もう少し「アウトカム変数の変化に関連する変数を探索する」という初期の目的に接近した解析が望まれるところである。このような状況について経時データ解析は力を発揮する。

3）経時データ解析

経時データの本質は，図3.2のように経時データ（時点ごとのデータ：Zとする）は，個人のようなクラスター（Wとする）単位で集められている，すなわちデータに包含関係 Z⊂W のある2つの単位 Z, W（入れ子構造）があると考えられる。この構造は経時データのみならず，Zとしてクラス内の生徒，Wとしてそのクラスを考えたときも同様となる。

さてこのような経時データでは，データの経時パターンの記述が重要となり，次の入れ子構造に対する混合効果モデルを考えると，解析のスタイルが理解しやすい。入れ子構造の混合効果モデルは，Lairdら[3]によって考案され，マルチレベルモデル（Multilevel modeling）や階層線形モデル（Hierarchical linear model）として Snijders ら[4] や Raudenbush ら[5] がまとめている。

経時データ構造を表すモデル（線形混合効果モデル）

今考えているデータの構造をもう一度振り返ると，各個人について複数回の観測値がある（繰り返し測定）データとなっている。このとき同一個人の

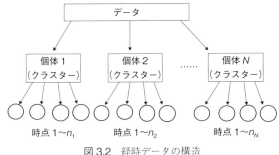

図3.2 経時データの構造

複数回の観測値は，経時変化のためもはや独立ではなく，互いに関連しあっていると考えるのが自然である。そこで時系列の関連を主に直線で代表させるような次のモデルを考える（より厳密にはさらに繰り返しデータとして相関構造を仮定する）。

$$y_{ij} = b_{0i} + b_{1i}t_{ij} + \varepsilon_{ij} \quad \cdots ①$$

$$\begin{cases} b_{0i} = \beta_0 + v_{0i} \\ b_{1i} = \beta_1 + v_{1i} \end{cases} \quad \cdots ②$$

ここで各文字は下記のように定めることにする。

i ：個人を表すインデックス（$i = 1, \cdots, N$）

y_{ij} ：個人 i の時刻 t_{ij}（$i = 1, \cdots, n_i$）におけるアウトカムの値

b_{0i} ：個人 i の経時プロファイルに直線回帰式を仮定したときの y 切片

b_{1i} ：個人 i の経時プロファイルに直線回帰式を仮定したとき，個人 i の時間の変化に対するアウトカムの変化の傾き

β_0 ：y 切片に関する集団の特性値（固定効果）

β_1 ：傾きに関する集団の特性値（固定効果）

v_{0j} ：個人 i の y 切片に関する特性値（変量効果），個人 i とは独立に正規分布 $N(0, \sigma_{v_0}^2)$ に従う

v_{1j} ：個人 i の傾きに関する特性値（変量効果），個人 i とは独立に正規分布 $N(0, \sigma_{v_1}^2)$ に従う

ε_{ij} ：データとモデルの誤差，i, j は v_{0i}, v_{1i} が与えられた下で，独立に正規分布 $N(0, \sigma^2)$ に従う

$\sigma_{v_0 v_0}$ ：$v_{0j}v_{1j}$ の共分散（共分散とは，基準化されていない $v_{0j}v_{1j}$ の粗い相関を表す情報で，これをそれぞれの標準偏差 $\sigma_{v_0}, \sigma_{v_1}$ で除することにより基準化され，$v_{0j}v_{1j}$ の相関係数を得ることができる）。

本モデルは，①の時系列の関連を表す部分において，切片にも傾きにも個人のランダム変動 $\sigma_{v_0}^2, \sigma_{v_1}^2$ が含まれているので，ランダム切片傾きモデル（Random intercept and slope model）と呼ばれている。このモデルは，同一個人の複数回の観測値の相関構造として，個人によって傾きと切片が異な

る直線を想定している。ここで①の直線を表す部分（レベル1）は個人 i の時刻 t_{ij} における値（同一個人の複数回の観測値）は，初期状態の値 b_{0i} と時間による傾向性（傾き）b_{1i} で定まるという相関構造を表し，②の部分（レベル2）は，個人 i の直線の y 切片 b_{0i} は集団の平均的な値 β_0 と，個人 i 独自の効果 v_{0i} の和として表され，直線の傾き（傾向性）においても集団の平均的な値 β_1 と，個人 i 独自の効果 v_{1i} の和として表されるという，個人個人の変動が直線の切片と傾きに影響を与えている状態を表している。このモデルは，経時的に変化しているデータに対し，その傾向を直線で代表させ，ただし個人の変化を初期状態の値とその傾きの度合いに許容する寛容なものである。

本モデルの②で v_{1i} を除いたモデル（すなわち，経時データの変化の傾きは個人に関わりなく共通とする）は，ランダム切片モデル（Random intercept model）と呼ばれている。両モデルの違いを模式的に表せば，図3.3(a)(b)のようになる。

実際，サンプルデータから任意の20人を取り出して，個人ごとに経時プロファイルを書いてみると，傾きや切片に個人間変動があることがみられ，ランダム切片傾きモデルに対応しているようにみえる（図3.4）。

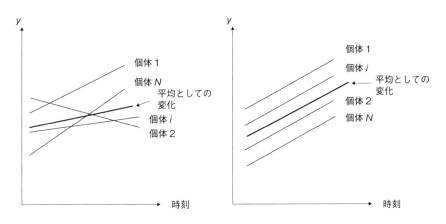

図3.3(a) ランダム切片傾きモデル（個体によって傾きと切片は異なる）

図3.3(b) ランダム切片モデル（個体によって切片は異なるが傾きは等しい）

簡便な解析における回帰モデル（2項）とランダム切片傾きモデルとの違いは，第一に簡便な解析ではアウトカム変数の変化として，初期状態と最終月の差を考えているが，ランダム切片傾きモデルでは，個人 i について n_i 個のデータより生成される線形回帰直線を考えている点であり，第二に人間の個体間変動を含めたモデルになっている点である．

説明変数との関連の解析

さて，説明変数との関連性を明らかにするためには，上記モデルに説明変数を加えたモデルとする必要がある．解析の目的に応じて，どの時点の説明変数をモデルへ加えるかが異なってくる．たとえばアウトカム変数の経時変化に対して，初期状態における説明変数との関連性を明らかにしたいのか（説明変数は Z_{i1}），各月全体の平均的な値との関連を明らかにしたいのか

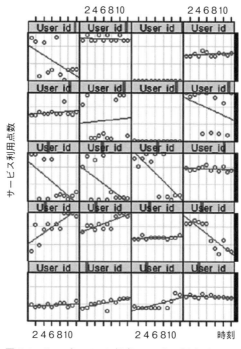

図 3.4 サンプルデータ任意の 20 人の経時プロファイル

（説明変数は $\bar{Z}_i : Z_{i1}, Z_{i2}, \cdots, Z_{in_i}$ の平均値），あるいは時間とともに変化する説明変数との関連を明らかにしたいのか（説明変数は $Z_{i1}, Z_{i2}, \cdots, Z_{in_i}$），各月において平均値との乖離との関連を明らかにしたいのか（説明変数は $Z_{i1} - \bar{Z}_i, Z_{i2} - \bar{Z}_i, \cdots, Z_{in_i} - \bar{Z}_i$），など解析の目的によって様々な用い方がある。

　説明変数を性別とすると，説明変数がひとつ（個人 i において Z_i とする）で，時間とともに変化しない場合に対応する（$Z_{i1}, Z_{i2}, \cdots, Z_{in_i}$ を Z_i で代表させる）。このときモデルは次のようになる。

$$y_{ij} = b_{0i} + b_{1i}t_{ij} + \varepsilon_i \qquad \cdots ③$$
$$\begin{cases} b_{0i} = \beta_0 + \beta_{01}Z_i + v_{0i} \\ b_{1i} = \beta_1 + \beta_{11}Z_i + v_{1i} \end{cases} \qquad \cdots ④$$

ランダム切片傾きモデル①②において，説明変数 Z_i はそれぞれの係数 b_{0i}, b_{1i} に関連してモデルに関わっている点に注意する（説明変数を b_{0i} のみや b_{1i} のみに組み込む場合も考えることができる）。説明変数が時間とともに変化する場合は，各時点の説明変数を $Z_{i1}, Z_{i2}, \cdots, Z_{in_i}$ とおき，次のようなモデルを考えるとよい。

$$y_{ij} = b_{0i} + b_{1i}t_{ij} + \varepsilon_i \qquad \cdots ⑤$$
$$\begin{cases} b_{0i} = \beta_0 + \beta_{01}Z_{i1} + \beta_{02}Z_{i2} + \cdots + \beta_{0n_i}Z_{in_i} + v_{0i} \\ b_{1i} = \beta_1 + \beta_{11}Z_{i1} + \beta_{12}Z_{i2} + \cdots + \beta_{1n_i}Z_{in_i} + v_{1i} \end{cases} \qquad \cdots ⑥$$

もし説明変数が増えると，たとえば b_{0i} について，$\beta_{01}Z_{i1} + \beta_{02}Z_{i2} + \cdots + \beta_{0n_i}Z_{in_i}$ の部分が説明変数の数に応じて増加する（b_{1i} についても同様）。

線形混合効果モデルの一般化

　一般的な成書では個人 i について，時刻インデックス j のみの表示だけではなく，全時刻分を表示し，モデルをみやすくするために行列表示されることが多い。参考までに①②について全時刻分をまとめて行列表記すると，次のようになる。

3.2　経時データ解析の考え方—階層モデルの視点から　　97

$$
\begin{pmatrix} y_{i1} \\ y_{i2} \\ \vdots \\ y_{in_i} \end{pmatrix} = \begin{pmatrix} 1 & t_{i1} \\ 1 & t_{i2} \\ \vdots & \vdots \\ 1 & t_{in_i} \end{pmatrix} \begin{pmatrix} \beta_0 \\ \beta_1 \end{pmatrix} + \begin{pmatrix} 1 & t_{i1} \\ 1 & t_{i2} \\ \vdots & \vdots \\ 1 & t_{in_i} \end{pmatrix} \begin{pmatrix} v_{0i} \\ v_{1i} \end{pmatrix} + \begin{pmatrix} \varepsilon_{i1} \\ \varepsilon_{i2} \\ \vdots \\ \varepsilon_{in_i} \end{pmatrix} \quad \cdots ⑦
$$

対応は①②式で $j=1$ とした場合と⑦式の最上行の $\beta_0,\ \beta_1,\ v_{0i},\ v_{1i},\ t_{ij},\ \varepsilon_i$ との対応から類推されたい。⑦式の左辺のベクトルから途中の行列，右辺の最後の項のベクトルまでをそれぞれ $y_i,\ X_i,\ Z_i,\ v_i,\ \varepsilon_i$ とおけば，下記のようなシンプルな形になる。

$$
y_i = X_i \beta + Z_i v_i + \varepsilon_i \quad \cdots ⑧
$$

ここで ε_i のそれぞれの成分 ε_{ij} は独立に平均 0 で共通の分散 σ^2 の正規分布 $N(0, \sigma^2)$ に従い，v_i の成分 $v_{0i},\ v_{1i}$ は，それぞれ正規分布 $N(0, \sigma_{v_0}^2)$，$N(0, \sigma_{v_1}^2)$ に従い，その共分散は $\sigma_{v_{0i} v_{0i}}$ となる。

説明変数 Z_i との関連を考える場合は（⑥式），上記の X_i, β を修正し，次のモデルになる。

$$
\begin{pmatrix} y_{i1} \\ y_{i2} \\ \vdots \\ y_{in_i} \end{pmatrix} = \begin{pmatrix} 1 & t_{i1} & Z_i & Z_i \times t_{i1} \\ 1 & t_{i2} & Z_i & Z_i \times t_{i2} \\ \vdots & \vdots & \vdots & \vdots \\ 1 & t_{in_i} & Z_i & Z_i \times t_{in_i} \end{pmatrix} \begin{pmatrix} \beta_0 \\ \beta_1 \\ \beta_{01} \\ \beta_{11} \end{pmatrix} + \begin{pmatrix} 1 & t_{i1} \\ 1 & t_{i2} \\ \vdots & \vdots \\ 1 & t_{in_i} \end{pmatrix} \begin{pmatrix} v_{0i} \\ v_{1i} \end{pmatrix} + \begin{pmatrix} \varepsilon_{i1} \\ \varepsilon_{i2} \\ \vdots \\ \varepsilon_{in_i} \end{pmatrix} \quad \cdots ⑨
$$

修正した X_i, β を再び X_i, β とおいてこれを用いると，やはり

$$
y_i = X_i \beta + Z_i v_i + \varepsilon_i \quad \cdots ⑧'
$$

となる。一般に $y_i = X_i \beta + Z_i v_i + \varepsilon_i$ の形で表現でき，ε_i の成分がそれぞれ独立な正規分布，v_i の成分がそれぞれ正規分布に従うとするモデルは，線形混合効果モデルと呼ばれ，経時データは一般にこのモデルを用いて解析できる。

パラメータの推定と検定，モデルの適合度

線形混合効果モデル $y_i = X_i\beta + Z_i v_i + \varepsilon_i$ において，ε_i, v_i が正規分布に従うことから，最尤推定法や制限付き最尤推定法などにより $\beta_0, \beta_1, \beta_{01}, \beta_{11}$ と $\sigma_{v_0}^2, \sigma_{v_1}^2$, $\sigma_{v_{01} v_{01}}$ が推定される。この下で t 分布や正規分布に従う検定統計量が導出され，検定や信頼区間などの統計学的推測ができる。推定や検定の考え方については，難解さを避けるために本節では扱わないが，数学的にわかりやすい説明が Verbeke[6] にある。

モデルの適合度は，いくつかの候補モデルを考え，AIC（赤池情報量基準：Akaike Information Criteria），BIC（ベイズ情報量基準：Bayes Information Criteria），$-2 \times$（残差対数尤度）などの指標を用いて，いくつかのモデルとの比較より実施することができる。いずれの指標も測定値とモデルに基づいた予測値との差を基に作られているので，0 に近い値を与えるモデルがよりデータに適合している。

4）解析例

経時データ構造に関するモデル選択

経時データ構造に関するモデルとして，A：ランダム切片傾きモデル（A モデル），B：ランダム切片モデル（B モデル）の 2 つを考える（表 3.6(a)(b)）。

$$y_{ij} = b_{0i} + b_{1i} t_{ij} + \varepsilon_i$$

A モデル
$$\begin{cases} b_{0i} = \beta_0 + v_{0i} \\ b_{1i} = \beta_1 + v_{1i} \end{cases}$$

$$y_{ij} = b_{0i} + b_{1i} t_{ij} + \varepsilon_i$$

B モデル
$$\begin{cases} b_{0i} = \beta_0 + v_{0i} \\ b_{1i} = \beta_1 \end{cases}$$

A モデル，B モデルの AIC はそれぞれ，5756.1，6239.2 と，A モデルの AIC がより 0 に近いので，A モデルの方がデータへの当てはまりがよさそうである。そのためこれ以降は A：ランダム切片傾きモデルを基に説明変

表 3.6(a) ランダム切片傾きモデル（A モデル）のパラメータ推定値，モデル適合度

(1)分散共分散パラメータ推定値

分散共分散パラメータ	変動因	推定値	標準誤差	Z 値	P 値
$\sigma^2_{v_0}$	個人	17.9698	1.2886	13.95	<.0001
$\sigma_{v_0 v_1}$	個人	− 1.0786	0.1316	− 8.2	<.0001
$\sigma^2_{v_1}$	個人	0.06899	0.01308	5.27	<.0001
σ^2		0.1219	0.00334	36.51	<.0001

(2)パラメータ推定値

パラメータ	推定値	標準誤差	自由度	t 値	P 値
β_0	6.0696	0.2111	404	28.75	<.0001
β_1	0.1864	0.01335	3,079	13.96	<.0001

(3)モデル適合度

AIC	5,756.1
BIC	5,772.2
− 2×（残差対数尤度）	5,748.1

表 3.6(b) ランダム切片モデル（B モデル）のパラメータ推定値，モデル適合度

(1)分散共分散パラメータ推定値

分散共分散パラメータ	変動因	推定値	標準誤差	Z 値	P 値
$\sigma^2_{v_0}$	個人	15.7062	1.1145	14.09	<.0001
σ^2		0.1684	0.004295	39.21	<.0001

(2)パラメータ推定値

パラメータ	推定値	標準誤差	自由度	t 値	P 値
β_0	6.2477	0.1976	404	31.63	<.0001
β_1	0.02584	0.002064	3,079	12.52	<.0001

(3)モデル適合度

AIC	6,239.2
BIC	6,247.2
− 2×（残差対数尤度）	6,235.2

数との関連を考える。いずれのモデルでも，時刻変数の係数 β_1 が正値で有意（$P<0.05$）なので，時間とともにサービス利用点数が高くなっていくことがわかる。

サービス点数の経時変化と説明変数の関連

説明変数を性別（sex）とし，これを A：ランダム切片傾きモデルに組み込むことを考える。ここでは 3 項中の「説明変数との関連の解析」で紹介した一般的なモデルを含む次の 3 つのモデルで考える。

（1）切片への関連のみを考えるモデル（表 3.7(a)）

$$A1 \text{ モデル} \begin{cases} y_{ij} = b_{0i} + b_{1i}t_{ij} + \varepsilon_{ij} \\ b_{0i} = \beta_0 + \beta_{01}(sex)_i + v_{0i} \\ b_{1i} = \beta_1 + v_{1i} \end{cases}$$

（2）傾きへの関連のみを考えるモデル（表 3.7(b)）

$$A2 \text{ モデル} \begin{cases} y_{ij} = b_{0i} + b_{1i}t_{ij} + \varepsilon_{ij} \\ b_{0i} = \beta_0 + v_{0i} \\ b_{1i} = \beta_1 + \beta_{11}(sex)_i + v_{1i} \end{cases}$$

（3）切片と傾きへの関連を考えるモデル（表 3.7(c)）：一般的なモデル

$$A3 \text{ モデル} \begin{cases} y_{ij} = b_{0i} + b_{1i}t_{ij} + \varepsilon_{ij} \\ b_{0i} = \beta_0 + \beta_{01}(sex)_i + v_{0i} \\ b_{1i} = \beta_1 + \beta_{11}(sex)_i + v_{1i} \end{cases}$$

A1, A2, A3 モデルにおいて，AIC はそれぞれ 5758.2，5762.9，5758.6 とほとんど変わらない。ここで A モデルの AIC は 5756.1 で，A1, A2, A3 のどのモデルのものよりも小さいので，性別の変数を用いないモデルの方が AIC の観点からはデータへの当てはまりがよいことになる。しかしこれらのモデルの AIC の値に大きな差はないので，ここでは説明変数との関連を明らかにすることを優先し，これらのモデルを許容して説明変数との関連を考える。

表 3.7(a)〜(c) より，A1 モデルでは β_0, β_1 がともに有意であるが（$P<0.05$），β_{01} は有意ではなかった（$P=0.779$）。A2 モデルでは β_0, β_1 がともに有意であるが（$P<0.05$），β_{11} は有意ではなかった（$P=0.359$）。A3 モデルでは β_0, β_{01}, β_{11} が有意（$P<0.05$）であったが，β_1 は有意ではなかった。これらのことからサービス点数（対数値）の直線的な変化に対して，性別は y 切片とその傾きの両方に有意に関連することがわかる。すなわち，女性の方が男性よりも観測開始時点ではサービス利用点数は低いが，その点数の増え方は女性の方が若干大きいことがわかる。A1, A2 モデルで性別が関連しなかったことは，

3.2　経時データ解析の考え方—階層モデルの視点から　　101

表 3.7(a) 切片への関連のみを考えるモデル（A1 モデル）

(1)分散共分散パラメータ推定値

分散共分散パラメータ	変動因	推定値	標準誤差	Z 値	P 値
$\sigma^2_{v_0}$	個人	17.974	1.290	13.94	<.0001
$\sigma_{v_0 v_1}$	個人	-1.071	0.131	-8.16	<.0001
$\sigma^2_{v_1}$	個人	0.068	0.013	5.24	<.0001
σ^2		0.122	0.003	36.5	<.0001

(2)パラメータ推定値

パラメータ	推定値	標準誤差	自由度	t 値	P 値
β_0	6.003	0.321	403	18.73	<.0001
β_1	0.185	0.013	3,079	13.96	<.0001
β_{01}	0.039	0.140	403	0.28	0.7787

(3)モデル適合度

AIC	5,758.2
BIC	5,774.2
$-2\times$（残差対数尤度）	5,750.2

表 3.7(b) 傾きへの関連のみを考えるモデル（A2 モデル）

(1)分散共分散パラメータ推定値

分散共分散パラメータ	変動因	推定値	標準誤差	Z 値	P 値
$\sigma^2_{v_0}$	個人	17.957	1.288	13.94	<.0001
$\sigma_{v_0 v_1}$	個人	-1.070	0.132	-8.14	<.0001
$\sigma^2_{v_1}$	個人	0.068	0.013	5.23	<.0001
σ^2		0.122	0.003	36.51	<.0001

(2)パラメータ推定値

パラメータ	推定値	標準誤差	自由度	t 値	P 値
β_0	6.071	0.211	404	28.77	<.0001
β_1	0.172	0.020	3,078	8.62	<.0001
β_{11}	0.008	0.009	3,078	0.92	0.3594

(3)モデル適合度

AIC	5,762.9
BIC	5,779.0
$-2\times$（残差対数尤度）	5,754.9

表 3.7(c)　切片と傾きへの関連を考えるモデル（A3 モデル）

(1)分散共分散パラメータ推定値

分散共分散パラメータ	変動因	推定値	標準誤差	Z 値	P 値
$\sigma^2_{v_0}$	個人	17.824	1.280	13.93	<.0001
$\sigma_{v_0 v_1}$	個人	-1.063	0.131	-8.13	<.0001
$\sigma^2_{v_1}$	個人	0.068	0.013	5.23	<.0001
σ^2		0.122	0.003	36.51	<.0001

(2)パラメータ推定値

パラメータ	推定値	標準誤差	自由度	t 値	P 値
β_0	7.6893	0.8335	403	9.23	<.0001
β_1	0.0747	0.0522	3,078	1.43	0.1526
β_{01}	-0.941	0.469	403	-2.01	0.0454
β_{11}	0.064	0.029	3,078	2.19	0.0287

(3)モデル適合度

AIC	5,758.6
BIC	5,774.6
$-2 \times$（残差対数尤度）	5,750.6

サービス利用点数（対数値）が直線的に変化するとした場合に，傾きや y 切片の両方に性差があるのではないかと考えたときのみにその関連をとらえることができるという性質であることを示すものと考えることができる。

ところで，A1, A2, A3 のすべてのモデルにおいて $\sigma^2_{v_0}, \sigma^2_{v_1}, \sigma_{v_0 v_1}$ は有意に 0 ではないので（すべてのモデルにおいて $P<0.0001$），b_{0i}, b_{1i} に変動（バラつき）と相関が存在すると理解できる。この相関を相関係数で計算してみると，A1, A2, A3 の各モデルでそれぞれ，$-0.969(=-1.071/\sqrt{17.974 \times 0.0068})$，$-0.968, -0.966$ と非常に強く，傾きが大きくなれば y 切片が小さくなる様相を示している。またこれらの値の大きさから，傾きの変動は y 切片の変動に比べれば微々たるものであること，すなわちサービス点数（対数値）の変化度（傾き）のバラつきは相対的に小さいことを示している。

おわりに

本節ではヘルスサービスリサーチにおいて頻出する経時データについて，階層モデルの視点から線形混合モデルを用いて，解析の考え方を解説するこ

とを試みた。経時データの解析の考え方には様々なアプローチがあるので，本節では階層モデルの観点からのアイディアの紹介に焦点を絞っている点をご理解いただければ幸いである。

ところでデータ解析的な立場からサンプルデータを見てみると，図3.4において，サービス利用点数が減少する人，増加する人，変動しない人，変動する人の4種類の群に大別できる。このことからすべてのデータを用いて解析することとは別に，それぞれの特徴のある群において，その変動要因を探るような層別解析に意味があると考えられる。

また本節におけるサンプルの経時データは，対数変換することで正規分布に従う連続データと考えることができた。実際の状況では2値あるいは多値の名義変数，あるいは順序カテゴリー変数の場合が想定されるし，またカウントデータにおいてはポアソン分布にしたがうようなデータも頻出する。幸いなことに，これらの形のデータは，その確率（密度）分布が指数型分布族（Exponential family）に含まれていることから統一的に扱うことができ，一般化推定方程式（GEE: Generalized Estimating Equation）を用いた解析として現在広まりつつある。いずれのモデルでも繰り返しデータの相関構造を設定する場合，概念的抽象的になるため，その構造の妥当性の検討に苦慮することが多い。

経時データ解析は，このようにアウトカムの経時変化との関連を詳しく検討することができる魅力があるものの，想定モデルに強く依存した解析になるので，個人の経時プロファイルをよく観察し，そのモデルの妥当性，適合性に神経を配る必要がある。

文献

1) 田宮菜奈子．ヘルスサービスリサーチ(1)「連載開始にあたって」．日本公衆衛生雑誌 2010; 57: 491-492.
2) Diggle PJ, Liang KY, Zeger SL. Analysis of Longitudinal Data. Oxford: Clarendon Press. 1990.
3) Laird NM, Ware JH. Random-effects models for longitudinal data. Biometrics 1982; 38: 963-974.
4) Snijders TAB, Bosker R. Multilevel Analysis: an Introduction to Basic and Advanced Multilevel Modeling. Thousand Oaks, CA: SAGE Publications, Ltd. 1999.

5) Raudenbush SW, Bryk AS. Hierarchical Linear Models: Applications and Data Analysis Methods. Newbury Park, CA: SAGE Publications, Inc. 2002.
6) Verbeke G, Molenberghs G. Linear Mixed Models in Practice: a SAS-Oriented Approach. Lecture Notes in Statistics 126. New York: Springer-Verlag. 1997.（松山裕, 山口拓洋, 編訳. 医学統計のための線型混合モデル　SAS によるアプローチ. 東京：サイエンティスト社. 2001.）

3.3　サービス提供計画の分析ツール
─ SWOT 分析と Gunn の完全実施の条件　　　　　　　　近藤正英

はじめに

　現代のヘルスサービスは保健システムの中で組織によって提供されている[1]。ヘルスサービスは多種多様であるが，その提供組織は医師や看護師といった専門職とそれらを管理あるいは支援する一般職から構成され，施設や設備といった資本的基盤に依っていることが多い。こうしたヘルスサービス提供組織は，それぞれの目的の達成のためにサービス提供を実行・実施しており，こうした営みは計画論の立場からは，いわゆる PDCA サイクルにおける Do（実行）や，合理的計画循環モデルにおける Implementation（実施）ととらえることができる[2]。

　単純な循環的計画モデルでは，サービス提供の実行・実施は事後に Check（点検）や Evaluation（評価）を受け，その結果によって引き続きサービス提供計画が更新されると説明されることが多い。また，点検・評価についてはサービス提供の目的の達成度や健康アウトカムの観点が強調されることが多い。しかし，より良いサービス提供の実行・実施の実現のための点検・評価としては，組織のサービス提供計画そのものに着目した分析も必要であろう。さらに，戦略的な計画論に立てば，サービス提供計画の事前分析も必要であろう。つまり，どのようにしたら組織としてのサービス提供がうまくいくのか，どうしてうまくいかなかったのか，といった疑問に答える方法が求められるのである。

　このような問題意識をもって本節では，ヘルスサービス提供計画の分析ツールとして，SWOT 分析と Gunn の完全実施の条件の 2 つを紹介する。

1）SWOT 分析

SWOT 分析とは，Strengths（強み），Weaknesses（弱み），Opportunities（機会），Threats（脅威）の 4 つの英単語の頭文字を取ったものである。このツールは経営学やビジネスの分野で広く使われてきており，たとえば経営学修士（MBA）のカリキュラムにはよく取り入れられている。基本的には，戦略的な意思決定を行う個人や組織が状況と組織を分析する手法であり，目的を達成するために重要な内部の要因と外部の要因を明らかにして，個人や組織の戦略を見直すためのものである[3]。Strengths（強み）と Weaknesses（弱み）は個人や組織の内部の要因であり，それぞれ目的達成にプラスに働くものとマイナスに働くものである。また，Opportunities（機会）と Threats（脅威）は外部の要因であり，それぞれ目的達成にプラスに働くものとマイナスに働くものである。

具体的には表 3.8 に準じたマトリックスにまとめて，戦略を見直す。その際に着目するポイントは，

1）Strengths（強み）は何か？　また，強みが活かせるか
2）Weaknesses（弱み）は何か？　また，弱みが克服できるか
3）Opportunities（機会）は何か？　また，機会が利用できるか
4）Threats（脅威）は何か？　また，脅威が取り除けるか，防御できるか

である。

SWOT 分析は公衆衛生や医療の分野でも応用されてきている。たとえば，Uscher-Pines らは，アメリカでの 2004-2005 年のインフルエンザワクチン不足を受けて，SWOT 分析によって対策を検討している[4]。5 つの研究チームがワクチン供給問題に関する文献レビューとブレインストーミングを行い，政府の取るべき戦略を提言した。また，タイでは，Wangkahat らが，全国

表 3.8　SWOT 分析のマトリックス

	プラスに作用	マイナスに作用
内部要因	Strengths（強み）	Weaknesses（弱み）
外部要因	Opportunities（機会）	Threats（脅威）

の衛生検査所で取られているクオリティーコントロール戦略に SWOT 分析を用いて，その改善策を提言した[5]。日本でも，地域医療の分野などで応用されるようになってきている[6,7]。

SWOT 分析は 4 つのポイントに着目した単純なツールであり，その単純さ故に汎用性が高いというところが長所であろう。しかし，現実が複雑で単純化が難しいというところに SWOT 分析の弱点があるだろう。たとえば，要因の作用がマイナスかプラスかの判断が難しいことがある。組織が少数精鋭からなっている場合は，サービスの質を考えれば強みともとらえられるが，スループットを考えれば弱みともとらえられるだろう。

2）Gunn の完全実施の条件

Gunn の完全実施の条件[8] は，後述するように 10 の条件があるという点で，前述した 4 つのポイントに着目する SWOT 分析と比較するとより複雑なツールである。このツールは行政学の分野で知られてきているものである。基本的には行政的な施策の実施計画を吟味するためのものであるが，いろいろな組織のサービス提供計画にも用いることができる。これは完全実施の条件と呼ばれるように無謬な実施計画が備えているべき条件を並べたものである。使い方としては，吟味の対象である実施計画が完全実施の条件からどのように乖離しているかを検討し，改善の方策を考える。乖離しているとみなすことができるポイントこそが，計画の目的達成の障害となる可能性を孕むものである。ロジックとしては，ミクロ経済学理論で現実の市場を完全競争市場の条件との乖離から検討して市場の失敗を考えることと似ている。

表 3.9 の 1.～10. が Gunn の完全実施の条件である。SWOT 分析と対照しながらレビューすれば，1.「実施組織を無力化するような外部条件が存在しないこと。」は，外部の要因に関する条件で Threats（脅威）が存在しないという Opportunities（機会）に当たるだろう。2.「計画に十分な時間と資源が利用可能なこと。」と 3.「計画に必要な資源が全体として足りているのみではなく，実施過程の段階ごとに必要になる資源のセットが利用可能なこと。」は，資源配分という内部の要因に関する条件で Strengths（強み）があり Weaknesses（弱み）がないということに当たるだろう。4.「実施計画

表 3.9 Gunn の完全実施の条件（文献 8）より筆者作成）

1. 実施組織を無力化するような外部条件が存在しないこと。
2. 計画に十分な時間と資源が利用可能なこと。
3. 計画に必要な資源が全体として足りているのみではなく，実施過程の段階ごとに必要になる資源のセットが利用可能なこと。
4. 実施計画で仮定している因果関係が理論的に正しいこと。
5. 因果関係が直接のものであること，あるいは，介在する要因があるとしても限られていること。
6. 実施組織が他組織に依存しなくても単独で目的達成可能なこと，あるいは，他組織の関与が必要な場合でも依存する要因の量と質が限られていること。
7. 実施の全段階を通じて達成すべき目的についての完全な理解と合意が存在していること。
8. 共通の目的に向かって参加者が果たすべき役割の詳細と手順が完全に規定されていること。
9. 計画に関与するすべての参加者と組織の間に完全なコミュニケーションとコーディネーションが成立していること。
10. 責任者の命令に対して完全な遵守が得られること。

で仮定している因果関係が理論的に正しいこと。」と 5.「因果関係が直接のものであること，あるいは，介在する要因があるとしても限られていること。」は，計画で仮定している因果関係に関する条件であるが，前者と後者の前半は内部要因としての Strengths（強み）に当たり，後者の後半つまり「介在する要因があるとしても限られていること。」は外的要因としての Opportunities（機会）に当たるだろう。6.「実施組織が他組織に依存しなくても単独で目的達成可能なこと，あるいは，他組織の関与が必要な場合でも依存する要因の量と質が限られていること。」も，外的要因としての Opportunities（機会）に当たるだろう。7.「実施の全段階を通じて達成すべき目的についての完全な理解と合意が存在していること。」と 8.「共通の目的に向かって参加者が果たすべき役割の詳細と手順が完全に規定されていること。」と 9.「計画に関与するすべての参加者と組織の間に完全なコミュニケーションとコーディネーションが成立していること。」は，内外の要因両方に関わる条件で Strengths（強み）と Opportunities（機会）に当たるだろう。最後に 10.「責任者の命令に対して完全な遵守が得られること。」は，内的要因としての Strengths（強み）に当たるだろう。

　Gunn の完全実施の条件の公衆衛生や医療の分野での応用は比較的限られているが，たとえば，Harrison は，1990 年代前半に根拠に基づいた医学（EBM）の普及の可能性を Gunn の完全実施の条件を用いて検討し[9]，当時

利用可能であったエビデンスは EBM の実践には必ずしも適したものではなかったことなどを指摘した。また，日本でも応用が試みられている[10]。

　Gunn の完全実施の条件は，10 に及ぶ長いリストで，SWOT 分析と比較すると使い方が難しいだろう。しかし，戦略的にサービス提供計画を改善するためには，より具体的に多くの果実を期待できるものだろう。ただし，付け加えておきたいことは「Gunn の完全実施の条件」は完全ではないということと，現実には「完全な実施計画」を立てることはできないということである。SWOT 分析についてもいえることだが，応用するにあたってはツールの限界を理解することが重要である。

おわりに

　ヘルスサービス提供計画の分析ツールとして SWOT 分析と Gunn の完全実施の条件の 2 つを紹介した。より良いサービスの提供の実現はヘルスサービスリサーチの目的のひとつであろう。このためには戦略的なサービス提供計画を事前に吟味することが肝要であり，経営学や組織研究のツールが有用であると考えられる。今回紹介した 2 つのツールに限らず多様なツールの適切な応用が今後期待される。

文献

1) Fulop N, Allen P, Clarke A, et al. Studying the Organisation and Delivery of Health Services: Research Methods. London: Routledge. 2001.
2) Green A. An Introduction to Health Planning for Developing Health Systems (3rd ed). New York: Oxford University Press. 2007.
3) ジョセフ・S. サンフィリポ，トーマス・E. ノーラン，ベイツ・H. ホワイトサイド. 真野俊樹監訳. MBA 式医療経営戦略ハンドブック　必ず"成功"する 17 の処方箋. 東京：日本医療企画. 2006.［MBA Handbook for Healthcare Professionals］
4) Uscher-Pines L, Barnett DJ, Sapsin JW, et al. A systematic analysis of influenza vaccine shortage policies. Public Health 2008; 122(2): 183-191.
5) Wangkahat K, Nookhai S, Pobkeeree V. Public health laboratory quality management in a developing country. Int J Health Care Qual Assur 2012; 25(2): 150-160.
6) 今岡節子，馬場園明. 訪問看護ステーションの経営・管理改善モデルの構築とその評価. 医療福祉経営マーケティング研究 2009; 4(1): 1-12.
7) 渋谷明隆，小林弘祐. DPC データ分析からみた北里大学 4 病院の位置づけ. 北里医学 2009; 39(2): 117-128.

8) Gunn LA. Why is implementation so difficult? Management Services in Government 1978; 33(4): 169-176.
9) Harrison S. Knowledge into practice: what's the problem? J Manag Med 1994; 8(2): 9-16.
10) 近藤正英, 長谷川敏彦. 計画立案ツールとしての Gunn の完全実施の条件の応用・医療計画制度の事例検討. 第 64 回日本公衆衛生学会総会抄録集 2005; 509.

3.4 国際生活機能分類に基づくアセスメント―R4 システムの開発

大河内二郎

はじめに

　ヘルスサービスリサーチを行う上で, 調査票や様々なアセスメントを作成することはとても重要なプロセスである。調査法が信頼性や妥当性を欠くと, その結果の妥当性も揺らいでしまう。論文を投稿しようとしても, 調査法の妥当性が不十分ということで掲載されないこともある。そこで今回老人保健施設で用いるためのケアマネジメント方式 R4 システムのアセスメントを開発のプロセスについて論じる。その中でこれまで高齢者に使われてきたアセスメント手法の問題点について考察し, 併せて R4 システムのアセスメント方式についていかにして国際生活機能分類（ICF）を取り入れたかについて述べたい。

1) 介護保険施行前後のアセスメント手法

　さて, 調査票やアセスメントを作成する際に重要なのは, その指標が①信頼性と②妥当性の両方をもっているかということである。そのためには, 開発した調査法が, 信頼性と妥当性を確認するプロセスを経ている必要がある[1]。

　介護保険が始まる以前から, 高齢者アセスメントのあり方については, 国内外で多く議論がなされてきた。様々な種類のアセスメント手法が開発され, 2000 年の介護保険の施行と同時にさらに広まっていった。

　介護保険が介護保険施行の前後に開発されたアセスメント手法は以下の特徴をもっていた。

　1. 主として在宅の高齢者に対して, どのようなサービスを提供するか,

という視点で開発された。

2. 利用者の状態を把握するため，利用者の状態を項目ごとに区分した（たとえば移乗，排泄など）。

3. それぞれの項目について，どの程度の介助の程度が必要か，「全介助，部分介助，見守り，自立」といった評価を行った。

4. それぞれの介助の程度に応じて，介助の目標や内容をケアプランとしてまとめる手法を取った。

5. その一方で，変化を追うため，合計点を算出するというしくみをもっているものもあった。

要介護認定では利用者の状態を，「日常生活動作に必要な介助の状態」として調査し，連続変数としての介護時間を予測するという手法を取っていた。さらに，予測された介護時間の順序尺度である要介護度に換算していた[2]。たとえば移乗の項目では，選択肢として「自立」「見守り」「部分介助」「全介助」が与えられ，これからひとつを選択することになる。この時，「自立」が最も介助時間が少なく，「見守り」がそれに続き，「部分介助」は「見守り」よりも介助量が多く，「全介助」が最も介助量が多いと，想定されていた。これはリハビリテーションの指標としての FIM などの選択肢から応用したものであろう。脳梗塞などのリハビリテーションでの「見守り」は動作を「見守って」いれば，介助量は「部分介助」よりも少ないということが想定されていたため，この構造がもち込まれたと考えられる。

ところが，後期高齢人口が増えると，認知症の割合が増えてくる。それに伴い，行動障害に伴う「見守り」という，前述の「リハビリテーション」時の見守りとは異なる種類の「見守り」が増加したと考えられる。このタイプの「見守り」は「部分介助」や「全介助」以上の時間を取られる。このため後期高齢者の「見守り」の閾値が，「部分介助」よりも低いため，「部分介助」と「見守り」の関係が逆転しているということがわかった。これはつまり，「①自立，②見守り，③部分介助，④全介助」の①〜④の順番が成り立たないということが後期高齢者を多く含む集団では発生していることを示している[3]。このように，評価するためのスコアが逆転することがあることがわかっており，たとえば Barthel Index においても Modified Barthel Index

3.4　国際生活機能分類に基づくアセスメント—R4 システムの開発　　111

が提唱されている[4]。

　さらに，要介護認定に用いられるアセスメントを始めとして当初のケアマネジメントの考え方は，在宅の介護サービスの援助内容や，介護の手間を考えるには適していたが，その一方で，利用者の自立に向けた取り組みに用いるには困難も生じていた。その理由としては，以下の2点が考えられた。

　1. 対象者の変化を把握できない。

　前述のとおり認知症を含む高齢者集団を前述の「①自立，②見守り，③部分介助，④全介助」という順番でアセスメントしても，利用者の状態が①，②，③，④の順で悪化や改善をしていないことに起因している。

　2. 給付管理のためのアセスメントと自立支援のためのアセスメントが異なる。対象者の障害をいかに介護サービスで埋め合わせるかという視点が中心で，自立支援の視点にかける。

　これまでのアセスメントは，「部分介助」や「全介助」と判定された場合に，それを補うサービスを提供すればよいと考えられてきた。たとえば排泄の部分介助が必要であれば，そこには，ヘルパーを派遣すればよいという考え方である。そこでケアマネジメントは利用者の失われた機能を補う「サービス穴埋め型」が中心となり，また給付管理を行う介護支援専門員は，より多くのサービスを提供すれば事業所の利益にも繋がるため，利用者の状態の改善を目的としたケアマネジメントではなく，いわゆる「給付管理」を目的とした穴埋め型ケアマネジメントに陥っていた（図3.5）。

　介護保険が施行されて間もなく，2001年の世界保健機構の総会において国際生活機能分類（International Classification of Functioning, Disability and Health: ICF）が承認された。これまでは国際障害分類（ICIDH）により人間がもつ障害を分類していたのに比べ，ICFでは，人間の正常な機能を分類することになり，このICFを加盟各国において，統計や研究に用いることを支援するという決議がなされた[5]。しかしICFが介護保険施行に1年遅れて世界保健機構において承認されため，残念ながらICFのもつ障害に対するポジティブな考え方を導入することが遅れたことも，自立支援の視点からのアセスメントの開発が進まなかった一因となっているかもしれない。ICFの考え方やICFコードは，これまでの「障害」を判断する機能評価の

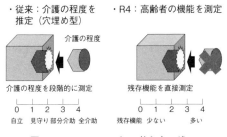

図 3.5 アセスメントの考え方の違い
穴埋め型の測定と残存機能の測定

体系を,対象者がもっている「機能」や「残存機能」を評価する体系へのパラダイムシフトであった。

この考え方を導入するため,世界各国でICFコードを応用するための検討がなされていた。まず,世界保健機構がICFコードを用いた簡易アセスメント手法としてチェックリストを作成した[6]。しかし高齢者においては,ここで選択されたICFコードの信頼性や妥当性が低いものもあることが,指摘されていた[7]。また,高齢者以外の様々な領域において,これまで作成されたアセスメントをICFに置き換えるという試みもなされた。これらはCross linkingと呼ばれている[8]。しかし,個々のアセスメントとICFの定義には隔たりがあり,あまり広まっていないように思われた。

また,ICFには,参加(Participation),活動(Activity),環境(Environment)などの用語があり,それぞれがコード化されているが,領域ごとの特徴についての検討も行われた[9,10]。

実際のICFコードの応用の代表的なものがドイツおよびスイスで開発されたICFコアセットである。これは,疾病や状態像ごとにデルファイ法によりICFコードを疾患や状態ごとに選択したものである。疾患ごとのコードセットであるため,関節リウマチと脳血管障害では用いるコードが異なっている[11]。

一方,日本においては介護保険があり,高齢者全体を対象としているため,疾病ごとにアセスメント項目が異なるということは,使い勝手がわるい。むしろ,疾病によらない(疾患横断的)アセスメントが求められた。そこで筆

3.4 国際生活機能分類に基づくアセスメント─R4システムの開発   113

者らは介護保険利用者を主として，高齢者全般に利用できる ICF による測定手法の検討を行ってきた。特に利用者の状態を適切に測定できることが，高齢者施設におけるヘルスサービスリサーチの基盤と考えて開発を行った。ICF コードを応用したアセスメントを作成するにあたって，①利用者の状態を的確に測定し，変化を把握できること，そして，②自立支援に資すること，を目的とした。

2）ICF の応用可能性の検討

　介護保険が施行されてから介護支援専門員は講習会などで，「ICF に基づく」「ICF 理念に基づく」「ICF 概念に基づく」「ICF モデルに基づく」ケアプランを立てるよう，行政から指導をされてきた。ところで ICF の理念とはなんだろうか？　ICIDH と比較すれば，これまで利用者の「できないこと」「介助が必要な点」といった障害に焦点を当てていたのが，ICF では利用者の「行っていること」「できること」というポジティブな機能に目を向けるようになったことが第一の変化であろう。すなわち，障害を中心に考えるのではなく，正常な機能を中心に考えること，これが ICF の本質である。障害をもった高齢者の場合は「残存機能」を適切に把握できるしくみといい換えてもいいだろう（図 3.5）。

　現行の介護保険で用いられるアセスメントをみてみると，要介護認定（すなわち包括式自立支援プログラム）の調査項目，FIM，MDS その他の多くのアセスメント方式が，利用者が「できない」ことに着目してケアプランを立てる方法になっている。たとえば要介護認定調査項目は，項目ごとに利用者の能力で評価するもの，介助の方法で評価するものなど，様々な評価基準がある。介助の方法で評価するものには「移乗」があり，その評価尺度は，「**①自立（介助なし），②見守り等，③一部介助，④全介助**」となっている。やはり介護の現場では，「できないこと」「介助が必要なこと」が中心になっていると考えられた。

　一方 ICF の場合は，評価尺度が，移乗を「**行っているか**」「**行っていないか**」あるいは「**できるか**」「**できないか**」である。前者の評価尺度は，Performance，後者は Capacity と呼んでいる。

114　　3　医療システムのモデル評価

介助の程度で評価すること，そして利用者の実際の状態で評価すること，この2つには，一見大きな違いはないように思われるかもしれないが，評価基準の違いが，その後の利用者の処遇に影響を与える可能性がある。

　たとえば，移乗が，一部介助，全介助という結果であれば，その対応策は，「どのように介助するか」ということになる。一方ICFの場合は，自分で普段から「行う」にはどのようにしたらいいかという視点が容易となる。このようにICFの定義に基づいて，利用者の状態を直接評価すること（介助の状態を評価するのではなく），とした点がICFの長所である。

　この他，世界保健機構はICFの長所として，第一にICFを用いることによって，保健関係者が障害・疾病をもつ人の状況の共通理解を得ることができること，2つ目は，施設や機関において各サービスの計画や評価，記録を行う際の実際的な手段を提供できること，3つ目に，各種調査や統計について，比較検討する標準的な枠組みを提供できるということを謳っている[12]。

3) ICFのアセスメントとしての限界

　こうした長所をもつ一方，ICFは単なるコード集であり，アセスメント手法ではないという問題があった。前述のとおり，ICFは障害に関する分類ではない。そのため現場ではアセスメントとしてはそのまま使えなかった。

　さらにICFはコードが1500近くある。しかも，各コードは人間全体を対象にしており，特定の対象，たとえば高齢者向きにつくられているわけではない。たとえば「学校教育」や「職業訓練」などの項目は，要介護高齢者には関係が薄い項目である。このためICFをアセスメントに用いるためには，高齢者という集団において各コードの信頼性や妥当性を確認する必要があった。

　また，ICFでは用語が一般的で，高齢者向けにつくられているわけではない。高齢者集団を対象とする調査で利用しやすい用語を用いて定義を明確にする必要があった。

　さらに，在宅や施設で生じうる高齢者の問題を網羅しているかというと，そうではなかった。たとえば行動障害（周辺症状などの問題行動）というコードはICFにはない。それに該当するのは機能障害の「精神の機能低下

（b14）」となる。つまり，ICF では周辺症状を精神の機能の低下としか表現できない。行動・心理障害という概念が，正常な機能を分類するという思想で作られた ICF では困難になっていた。すなわち，ICF は，多くの領域をカバーするが，介護保険での運用を考慮すると，不足している領域もあった。

4）高齢者の機能測定における信頼性と妥当性

　アセスメントが，実際の現場で利用できるかということを確認するプロセスには①信頼性と②妥当性の2つを確認する必要があると冒頭に述べた。信頼性の確認方法としては，テスト再テスト法がある。これは同一の被験者に期間を空けて同一のテストをさせ，1回目と2回目のテスト結果を比較する方法や，2人の被験者に同一のテストをさせ，その結果を比較する方法である。

　そこで筆者らはまず，ICF の章ごとのコードの信頼性を検証した[7]。まずテスト再テスト法を用いて介護保険利用者について検討したところ，高齢者において，信頼性が高い項目，および低い項目があった。

　図3.6は ICF コードのうち，「活動と参加」の章別に信頼性指標であるテスト再テスト法の重み付けカッパ値をプロットしたものである。

　対象によって正確に把握できるコードと，そうでないものがあることがわかった。同様に高齢者のケアにとって重要なコードなども検討した。介護保険でも調査されるセルフケア（Self care）の領域は比較的信頼性が高く，一方地域生活（Community life）は信頼性が低いことがわかった。このように正しい情報を得るためには ICF コードのうち，適切なコードを選択する必要があることが明らかになった。

　ところで，テスト再テスト法によって評価しているのは，アセスメントの「信頼性（Reliability）」である。これは，評価がどれだけぶれないか，という視点で ICF コードを評価したものである。一方，本当に測定したいものが測れているかどうか，すなわち妥当性（Validity）も検討する必要がある[13]。

　妥当性には，様々な概念が含まれているが，ここでは3つに区分する。

116　　3　医療システムのモデル評価

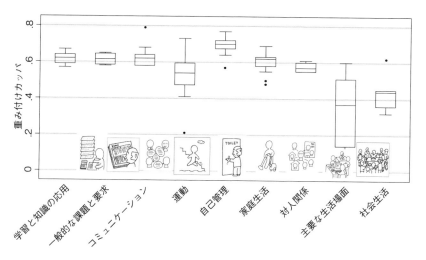

図 3.6　ICF の活動と参加領域の章ごとの信頼性（重み付けカッパによる）

1. 内容的妥当性

　まず，調査項目が，調査したい内容が適切に含まれているか，ということを検討する。数学のテストにおいては，数学の問題をテストするのであり，ここに漢字のテストがあることは妥当とはいえない。アセスメントも同様で，調査したい内容と，アセスメントの内容が同じか，ということを確認する。この確認方法は，多くの専門家によるパネル会議や，デルファイ法が良いとされている。

2. 構成概念妥当性

　アセスメントを作成する際，対象者のなんらかの因子を想定して測定を行うことになる。通常ひとつの因子を測定するのに，複数のアセスメントやテスト項目を組み合わせて調査を行うので，個々の因子を組み合わせたとき，調査全体が，意図しているものを測定しているかどうかを検討するものである。因子分析はそのひとつの方法である。またこの後述べる Rasch 法も構成概念妥当性を確認する統計手法として強力である[14]。因子的妥当性ということもある。

3.4　国際生活機能分類に基づくアセスメント—R4 システムの開発　　117

3. 基準関連妥当性

つくられたアセスメントが，その他の手法を外的基準として照らし合わせて確認する場合，基準関連妥当性という。たとえば身体機能のアセスメントをつくった場合にFIMなどほかの基準との相関を検討する場合をいう。この場合は相関係数が妥当性の指標となり，このような場合は併存的妥当性という。このほかに，つくったアセスメントが将来の転倒など，未来に起こることを予測しようとする場合は予測妥当性という。既存の指標の変化と，新しく作成した指標の変化の仕方の違いを比較して，変化に対する鋭敏度を求めることもある。

ところが日本で用いられている介護に関係したアセスメント手法が適切かどうかの検討は上述のテスト再テスト法による一致率（2人の測定者）（2回の繰り返し測定）の検定や古典的テスト理論に基づくクロンバッハαの検討が中心であった。一方妥当性の検討はあまり行われていなかった。

クロンバッハαは，高齢者のアセスメントを評価するには制限がある。まずクロンバッハαは各項目の難易度や対象者の分散に影響されるため，難しい質問や簡単な質問が入っていたり，対象者の分散が大きかったりすると，高い値が得られる。すなわち質問内容や対象者のバラツキに影響されやすい指標であり，高齢者ケアの評価指標としては用いるべきではない。その代わりの手法としてRaschモデルという評価手法がより妥当である。

Raschモデルはデンマーク人の数学者・統計学者であるGeorge Raschにより発見された[15]。Raschの考えを要約すると，以下にまとめられる。

1. 人間の心理状態や，能力を，物差しのように測定することは可能だろうか。
2. それを満たすための数学的な条件はなにか。
3. 統計学的手法を用いて，人間心理や能力を，物差しのように表現できないか。

この場合の測定とは，対象者間の比較をしたり，同じ対象者の前後比較をしたりするために同じ単位（Unit）を用いることである。ひとつの単位として計測できるかどうか，を統計学的に検討するしくみがRaschモデルといってもいいだろう。もともとこのモデルは教育テストを中心として発展した

が，高齢者の機能評価の尺度を検討することもできる。このモデルは以下の数学モデル（式）に合致していることが測定の必要条件である。必要条件であるから，Rasch モデルに適合するアセスメント項目を複数用いれば測定が可能になる可能性が高い。一方 Rasch モデルに適合していない項目群は「単位」として扱うことが困難となる。単位化できないということは，構成概念として単一でないということである。すなわち Rasch モデルに適合していないアセスメント項目では対象者を比較したり，時系列変化を検討することはできないので，アセスメントとしては不適切である。

　この数式を見ると Rasch モデルは θ（人の能力値）と δ（質問の困難度）による関数である。また両者（θ と δ）が一致する場合，回答確率が 0.5 になるということを示している。これは正誤の回答を要求する場合の一番簡単な場合であるが，多段階の評価の場合にも成立することがわかっている。

　ここに至る演繹過程はここでは省略するが，興味のある方は入門書として「静鉄人著『基礎から深く理解するラッシュモデリング』関西大学出版部」をお勧めする。教育テストを中心に書かれているが，高齢者の機能測定でも原理は同じである [16]。

$$\Pr(X_{ni}=1; \theta_n, \delta_i) = \frac{e^{\theta_s - \delta_i}}{1 + e^{\theta_s - \delta_i}}$$

$\Pr(X)$：n 番目の人が i 番目の項目に対する正解確率
θ_n：n 番目の人の能力値
δ_i：i 番目の項目の困難度（location）

　Rasch 法による妥当性の確認方法は，以下のプロセスで行う。複数の人間による複数の質問からの回答パターンを検討し，測定しようとする特性について，適合度を検討していく。その中で，①適合しない項目は，モデルに合致しないと判断し除外し，②Rasch 法に適合した項目のみで，回答パターンを再度検討する。このプロセスを繰り返し，最適なアセスメント項目のセットを作成する。すなわち，ひとつの属性，たとえば高齢者の「移動」について最初は 20-30 ぐらいのアセスメントから始め，Rasch モデルに適合しな

いアセスメントを除いて最後に 5-10 ぐらいのアセスメント項目のセットをつくるという手順を取る。今回 Rasch モデルを検定するソフトウェアとしては RUMM2030 を用いて検討した[17]。

表 3.10 に，「移動」の概念に所属するアセスメント項目の選択プロセスを示した。たとえば「50 m 屋内歩行」とか，「昇り降りすること（階段昇降）」とか，「屋外での移動」など，類似と思われる概念について，それぞれの項目が Rasch モデルに適合するか，χ 二乗検定を用いて適合度を検討する。

この手法を取れば，測定したい属性について，同じ内容で難易度が異なる項目を複数選択することができる。これまでは，アセスメント項目は専門家の意見により項目が選択されていたが，Rasch モデルを用いると，「測定」という観点から統計学的に適切なものが自ずと選択される。この場合の適切

表 3.10 移動関連の ICF コードの位置および χ 二乗適合度

調査項目	δ（難易度）	χ 二乗適合度	χ 二乗確率
50 m 歩行（実用的面内歩行）	−0.9	4.5	0.11
50 m 歩行（面内歩行）	−1.5	13.9	0.00
100 m 歩行	1.6	1.9	0.38
障害物を避けての歩行	−1.9	12.9	0.00
昇り降りすること（昇る）	1.6	0.5	0.77
昇り降りすること（降りる）	1.2	2.8	0.25
施設内での移動	−4.2	1.4	0.49
入所施設以外の建物での屋内移動	−0.5	6.6	0.04
屋外での移動	1.4	2.8	0.24
杖のみを用いた歩行	0.1	5.4	0.07
杖と装具の双方を用いた歩行	1.0	3.5	0.17
外出状況—付き添いがあれば近所に外出	−1.9	29.7	0.00
外出状況—近所に外出	1.1	3.1	0.21
外出状況—個別的交通手段を利用して外出	−1.0	6.9	0.03
外出状況—公共交通機関を利用して外出	3.0	1.2	0.56

Rasch 適合度に基づいて選択された ICF コード

調査項目	δ（難易度）	χ 二乗適合度	χ 二乗確率
施設内での移動	−5.4	2.8	0.3
杖と装具の双方を用いた歩行	0.5	2.1	0.2
屋外での移動	0.7	2.0	0.4
階段を昇ること	1.5	5.0	0.2
外出状況—公共交通機関を利用して外出	3.5	3.1	0.2

なものは「難易度は異なるが,基盤にある因子としては単一のもの」という理解ができる。

こうやって選択された項目をさらに難易度順に並べたのが,現在全国老人保健施設協会の新しいケアマネジメントシステムR4方式に用いられているアセスメント手法である[18]。R4では,このうち難易度が似ている2つの項目のひとつを取り除いて,以下のような簡易なアセスメント指標を作成した(図3.7)。

これは,選択されたアセスメント項目を4つ選択し,それらを区切り線と

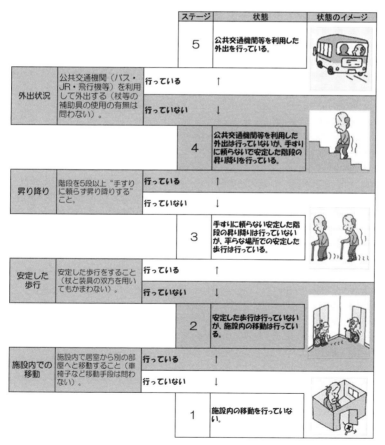

図3.7　R4方式における移動のアセスメント[18]

3.4　国際生活機能分類に基づくアセスメント―R4システムの開発

して難易度順に上から並べたものである。こういった形を取るスケールをガットマン型スケールというが，Raschモデルは本来ガットマン型スケールの確率的表現であることを応用して，図のような形式とした。

　このアセスメントは要介護認定とは異なって上の方（すなわち数が多い）レベルが，より難易度が高い項目となっており，したがって機能が高い高齢者となる。今回同様に食事，嚥下，排泄等12個のアセスメントを作成したが，それぞれひとつが，算数や英語のテストと同様に，機能や能力が高いと数値が多くなるように設計した。さらにこれまでの研究でイラストを用いると，信頼度および妥当性が高くなることがわかっていたので[19]，多職種協働を実現するための工夫として，イラストを添付した。

5）アセスメントからケアマネジメントへ

　図3.7で示したとおり，各アセスメント項目を用いて高齢者のレベル判断を行う方式を取ると，いくつかのメリットが得られた。まず項目ごとに，利用者の状態を改善するのか，維持するのか，あるいは悪化を予防するのかの目標設定が容易になる。利用者の改善を目指すケアプランとしては，たとえばリハビリテーションや医学的介入など，何か利用者の状態を改善するための積極的な介入である。あるいは，環境や福祉用具の導入によっても，現在行っていないけれど，器具等の整備で行うことができるような場合がある。次に状態維持のケアプランであるが，現在行っていることを維持するために，どのような支援が必要かを考えることになる。

　そして，悪化予防のケアプランとしてリスクマネジメントがある。悪化予防策の検討，そして悪化が予測される場合は，本人や家族への事前の情報提供が考えられる。たとえば将来の転倒リスクを評価し，予防対策をレベルごとに行うことが可能となる。表3.11に各ステージごとの転倒リスクを示した。このように，対象者のステージによっては，転倒リスクが高い。これまでの転倒歴がない人であっても，リスクの判断が容易になる。

　このように，レベル設定し，利用者の今後の動向を予測することで，ケアプランの内容を，改善，維持，悪化予防の3つの軸に沿って考えることを容易にしている。ただしケアマネジメントの現場ではこれらの3つ，改善，維

表 3.11　基本動作レベルとリスク事象の相対危険度

基本動作	相対危険度と 95％信頼区間				
	1	2	3	4	5
転倒	0.44(0.36 − 0.55)	0.87(0.71 − 1.06)	0.95(0.79 − 1.14)	1.4(1.25 − 1.58)	1.2(1.05 − 1.37)
骨折	0.6(0.34 − 1.05)	1.02(0.59 − 1.79)	1.12(0.66 − 1.9)	0.83(0.55 − 1.25)	1.54(1.05 − 2.26)
誤嚥性肺炎	3.25(2.41 − 4.38)	2.01(1.4 − 2.88)	0.52(0.29 − 0.93)	0.4(0.26 − 0.6)	0.46(0.3 − 0.71)
感染症	1.55(1.36 − 1.77)	1.29(1.1 − 1.53)	0.9(0.74 − 1.08)	0.81(0.72 − 0.93)	0.74(0.64 − 0.86)
脱水	1.87(1.36 − 2.58)	1.64(1.12 − 2.4)	1.04(0.67 − 1.61)	0.78(0.56 − 1.09)	0.41(0.26 − 0.64)

持，悪化予防はどれかひとつということではなく，3つがお互いに交じり合っているため，これらを適切に選択するのは介護支援専門員の能力といえよう．

　この考え方はこれまでの「機能穴埋め型」のアセスメントとは異なり，利用者の状態をより改善させたり，自立支援を促すためにつくられている．したがって「自立支援型」のケアマネジメントを行うにはより適切であると考えた．

　また今回作成したアセスメントは今のところ12の項目のレベルの評価と，行動障害のスケールである（図3.8）．ひとつのスケールにICFに基づく4つの区切り線が入っている．つまり，数の上では12のアセスメントであるが，実際には12（アセスメントの数）×4（区切り線の数）＝48のアセスメント

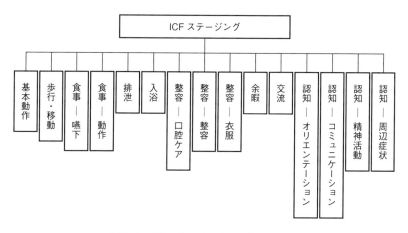

図 3.8　ICFステージングのアセスメント

3.4　国際生活機能分類に基づくアセスメント─R4システムの開発

の内容を含んでいる。つまり，ひとつのアセスメントに，これまでの包括式自立支援プログラムなどのアセスメントが４つ含まれているため，効率的なアセスメントが可能になる。また，老人保健施設においては入退所検討会がおよそ３か月に一度開かれることから，３か月に１回程度アセスメントを繰り返すことで，利用者の状態の変化を把握し，ケアプランの内容の再検討を行うこととしている。

　また，今回のように，正確な測定を目指したアセスメント手法を開発することにより，より正確なヘルスサービスリサーチの基盤を築くことができると考える。Rasch 法は国内では普及しているとはいいがたいが，国内でも多くの応用が期待される。

文献

1) Streiner D, Norman G. Health Measurement Scales. 4th ed. Oxford University Press. 2008.
2) Tsutsui T, Muramatsu N. Care-needs certification in the long-term care insurance system of Japan. J Am Geriatr Soc 2005; 53(3): 522-527.
3) 全国老人保健施設協会．生活期リハビリテーションによる効果判定のための評価表の作成とその試行に関する調査研究事業報告書．平成 24 年度老人保健事業推進費等補助金（老人保健健康増進等事業）．東京：全国老人保健施設協会．2013.
4) Tennant A, Geddes JM, Chamberlain MA. The Barthel Index: an ordinal score or interval level measure? Clinical Rehabilitation 1996; 10(4): 301-308.
5) World Health Organization. International Classification of Functioning, Disability and Health : ICF. Geneva: World Health Organization. 2001.
6) World Health Organization. The ICF checklist. 2002. Available from: http://www3.who.int/icf/checklist/icf-checklist.pdf
7) Okochi J, Utsunomiya S, Takahashi T. Health measurement using the ICF: test-retest reliability study of ICF codes and qualifiers in geriatric care. Health Qual Life Outcomes 2005; 3: 46.
8) Weigl M, et al. Linking osteoarthritis-specific health-status measures to the International Classification of Functioning, Disability, and Health (ICF). Osteoarthritis Cartilage 2003; 11(7): 519-523.
9) Jette AM, Haley SM, Kooyoomjian JT Are the ICF Activity and Participation dimensions distinct? J Rehabil Med 2003; 35(3): 145-149.
10) Perenboom RJ, Chorus AM. Measuring participation according to the International Classification of Functioning, Disability and Health (ICF). Disabil Rehabil 2003; 25(11-12): 577-587.
11) Stucki G, Grimby G, eds. ICF Core Sets for Chronic Conditions. J Rehabil Med. 2004;

44: 5-141. Abingdon, Oxon, UK: Taylor & Francis.

12) World Health Organization. ICF Home Page. [cited 2004 20. July]; Available from: http://www.who.int/classification/icf

13) Andresen EM. Criteria for assessing the tools of disability outcomes research. Arch Phys Med Rehabil 2000; 81(12 Suppl 2): S15-S20.

14) Avlund K, Kreiner S, Schultz-Larsen K. Construct validation and the Rasch model: Functional ability of healthy elderly people. Scandinavian Journal of Public Health 1993; 21(4): 233-244.

15) Rasch G, Probablistic Models for some Intelligence and Attainment Tests (expanded edition). Chicago: The University of Chicago Press (original work published in 1960). 1980.

16) Okochi J, Takahashi T. Application of the ICF Codes in Geriatric Assessment: use of the ICF Qualifiers to Quantify Health Information. in Kroll T. ed. Focus on Disability: Trends in Research and Application. Central City, CO, USA: Nova. 2007; 39-56.

17) Okochi J, et al. Staging of mobility, transfer and walking functions of elderly persons based on the codes of the International Classification of Functioning, Disability and Health. BMC Geriatr 2013; 13(1): 16.

18) 全国老人保健施設協会．新全老健版ケアマネジメント方式～R4システム．社会保険研究所．2011.

19) Okochi J, et al. Reliability of a geriatric assessment instrument with illustrations. Geriatr Gerontol Int 2005; 5(1): 37-47.

3.4 国際生活機能分類に基づくアセスメント—R4システムの開発　　125

4 関連領域との協働

4.1 医療の質指標—医療戦略としてのヘルスサービスリサーチ　原野　悟

はじめに

近年の社会保障費の高騰は，先進諸国をはじめとして保健・医療・福祉の効率化と，その結果としての社会保障費の抑制を求める声となった。その一方で，医療の安全と質の向上により，QOL の改善も重要な課題として俎上にのぼってきている。それらの問題解決の手段としてヘルスサービスリサーチ（以下，HSR）が注目されることとなった。

米国では，1965 年に National Center for Health Services Research が設立され，1979 年には National Academy の Institute of Medicine（IOM）により HSR の方向性が示された。さらには 1995 年には同じく IOM が HSR に関わる専門家の養成に関する提言を報告している[1]。

筆者は Johns Hopkins 公衆衛生大学院の MPH（Master of Public Health）課程を 2001 年に修了したが，そのカリキュラムの中で上記の IOM の勧告に基づいた科目を修得する機会が得られた。日本においてすでに携わった研究の中には HSR の分野に属すると考えられるものもあったが，このように体系的に学習した経験は皆無であったので衝撃的であった。そこで，その時の内容を基に，わが国も早くこの分野が発展するようにとの思いで『健康サービス研究入門』として著したが[2]，それから 10 年余りが経てようやくわが国でも関心が高まってきた。

本節においては，まずは最初に HSR とはいかなる分野で，対象とする課題はどのようなものであるかを概観してみる。次いで，筆者がまだ HSR と出逢う前に行った「二次医療圏における救急医療の研究」という医療政策に関わる厚生科学研究を紹介する。この研究では図らずも HSR の課題のひと

つである Accessibility の問題が検討されており，地域の範囲で医療戦略を考える。さらに，医療の質指標についても述べる。筆者はこの分野の嚆矢ともいえる Maryland 医師会の Quality Indicator の開発者である Dr. Vahe Kazandjian より医療の質指標作成について学び，2003 年には東京大学病院での医療の質評価委員会の臨床指標策定 Working group に参加した。この時の経験を基に医療の質へのアプローチを試みる。これは，施設の範囲での医療戦略について論じているものと考えられる。最後に，これからの課題として重要な医療のコストと医療行為の標準化について簡単に触れてみたい。

1）ヘルスサービスリサーチとは

　IOM は 1979 年以来何度か HSR の定義を試みている。1995 年に提唱されたものは，「ヘルスサービスリサーチとは，個人や集団のための健康サービスの構造や過程，効果についての知識と理解を増すために，ヘルスケアサービスの利用や費用，質，利便性，供給，機構，財政，成果を調べる基礎的ならびに応用的な調査研究の学際的分野である」というものであり，ここには目指すべき目標や課題が明らかにされている。

　この定義から，ヘルスサービスリサーチに含まれるカテゴリーには，①ヘルスサービスのシステムという側面についての理解と知識を深めるための「基礎または方法志向型の研究」，②ヘルスサービスシステム内における特定した問題や懸案，サービス供給方式を研究する「健康政策研究・評価（基礎的政策研究）」，③組織だったひとまとまりの保健・医療に関連した活動が意図した目標にどの程度到達したかを調べる「健康プログラム評価」，④政府などにより実施された特定の政策の成果（健康度，費用，満足度，サービスの利用度など）に関してその効果を調べる「評価的政策研究」，が考えられる。

　また，対象素材のレベルから見ると，①臨床に根ざした研究，②施設に根ざした研究，③制度の研究，④環境的研究，という分類もされる。利用法から俯瞰すれば，①革新的技術の評価，②問題解決，③履行過程の評価，④効果の評価，にも分類される。内容的には，ヘルスサービスリサーチが扱う主題は，①ヘルスサービスの機構と財政・資金，②ヘルスケアへのアクセス

（利便性），③サービス実施者，患者，利用者の行動，④ケアの質，⑤臨床評価と成果の調査研究，⑥情報学と臨床上の意思決定，⑦保健・医療専門職の労働力，などがある。

紙面の都合上詳細については割愛するので，拙著[2]を参考にしていただきたい。

2）二次医療圏における救急医療の研究

この研究で問いたい疑問は，二次医療圏単位で等しい救急医療の成果を求めるために改善すべきものは何か，ということであった。そこで，救急医療の成果として脳卒中および心疾患死亡率を指標とし，これらに関連する社会資源，医療資源あるいは社会生活要因を特定することを目的とした[3]。

研究には5都道府県の52の二次医療圏をサンプルとして抽出し，国勢調査や医療動向調査，国民生活基礎調査，国土調査など二次的データを利用し，すべて二次医療圏ごとに合算した。目的変数を虚血性心疾患と脳血管疾患の男女別標準化死亡率（SMR）とし，その他のデータを医療施設関連，医療設備関連，患者動向，疾患別患者数，社会生活指標に分けて説明変数とし，正準相関分析を用いて解析した。社会生活指標には人口や面積，可住面積人口密度などのほかにも，地方税の歳入や歳出，交通事故発生率，市町村道舗装率なども含んだ。

分析の結果，病院数や病床数，全身CTやアンギオ装置などの高度な医療設備とともに，医療圏をまたぐ患者の受診行動で高い相関を示した。そこで，入院および外来についてそれぞれ各二次医療圏を，医療圏内患者の圏外受診割合も医療圏外患者の当該医療圏内受診割合もともに50％以下であるものを「自給自足型」，圏内患者圏外受診割合が50％を超え圏外患者圏内受診割合が50％以下のものを「依存型」，圏内患者圏外受診割合が50％以下で圏外患者圏内受診割合が50％を超えるものを「中心型」，圏内患者圏外受診割合も圏外患者圏内受診割合も50％を超えるものを「流動型」とする類型モデルを定め，前記の変数についてKruskal-Wallis分散分析とメジアン検定を用いて解析した。

その結果，入院では脳血管疾患SMRが自給自足型でやや高く，虚血性心

疾患は依存型や流動型で高く，自給自足型では低くなった。三次医療施設は中心型，流動型の順で多く，在院日数は中心型と依存型で高く，市町村道舗装率は流動型と依存型で高かった。外来では流動型に分類される医療圏は存在せず，残りの3つの類型で解析したが，心疾患 SMR や市町村道舗装率は自給自足型で低く，中心型は脳血管疾患 SMR が高かった。

多少推論を交えてこれらを検討してみると，救急医療に関しては自給自足型では三次救急のニーズがあっても交通網の不便さより圏内で対応せざるをえず，依存型はそもそも医療全体の不足からほかの医療圏を頼らざるをえない状況にあると考えられる。これは脳血管疾患では顕著であるが，虚血性心疾患ではこれと反する結果となっている。虚血性心疾患の死亡を回避するためには，より高度な医療よりもより迅速で早期の処置が施せることが重要であると推測される。在院日数が中心型と依存型で高いということは，その後の療養ベッドや施設が足りないことを意味している。そのために急性期後の適切な医療や介護が充分でなく，これが中心型においても高い脳血管疾患 SMR を示している原因ではないかと推測される。中心型では周辺医療圏でのニーズも含めた整備計画が必要となろう。

この研究では二次医療圏を類型化することで，それぞれの医療の需要と供給のアンバランス（Unmet needs）を不完全ながらも明らかにすることができた。この類型モデルを基に画一的ではなく，さらに広域な各医療圏の連携も視野に入れた医療整備計画が重要であることが示唆された。

3）医療の質指標

医療の質という場合に大抵の人は漠然と「良い医療が質の高い医療」と考えるが，それでは良い医療というのは具体的にどのような医療かを問うと，十人十色の答えが返ってくることであろう。Donabedian[4] は「医療の質とは規範となる行動に適合する度合いとして定義される。質が高いということは，ケアの過程に伴う利得と損失の間のバランスであると仮定すれば，それにより患者の福祉を最大とするものと期待されることである」と定義している。より簡単な定義として Brook と Lohr は「質とは提供されたケアの実際の成果と成し遂げられる可能性のある最良の成果との間の差である」として

いる[5]。つまり，質には達成可能な目標と実際の結果との比較が必要な条件となる。比較とは常にある基準を基に測定されることになる。そこで，Kazandjian は「質とは量ではなく比率である」と述べている[6]。その測定を可視化するものが質指標であり，指標は主に比率の形を取ることとなる。

　質指標の実用化にはいくつかの条件がある。紙面の都合ですべてを述べられないが，たとえば，幅広い聴衆が利用できるように一般化されるべきこと，報告する際には価値判断にとらわれないこと，データは収集量が最小限であるべきこと，これらのデータから少ないが有用な比率を得るべきこと，データ収集には余分な病院スタッフを求めないこと，指標は新たな知識に基づいて修正されるべきこと，などである。また，指標を導入する際には，信頼性より先に妥当性があるべきで，妥当性と信頼性はともに実地検証されるもので，専門家の意見のみに基づいてはならない。そして，指標そのものが質を測定するのではなく，解釈する人々がそれをするものであることも念頭に置く必要がある。

　質指標は統計を取るものではなく Performance を Profile するものであり，その目標を定めていくことを Benchmarking という。Donabedian はケアの質の概念を構造（Structure）と過程（Process），成果（Outcome）の3つに分類しているが[4]，成果の指標はどこに問題があるかという Position analysis に用いられ，一方で過程の指標はどうして問題が生じているかという Reason analysis に用いられる。主に量で表される構造は指標としてはあまり適切ではない。

　Brook らは過程および成果データより質を評価する方法は次の5つとしている[7]。①ケアの過程は適切であったか。②より良いケアで成果は改善できうるか。③過程と成果の両方を考慮して，ケアの質全体は受容できるものだったか。これら3つの方法は暗示的なもので，先行する基準や質の善し悪しについての意見の一致はない。後の2つは明確な基準を用いてケアの供給や結果を評価するものである[8]。④たとえば，糖尿病患者に毎年眼底検査を実施していたか，専門医により毎年患者の足の診察をしていたか，といったもの。⑤たとえば，2型糖尿病患者で特定の性質をもつ集団で，優れた，平均的，あるいは劣ったケアの結果としてどのような成果が期待されるか，とい

ったものである。しかしながら，日常的なデータ監視では成果より過程の評価の方がより早く結果を得てより早い行動を起こすことが可能であることから，質の評価には成果より過程のデータが適切である[9]。

　以上の基本原理を理解した上で東京大学病院における質指標の策定が進められた[10]。Working group が原案を策定した時点ではかなり絞り込まれた指標数であったが，直接的な測定項目や理想としてのあるべき論を示すような測定項目が次々と追加され，最終的には膨大な量となった。本来の質指標は，たとえば乳幼児死亡率が国別の衛生状態を反映するというような，Sentinel indicator であるべきものであり，前述の原理から考えても継続性にも問題が生じるものとなった。

　その中にあって，筆者が提唱したのが「患者納得度」の指標である。従来は，マーケティング分野で用いられる顧客満足度を基とした患者満足度が論じられてきた。患者満足度を測定する方法はいろいろあるが，そのひとつとして，外来受診や入院の待ち時間の長さを用いたものがある。たとえば，Fos らによると，満足度を5段階評価で表した場合，入院で平均29.76分，満足度の平均は2.04となり，やや不満と答える者が多いという報告が見られている[11]。ただし，これはその施設の状況やその国の医療体制などにも左右されるものである。また，「満足」という言葉には，たとえば「注射1本で癌が完治する」といった現代科学では不可能な医学への期待という要素も入りかねない。そこで，自分が受けた診療が妥当だと考える患者の割合を用いることで，適切な医療の指標としたのが「患者納得度」である。この指標は単なる期待を示すものではなく，技術，サービス，設備などを包含する総合的評価となりうるものである。

　これらの質の指標をより実用性のあるものとするためには，実際に運用し取捨選択しながら改善していくことが期待される。

おわりに

　米国において HMO（Health Management Organization）における医療費の適正化を推進するために DRGs（Diagnoses Related Groups）によるまるめ医療が導入されている。この際，DRGs ごとの適切な医療コストを算定す

る目的で Physicians profiling（あるいは Provider profiling）という手法が用いられた[12]。Physicians profiling とは，集められた診療報酬請求データ（Claim data）から DRGs ごとにどのような医療行為が実際に実施されたかを解析する手法である。これにより標準的な医療行為を割り出してそれを基に積算して DRGs ごとの料金を決定することが可能となる。もちろん，重症度や合併症，年齢などの要因により医療行為や診療報酬に差が生じるが，これらは Case mix として補正される。また，医療の進歩により実施される医療行為の内容も変化するが，絶えず監視して修正することで常に適切なものに更新される。

　わが国においても保険診療報酬の電子請求が推進されており，そのデータが解析しやすい形として集積されつつある。これらを Physicians profiling により解析すれば標準的な医療行為の基準を策定することが可能となり，日々の診療や診療報酬審査の参考とすることができる。これにより無駄な診療や審査を避けることも可能となる。また，診療行為の標準化がなされれば，それを基にして Clinical pass の作成も容易となる。ぜひとも診療報酬請求データが公開され医療費研究が進展することを期待したい。

　HSR は健康政策研究のみならず医療戦略に有力な手段を提供するものである。わが国においても今後ますます HSR が盛んになり，適切な医療提供の一助となることを願うところである。

文献

1) Institute of Medicine. Health Services Research: Work Force and Educational Issues. Field MJ, Tranquada RE, Feasley JC eds. Washington D.C.: National Academy Press. 1995.
2) 原野悟．健康サービス研究入門．東京：新興医学出版．2002．
3) 野﨑貞彦，原野悟．在宅療養患者の救急医療体制に関する研究．平成 7, 8, 9 年度厚生科学健康政策調査研究事業・二次医療圏における救急医療の確保に関する研究．厚生省．1998; 32-55.
4) Donabedian A. The quality of care: How can it be assessed? JAMA 1988; 260: 1743-1748.
5) Brook RH, Lohr KN. Special Series on Quality of Care. Parts 1-6（Bulmenthal D, Epstein AM）. N Eng J Med 1996; 355: 891-894, 966-970, 1060-1063, 1146-1149, 1227-1231, 1328-1331.

6) Kazandjian VA. Indicators of Performance or the Search for the Best Pointer Dog; The Epidemiology of Quality (Kazandjian VA), Maryland: Aspen Publication. 1995; 25-37.

7) Brook RH, Appel FA. Quality-of-care assessment: choosing a method for peer review. N Eng J Med 1973; 288: 1323-1329.

8) Ashton CM, Kuykendall DH, Johnson ML, et al. A method of developing and weighting explicit process of care criteria for quality assessment. Med Care 1994; 32: 755-770.

9) Doorey AJ, Michelson EL, Topol EJ. Thrombolytic therapy of acute myocardinal infarction: keeping the unfulfilled promises. JAMA 1992; 268: 3108-3114.

10) 東京大学医学部附属病院医療の質評価委員会. 臨床指標による大学病院の医療の質・安全・患者満足度に関する調査報告書. 全国医学部長・病院長会議. 2005.

11) Fos PJ, Fine DJ. Patient Satisfaction and Quality Improvement; Quality of Hospital Care. Managemental Epidemiology for Health Care Organizations (2nd ed.). California: Jossey-Bass. 2005; 256-258.

12) 原野悟. Physicians profiling とまるめ医療. 日大医誌 2001; 60: 505.

4.2 産業保健

武林 亨

1) 産業保健の定義とスコープ

公衆衛生の一分野としての産業保健は，Bernardini Ramazzini が 1700 年に *De Morbis Artficum Diatriba* を著して以来，18 世紀後半からの産業革命，さらに現代における情報化といった幾多の大きな変化の中で，そこに働く人々のためにあり，様々なサービスを提供してきた。国際労働機関（ILO）と世界保健機関（WHO）は，産業保健（Occupational health）について，1950 年ならびに 1995 年改訂により，次のように定義している[1]。

産業保健は，以下の点を目標とすべきである：あらゆる職業の労働者の身体的，精神的，社会的に良好な状態を最高度に増進し維持すること，労働条件が原因となる健康（な状態）からの逸脱を予防すること，健康に不利な要因によってもたらされるリスクから雇用中の労働者を保護すること，労働者の生理学的，心理学的能力に適合した労働環境に労働者を配置し維持すること。要約すれば，作業（Work）の人への，人の職務（Job）への適合を図ることである。

産業保健の主な目的には，以下の異なる 3 つがある。①労働者の健康と作

業能力の維持，増進を図ること，②労働環境と仕事を改善し，安全と健康を
もたらすこと，③仕事における健康と安全をサポートする方向に組織と労働
文化を発展させ，ポジティブな社会風土の醸成と円滑な職場運営の促進を図
り，ひいては事業の生産性も向上させるかもしれないこと。

労働文化という概念には，その組織が採択した基幹的な価値体系の反映が
意図されている。こうした文化は，経営システム，人事方針，参加原則，教
育方針，品質管理の実践に反映される。

2）産業保健活動と産業保健サービス

産業保健活動は，このような産業保健の目標を達成するために行われるも
のであり，産業保健サービスは，予防的機能を基本として提供される[2]。

1970 年代以降の産業保健を概観すると，多くの工業先進国で 70 年代，80
年代に 'Work environment reform' と呼ばれる動きが起こり，職業上の健康，
安全，作業環境の問題に対する国際的なコンセンサス形成（ILO による条約
や勧告の採択を含む）やガイドライン作成などが行われ，産業保健サービス
の視点でも，ローカル，グローバルレベルで大きな進展が見られた。また，
WHO による Health for All の取り組みは，リオデジャネイロで開催された
1992 年の国連環境開発会議（地球サミット）での広範な議論において，持
続可能な開発により人々が自然と調和しつつ健康で生産的な生活を送ること
を目指すとの方向性が示されたことを受け，1994 年に Declaration on
Occupational Health for All の採択へと発展した[3]。

さらに，ヨハネスブルグで開催された 2002 年の持続可能な開発に関する
世界首脳会議（リオ＋10）の流れを踏まえ，WHO 第 60 回総会で採択され
た Workers' Health: Global Plan of Action（2007 年）では，急速に変化する
経済環境，労働環境において労働者の健康と職場の健康を実現するための
2017 年までの 10 年間の行動計画が示された[4]。その 5 つの目標のひとつと
して，産業保健サービスのパフォーマンスの向上とアクセスの改善が挙げら
れている（表 4.1）。

産業保健サービスをグローバルな問題として捉えた場合に，日本，欧州，
米国，オーストラリアなどのいわゆる先進国以外では，十分な産業保健サー

表 4.1 産業保健サービスのパフォーマンスの向上とアクセスの改善の要点[4]

産業保健サービスの適用範囲ならびに質の改善
　―国レベルでの保健戦略，保健セクター改革（Health-sector reform），保健システムパフォーマ
　　ンスの改善計画の立案へ組み込んでいくこと
　―産業保健サービスの組織，適用範囲の標準を設定すること
　―産業保健サービスがカバーする労働人口を増加させる目標を設定すること
　―産業保健サービスを提供するための資源のプール化と財源確保のメカニズムを構築すること
　―十分かつ有能な人的資源を確保すること
　―品質保証のしくみを構築すること
　―基本的な産業保健サービスは，インフォーマルな組織，中小企業，農業を含むすべての労働
　　者へ提供されるべきであること
コアとなる組織を国レベル，地方レベルで整備
　―計画，モニタリング，サービス提供の質，新しい手法のデザイン，情報提供，専門知識の提
　　供といった基本的な産業保健サービスに対する技術的支援を提供すること
労働者の健康を達成するための人的資源開発は以下によって強化されるべきである
　―さらなる卒後教育の充実
　―基本的な産業保健サービスの能力開発
　―プライマリケア医療者，その他産業保健サービスに必要な職種の教育に，労働者の健康に関
　　する点を織り込む
　―労働者の健康問題を扱うことが魅力的であるようなインセンティブを作り，サービス機関や
　　専門家組織のネットワーク構築を推奨する
　―とくにプライマリケア分野を中心に，卒後教育のみならず，ヘルスプロモーションや予防・
　　治療といった様々な領域での基本的なトレーニングにも注意を払う

ビスが提供されておらず，産業保健サービスにカバーされない労働者が多く
存在することは，プライオリティの高い課題である[5]。また，産業保健サー
ビスへのアクセシビリティの観点で，先進国を含め共通の課題となっている
のが，Precarious employment，いわゆる非正規雇用の問題である。経済活
動のグローバリゼーションによる雇用形態の多様化は，各国で，常勤雇用の
減少と，パートタイム雇用，複数の職につく Multiple job holding，派遣社
員を含む臨時・一時雇用といった不安定な雇用へのシフトをもたらし，その
ことによる労働環境の変化が産業保健に影響を与えうることが，おもに
2000 年以降に指摘されてきた[6]。

　井上らのレビューによると，この問題に関する研究は，フィンランドや米
国を中心に欧米諸国から多く報告されており，ヘルスアウトカムとして，労
働災害，身体的健康（死亡率，疾病罹患など），精神的健康，その他の代替
指標（病気による欠勤，休職，保健医療サービスへのアクセスなど）が用い

られている[7]。コホート研究か時間断面研究かといった研究デザインやアウトカムの種類などによって結果は一定ではないものの，死亡率，一部の労働災害による傷病，精神的健康状態，医療へのアクセスについて非正規雇用者の方が悪い状態にあり，一方で，休職や欠勤は少なかったという。

3）産業保健サービスの評価指標

産業保健活動は，労働災害や作業関連疾患（Work-related diseases）の防止といった労働に直接関連するものから，作業には直接関連しないが，場としての職域を利用した健康増進活動まで多岐にわたる。そこで提供される産業保健サービスのパフォーマンスや質をどのように測るのか，本節でもDonabedian の概念をもとに，入力（Input）（構造（Structure）を含む），過程（Process），アウトカム（Outcome）の3要素にわけ分類を試みた（表4.2）。当然のことであるが，経営者，従業員，労働組合，あるいは産業保健スタッフなど，立場によって，評価の視点や評価の軸が異なることに注意が必要である。

表 4.2　産業保健サービスの評価指標や評価の視点の例

入力（Input）	過程（Process）	アウトカム（Outcome）
産業保健部門	職場巡視	労働災害
組織内での位置づけ，他部門や健保との関係，機能（診療の有無），配置	安全衛生委員会	業務上疾病
	作業環境測定	作業関連疾患
	生物学的モニタリング	欠勤（病気，その他の事由）
産業保健スタッフ	作業管理	休業・休職
人数（職種別），経験年数，専門性・スキル	健康診断	一般健康診断有所見率
	健診結果に基づく事後措置	特定業務健康診断有所見率
会社	職場復帰支援	特殊健康診断・じん肺健康診断などの有所見率
業種・業態，規模，年齢構成	海外赴任者健康管理	
	衛生教育	有害作業環境の管理区分
社員	健康増進プログラム	快適職場環境形成
雇用形態，勤務形態，年齢，性別	健康情報提供	ストレス度，抑うつ度
	サービスへのアクセシビリティ	離職率
費用・財源	情報システム利用	生産性
安全衛生費，福利厚生費，健保組合費	事業場外リソース利用	働きがい

4）産業保健のヘルスサービスリサーチの例

産業保健領域では，これまでにも，ヘルスサービスリサーチの範疇に入る実践現場での研究が行われてきた。たとえば，本領域の国際的な学術団体である国際産業保健学会（International Commission of Occupational Health; ICOH）には，35の科学委員会があり，その中には，Health Services Research and Evaluation in Occupational Health（HSRE in OH）をはじめ，Education and training, Small-scale enterprises and the informal sector, Unemployment, Job insecurity and health が含まれている。この HSRE in OH 委員会は，産業保健領域のコクランレビュー作成を支援しており，その成果が公表されている。本節作成時点では，公衆衛生分野で公表されているレビュー29のうち，計10編が産業保健領域のものである[8]。この内容の一部を紹介することを通じて，本領域でのヘルスサービスリサーチの実際と課題について考えることとする。

たとえば，Prevention of occupational injuries のカテゴリーでは，医療者の針刺し事故防止のための針の形状の効果に関するレビューが報告されている[9]。先がシャープな針を用いる場合とそうではない（blunt）針を用いる場合を比較したランダム化比較試験（Randomized Control Trial, RCT）が10編報告されており，手袋の穿孔または自己申告による針刺し事故の発生リスクを比較している。レビューの結果，先が尖っていない針を用いると，手袋穿孔の発生リスクは54%の減少（相対危険度 0.46，95%信頼区間 0.38-0.54）となり，およそ3回の手術で1回穿孔していたものが6回に1回に抑えられるとしている。自己申告の針刺し事故も，同様に69%減少するという。レビューアは，研究の質は非常に高く，この結果は新たな研究を行っても変わらないであろうとコメントしている。

こうした信頼性の高いエビデンスがある一方で，働き方や産業保健のしくみの効果を評価する研究には，方法論として多くの課題が残っている。Employment & the work environment のカテゴリーでは，勤務形態の柔軟性（Flexibility）と健康（Physical, Mental），幸福（Wellbeing）との関連を評価している[10]。MEDLINE を含む12のデータベースの検索（2009年7月時点）により，10の前後比較研究が該当した。6つの研究では，自分でスケ

ジュール管理可能なシフトワーク，フレックスタイム，残業について，残り
4つの研究では，契約上の柔軟性である Partial/gradual retirement（勤務パ
ターンをフルタイムから徐々に短縮してリタイア），Involuntary part-time
work（経営側が勤務を決定するパートタイム），Fixed-term contract（一定
期間のみの雇用）について検討している。身体的健康度の指標は，主観的健
康観，疲労，睡眠等に関する質問，精神的健康度の指標は，GHQ-12 などが
用いられている。

　レビューの結果，自分でスケジュール管理可能なシフトワークと Partial/
gradual retirement で，統計学的に有意なアウトカムの改善（収縮期血圧，
心拍数，疲労感，精神的健康度，睡眠時間，睡眠の質）が認められたという。
ここからレビューアは，労働者自身が仕事のコントロールと選択をもつこと
によって健康に対する正の効果が認められるのに対し，Fixed-term contract
のような会社組織側の都合による場合は負またははっきりしない効果しかな
かったとしている。ただし，研究方法論上の課題として，フォローアップ期
間が短いこと，選択バイアスの可能性，アウトカムデータの多くが自己申告
によるものであることを指摘し，よくデザインされた介入研究を行う必要が
あると述べている。同様に，採用時健康診断（雇用前健康診断，Pre-
employment examinations）が作業関連疾患や怪我，病欠を防止するかどう
かを検討したレビューにおいても，全体として研究の質が十分ではないこと
が指摘されている[11]。

　こうした制度やしくみの有効性に関する研究では，RCT が実施できるこ
とは多くなく，観察研究を含め RCT 以外の研究手法により評価することが
必要である。米国で従業員支援プログラム（Employee Assistance Program,
EAP）の効果を検討した研究では，EAP から全従業員のサービス利用デー
タ，人事部から基本的な属性データ，ヘルスケアプランからプランの利用請
求データを入手して4年間の追跡を行い，EAP 利用前後あるいは EAP 利用
の有無によって，ヘルスケアプランの利用に差があるかどうかについて比較
を行っている[12]。その結果，EAP を利用すると，アルコール，薬物使用，
精神保健問題（ADM）の利用請求が増加していた。著者らは，観察研究に
おける選択バイアスの可能性を認めつつも現実的にはこうしたデザインを取

4.2　産業保健　　139

らざるを得ず，この研究では固定効果モデルを用いて解析を行ったと述べている。

おわりに

　産業保健分野においても，活動全体をしくみとして捉え，それを記述し，また様々な過程やアウトカムとの関連を評価しようとする動きが活発になっている。たとえば，「健康会計」と呼ばれるアプローチもその一環と捉えることができる[13,14]。これは，管理会計的に衛生，健康管理活動に係る費用を算出し，効果や効用，便益との関係を明らかにするもので，日本では企業の社会的責任（CSR）の一環として注目されているが，ヘルスサービスリサーチの視点では，産業保健活動の経済的評価のひとつと位置づけられよう。

　産業保健領域は，労働者，経営者といったステークホルダーの立場がそれぞれあり，どの立場に立つかによって評価の視点もひとつではない。また，社会環境の変化，経済状況の変化に強く影響されることも特徴である。こうした点を踏まえつつ，産業保健本来の目的である，「あらゆる職業の労働者の身体的，精神的，社会的に良好な状態を最高度に増進し維持する。作業を人に，人を職務に適合させる」ことを達成できるよう，ヘルスサービスリサーチからの貢献が期待されている。

文献

1) Alli BO. Fundamental Principles of Occupational Health and Safety 2nd edition. Geneva: International Labour Organization. 2001.
2) International Labour Organization. Occupational Health Services Convention No. 161. 1985.
3) World Health Organization. Declaration on Occupational Health for All. 1994. http://www.who.int/occupational_health/publications/declaration/en/（2017年10月28日　アクセス可能）
4) World Health Organization. Workers' Health: Global Plan of Action. Sixtieth World Health Assembly Agenda item 12. 13. 2007. http://www.who.int/occupational_health/WHO_health_assembly_en_web.pdf（2017年10月28日アクセス可能）
5) Rantanen J, Fedotov IA. Standards, principles and approaches in occupational health services. ILO Encyclopaedia of Occupational Health and Safety 4th edition. Part II. Health Care 6. Occupational Health Services. http://www.ilocis.org/en/contilo.html

（2017 年 10 月 28 日アクセス可能）

6) Quinlan M, Mayhew C, Bohle P. The global expansion of precarious employment, work disorganization, and consequences for occupational health: a review of recent research. Int J Health Serv 2001; 31: 335.414.

7) 井上まり子，錦谷まりこ，鶴ヶ野しのぶ，他．非正規雇用者の健康に関する文献調査．産衛誌 2011; 53: 117-139.

8) The Cochrane Library. http://www.cochranelibrary.com/（2017 年 10 月 28 日アクセス可能）

9) Parantainen A, Verbeek JH, Lavoie MC, et al. Blunt versus sharp suture needles for preventing percutaneous exposure incidents in surgical staff. Cochrane Database Syst Rev 2011; 11: CD009170.

10) Joyce K, Pabayo R, Critchley JA, et al. Flexible working conditions and their effects on employee health and wellbeing. Cochrane Database Syst Rev 2010;（2）: CD008009.

11) Mahmud N, Schonstein E, Schaafsma F, et al. Preemployment examinations for preventing occupational injury and disease in workers. Cochrane Database Syst Rev 2010;（12）: CD008881.

12) Zarkin GA, Bray JW, Qi J. The effect of Employee Assistance Programs use on healthcare utilization. Health Serv Res 2000; 35（1Pt1）: 77-100.

13) 森晃爾．労働安全衛生における健康会計の意義と課題．労働の科学 2011; 66: 132-135.

14) 永田智久．安全衛生コストの算出法と実践例．労働の科学 2011; 66: 140-145.

4.3　小児保健　　　　相崎扶友美・田宮菜奈子・東　尚弘・柏木聖代

はじめに

　現在，日本は未曽有の「少子高齢化社会」の真っ只中にあり，保健医療政策でも様々な問題に直面している。少子化問題は，国の将来に大きく影響する国家的課題として議論の的になっており，また，核家族化に代表される家族の在り方の変化も，子育て環境の社会的変化として議論されている。

　こうした社会情勢の下，「子ども／家族支援策」の一環である小児保健医療サービスは，高齢者政策とともに，わが国の重要な問題として位置づけられている。子どもは大人の保護を必要とする「社会的弱者」であると同時に，この社会の未来の担い手でもある。彼らの健康を，個人，社会レベル両方において守ることは，われわれ大人の社会的責務であり，少子化，核家族化が進む今日において，より一層重要性を増している。子どもを対象とした保健医療サービスは多様であり，限られた社会資源の中で，それらをより効果的で効率的な方法で実施するためには，サービスを種々の視点から評価する必

要があり，ヘルスサービスリサーチは，それを実践する研究分野である。

そこで本節では，「チャイルドヘルスサービスリサーチ（Child Health Services Research：以下，CHSR）」と呼ばれている，小児保健医療分野のヘルスサービスリサーチについて，その概要を成人との相違点を中心に解説する。

1) チャイルドヘルスサービスリサーチ（CHSR）とは？

「子どもは大人のミニチュアではない」とは，小児臨床医学の世界でしばしば語られる言葉だが，保健医療サービス全般においても同様である。米国の Institute of Medicine は，ヘルスサービスリサーチを「保健医療サービスの利用・コスト・質・アクセシビリティ・供給・機構・財政・アウトカムを調べる学際的（Multidisciplinary）な分野であり，個人と集団に対する保健医療サービスの構造（Structure），過程（Process），アウトカム（Outcome）に関する知識と理解を増やすためのものである（筆者訳）」と定義した[1]。つまり，ヘルスサービスリサーチは，保健医療サービスについて，様々な角度から多面的かつ総合的に評価する研究分野である[2]。

CHSR は，その副分野のひとつであり，子どもを対象とした保健医療サービスを研究対象としている。CHSR の目的は，子どもの単なる身体的健康のみならず，彼らの心身ともに健やかな成長を促すことにあり，WHO の定義する「健康」，すなわち「身体的，精神的，社会的なウェルビーイング」[3] を達成することである。CHSR の概念はヘルスサービスリサーチ全般と基本的に同じであるが，成人を対象としたヘルスサービスリサーチの多くが特定の疾患や障害を主眼に置いているのに対し，「疾病率と死亡率」という観点からすれば，子どもは成人よりも比較的「健康」な状態にあることが多く，CHSR の研究対象は乳幼児健診や学校健診，予防接種などの予防医学的アプローチから，性教育などのヘルスプロモーション，児童虐待対策のような家族問題など，多岐にわたる。

子どもを対象としたヘルスサービスリサーチの研究は，ヘルスサービスリサーチが公衆衛生学の一分野として位置づけられる以前の 1950 年代から存在していた。しかし，Starfield は，米国内での Medicare（高齢者および障

害者を対象とした公的医療保険制度）の導入とそれに伴う膨大なデータベースの出現により，ヘルスサービスリサーチ全体の研究の焦点が成人領域の保健医療サービスにシフトしてしまったと論じている[4]。その後，CHSR がヘルスサービスリサーチの副分野として認識を得たのは1990年代後半，米国においてである。1997年に "Improving the Quality of Healthcare for Children" と銘打った CHSR の専門科会議が開催され，続いて1999年には保健医療サービス研究に大きな役割を占める Agency for Healthcare Research and Quality（AHRQ）の前身である Agency for Healthcare Policy and Research や，AcademyHealth の前身である Association for Health Services Research，American Academy of Pediatrics（AAP，アメリカ小児科学会）など複数の関連団体により，"Improving Children's Health Through Health Services Research" が共同開催された。米国のヘルスサービスリサーチ研究機関である AcademyHealth の Simpson は，これらの会議以後，CHSR は the National Library of Medicine's HSR Resource Center の議題として確立し，また，AcademyHealth の年次集会でも「子どもの健康」が毎年のテーマのひとつとなったことを記している[5]。

2）なぜチャイルドヘルスサービスリサーチが必要とされるか？

　子どもは生物学的にも社会的にも成人とは大きく異なる特性を有しており，成人を研究対象としたヘルスサービスリサーチから得られる結果は，子どもには適応し難いものも少なくない。故に，小児領域の保健医療サービスを評価するにあたり，子どもの特性を十分に考慮したヘルスサービスリサーチ，つまり CHSR の必要性が認識されるようになった[6-8]。

　成人とは異なる小児期の特性として，以下の3点が指摘されている[6]。

　①子どもは一生の中でも特別な発達過程にある。

　②子どもは成人期への連続性を有している。

　③子どもを対象とした保健医療サービスの供給体制は成人のそれとは異なる。

　以下に，これらの特性について，もう少し詳しく記述する。

4.3　小児保健　　143

成人との違い──「4 つの D (the 4 D's)」

　子どもが有する医学的，社会的な特性は，保健医療サービスにおいて，無視することのできない影響をもっている。CHSR において考慮すべき「成人との代表的な相違点」として，米国の研究者らは，以下の「4 つの D」を挙げている[2,6-9]。

　▶ Developmental change（変化する発達段階）
　▶ Dependency（大人への依存）
　▶ Differential epidemiology（成人とは異なる疾病構造）
　▶ Demographic patterns（小児に特有の人口学的構造）

① Developmental change（変化する発達段階）

　子どもは急速に成長し発達する存在であるため，子どもを対象とした保健医療サービスは，その発達段階に応じて，提供されるサービスの内容や手法が変わる。そのため，CHSR の研究方法や研究内容も必然的に成人のそれとは異なる。たとえば，出生後から乳幼児期には，新生児マススクリーニング，乳幼児健診，予防接種などの子ども本人に対する予防医学的介入が定められているほか，地域の保健センターなどでは，乳児家庭全戸訪問事業（こんにちは赤ちゃん事業）や乳幼児健診で産後うつ傾向を呈したり，虐待ハイリスク群と考えられる親や家庭を，保健師がフォローアップすることも行われている。

　また，活動範囲が大きく広がり，親や家庭の目が届きにくくなる思春期には，心理的問題が多くみられるようになるため，学校でのスクールカウンセラーの配置などにより，家庭や医療機関以外での早期介入を可能とし，必要であれば地域の関連機関との連携につなげるシステムが存在する。また，学校では，学習指導要綱に準拠して，学年ごとの発達段階に応じた健康教育プログラムが作成・実施されている。同時に，保護者や教職員への健康教育も，子どもの健康教育の一環として捉えられている[10]。

　CHSR では，研究対象がどのような保健医療サービスであっても，子どもの認知，心理，社会的発達を含む総合的な発達段階が考慮されるべきである。

介入効果を評価する場合，得られた結果が介入の効果であるのか，子どもの自然な発達によるものかを注意深く検討しなければならない。また，研究を進めるにあたっては，発達段階に応じた適切な観察単位（子ども，家族，学校など）を選択する必要がある。

② Dependency（大人への依存）

　子どもの保健医療サービスの利用には，「家庭」「地域」「サービス提供機関」の 3 者が密接に関わっており，大人が何らかの形で必ず関わっている。親をはじめとする大人は，健康教育や疾病管理，サービスへのアクセスなど，サービス利用全般において，子どもと保健医療サービスの介在者である。そのため，CHSR では，親や家族に関する要素を必ず考慮する必要があり，時には親や家族が，子ども本人よりも適切な分析単位となる。特に，子どもの健康を評価する上では，親が代理の観察単位として大きな位置を占めていることが多く，子どもの健康における親の役割を明確にすることは重要である。たとえば，子どもの経済的疾病負担に関する研究では，「子どもの看病や通院のために，親が何日間，仕事を休まなければならなかったか？」というような，家族の社会的疾病負担も考慮しなければならない。

　また，子どもは，生きること自体を大人に依存する「社会的弱者」であり，自らが声を挙げて何かを主張することが難しい。したがって，親，保健医療従事者，行政職などは，子どもの健康を守るための「代弁者」としての重要な役割を担っており，CHSR はそれを実現させる有効な手段である。

③ Differential epidemiology（成人とは異なる疾病構造）

　子どもは，従来から健康の指標とされてきた「疾病率と死亡率」といった視点からみれば，概して成人よりも"健康"である。成人領域を中心として発展してきた HSR では，高血圧や糖尿病等に代表されるような社会的疾病負担の大きい慢性疾患が研究対象とされることが多い[2]。しかし，子どもの場合は，そのような疾患は成人に比較して少なく，CHSR では，比較的軽い急性疾患などへの介入に加え，予防接種・発達スクリーニング・性教育・生活習慣病予防教育のように，成人期にも影響を及ぼす健康問題について，早期介入による一次および二次予防が研究対象となることが多い。

　また何らかの障害をもつ，特別なニーズのある子どもたちのケアも忘れて

4.3　小児保健　　145

はならない。CHRS では，子どもに対する直接的な保健医療サービスの評価はいうまでもないが，ケアの日常的な負担を負う家族や地域の支援体制を対象とした評価も重要である。障害をもつ子どもの健康維持と家族の負担軽減には，地域におけるプライマリケアと専門的ケアの協働が不可欠であり，領域横断的で包括的な研究分野である CHSR は，この問題へのアプローチを可能にする有効な手段のひとつである。

④ Demographic patterns（子どもに特有の人口学的特性）

　人口統計（Demographics）とは，ある集団の統計上の特徴であり，年齢，性別，職業，収入などのデータを指す。子どもに関する人口統計の場合，前述のとおり，子どもは大人に依存する存在であるため，親や世帯を単位とする人口統計の方が，より適切な分析単位であることがしばしばある。そして，これらの要素は，子どもたちの健康や医療資源の利用に直接的な影響を与えている。

　たとえば，CHSR で特に注目されている要素のひとつに「ひとり親世帯」がある[2]。ひとり親世帯の貧困率の高さは日本に限ったことではないが，わが国でも，ひとり親世帯の貧困率は，母子世帯で 66%，父子世帯で 19% と報告されており，ふたり親世帯と比較して明らかに高い。特に母子世帯は突出した高さである[11]。貧困は，経済的に困窮しているという事実のみならず，親の学歴，就労状況，婚姻状況，親自身の生育状況などにも関連しており，単に世帯の経済状況のみを表す指標ではない[12]。ひとり親世帯の子どもは，社会的に不利な立場を重複して有しており，きわめて社会的立場の弱い集団だといえる。また，米国では，アフリカ系アメリカ人の子どもの場合，白人の子どもと比較し，喘息の有病率は大差がないにも関わらず，喘息の重症度や死亡率が高いことが報告されている[13]。CHSR では，子ども本人だけではなく，親や家庭の特性が子どもの健康に及ぼす影響を具体的に明らかにすることが重要である。保健医療サービスにおいて，社会的に不利な立場にある子どもに焦点を当てる研究分野として，CHSR の担う役割は大きい。

Disparity（格差）— 5 つ目の D

　CHSR が扱う様々な保健医療サービスの問題の中でも，近年，特に注目さ

れている問題は格差問題であり，米国の研究者 Gidwani らは，前出の「4 つ
の D」に加えて，「5 つ目の D」として「格差（Disparity）」を挙げている[2]。
格差は子どもに特有の問題ではないが，子どもの保健医療サービス利用にも
格差が強く影響していることはいうまでもない。

　これは特に，先進国でありながら，国内の経済格差が大きく，それが健康
格差に顕著に反映されている米国で盛んに議論されている。米国では，2009
年の子ども人口は全人口の 25% であるのに，貧困層では 36% であり，子ど
もは成人よりも貧困ライン以下で生活している割合が高いことを，Chau ら
が報告している[13]。

　一方，厚生労働省の報告によると，わが国では，2015 年の子ども（17 歳
以下）の貧困率は 13.9% であり，これは，7 人の子どものうち 1 人が貧困ラ
イン以下で生活していることを示している[14]。また，阿部は，2000 年代半
ばの先進国において，子どもの相対的貧困率の国際比較を実施した結果，日
本は，アメリカ，イギリス，カナダ，イタリアに比べると低いものの，北欧
諸国，ドイツ・フランスなどのヨーロッパ大陸諸国や台湾などと比較すると
高い水準にあることを示し，わが国の子どもの貧困率は，先進諸国の中で比
較的高い位置にあることを報告している[11]。これまでも，低所得世帯の子ど
もは，そうではない家庭の子どもと比較して，死亡率が高いこと，疾病罹患
から被る負担が大きいこと，同じ疾患でも重症度が高くなりやすいことが指
摘されている。わが国においても，経済格差が保健医療サービスの利用に与
える影響は，無視できない問題である。

　経済以外の格差として，地域の小児医療提供体制や地方自治体の保健行政
施策の違いから生じる地域格差も挙げられる。わが国では，地方などにおけ
る小児医療の不採算や医師確保の困難を原因とする小児医療機関の閉鎖や，
不十分な小児救急医療体制が指摘されて久しい。また，生産人口が多い地域
では，東京都内の一部のように独身世帯が多数を占める特殊な地域でなけれ
ば，必然的に子どもの数が多いため，子育て支援策や母子保健施策が充実し
ていることが多い一方，過疎化や高齢化が進む地方では，高齢者への対策が
優先されたり，財政上の制約から，結果的に自治体間で小児向けの保健医療
サービスや公衆衛生施策に差異が生じている。たとえば，子どもの保険診療

4.3　小児保健　　147

にあたっては，家庭の医療費負担軽減を目的に，全国の市区町村で子どもを対象とした医療費助成制度が設けられているが，助成方法，助成対象年齢，助成額は自治体によって差がある[15]。助成方法には，窓口での負担が減額か無料となる「現物給付方式」と，一度窓口で自己負担分医療費を支払い，後日，申請により助成される「償還給付方式」の2通りの助成方法があり，自治体により異なる。また，対象年齢や助成額にも違いがある。たとえば，群馬県では未就学児から中学校卒業前の児童の医療費が現物給付で全額助成されるが，千葉市では，現物給付ではあるが，小学校3年までは1回300円，中学卒業までは1回500円の自己負担が発生し，岩手県では償還給付となっている（すべて2017年9月現在）。このように，居住地により医療機関窓口での自己負担額が異なり，医療へのアクセシビリティに影響している可能性がある。

成人期への連続性

　小児期に発症した疾患は，時に成人期まで移行し，長期的な影響を及ぼす。たとえば，米国では，国民の障害年数の1/3は，小児期に発症した疾患に関連していると算出されている[16]。また，小児期に形成された生活習慣は，その子どもの成人期の健康を左右する。喫煙を例にとると，子どもの頃に喫煙を開始した人は，大人になってから喫煙の副作用がより大きくなることが報告されている。また，喫煙開始年齢が低い人ほど，禁煙の成功率が低いことも明らかになっている[17]。

　これらの理由から，子どもに対する予防的介入（例　喫煙や飲酒に関する健康教育，食育や性教育などのヘルスプロモーション，新生児マススクリーニング・小児生活習慣病健診・心臓検診などの医学的スクリーニング）は，小児期の健康を向上させるのみならず，成人期の健康をも向上させ，結果的に，将来的な社会全体の疾病負担を軽減させる可能性がある。その点で，子どもを対象とした予防的アプローチには，成人とは異なる特別な意味がある。予防的効果を測ることは，時に長い観察期間を要するため，介入効果の評価が困難な場合が少なくないが，CHSRが社会全体の疾病負担軽減に寄与するためにも，縦断的研究の蓄積による介入効果の客観的評価が求められる。

成人とは異なる保健医療サービス供給体制

　子どもを対象とする保健医療サービスの供給体制には，成人と異なる点が多々あり，CHSR を進める上で重要である。

　まず，医療機関で発生する医療費についてみてみると，外来診療でも入院診療でも，保険診療上は自己負担は大人と同じ 3 割（ただし，就学前は 2 割）であるが，全国的に子どもを対象とした医療費助成制度が設けられている。助成方法は自治体によって異なるが，多くの場合，子どもの受診に伴う医療費負担はこの制度により軽減されている。しかし，現在のところ（2017 年 9 月現在），この小児対象の医療費助成に代わる国の制度はなく，前述のとおり，居住地による差異が生じている。国が定めている小児対象の医療費助成制度には，未熟児養育費給付制度や小児慢性特定疾患医療費助成制度（いずれも実施主体は市区町村）などがあるが，これらは未熟児や小児期に発症した特定の慢性疾患に限定した医療費助成制度である。

　また，子どもの場合には，サービス提供の場所や方法が年齢により変化することが挙げられる。子どもは，生まれて間もなくから数々の予防的ケアを受けるが，その多くが公費助成により無料で受けられるサービスである。これらには，助産師による新生児訪問，予防接種の公費助成，乳幼児健診，学校での検尿や心臓検診などが含まれる。また，学童期には医療的介入は少なくなるものの，子どもたちの心理的ケアを目的に，学校にはスクールカウンセラーが配属されているし，健康教育や食育も行われている。このように，学校は，CHSR において，保健医療サービス提供の場として注目すべきものである。学童にとって，学校は日常生活の場でありながら，地方自治体による公的保健サービスが分け隔てなく無料で提供される場でもあるからだ。また，子どもが日常的に一堂に会する学校は，ヘルスプロモーションも含めた包括的なヘルスケアを提供する場として機能している。

3）チャイルドヘルスサービスリサーチの実例

　ここまで CHSR の概要を説明した。そこで，次に実例として，「乳幼児の予防接種率」に関する研究の一例[18]を提示する。

4.3　小児保健　　149

〈乳幼児の予防接種率に関連する因子の検討〉

　予防接種は，予防医学的サービスの代表的なものである。図 4.1 は，ヘルスサービスリサーチの観点から，「Andersen のサービス利用の行動モデル」を基本的な枠組みとして，ワクチン接種に関連する要因を模式化したものである。Andersen は，個人の健康行動（＝保健医療サービスの利用）に影響する要因を，大きく 2 つの特性，すなわち「環境特性（Contextual factor）」と「個人特性（Individual factor）」に分類した。Andersen モデルの詳細については，本書 2.4 節を参照されたい。図 4.1 に示したように，ワクチン接種には様々な要素が影響している。

　予防接種による疾病予防の達成には，接種率向上が不可欠であり，予防接種の接種率に関しては，過去に多くの研究が報告されている。そこでまず，過去に内外で報告されている予防接種率関連要因について研究の動向を概観するため，先行文献レビューを実施した。文献検索には，PubMed, Cochrane Database, 医学中央雑誌をデータベースとして用い，2009 年までに発表されている文献を対象とした。海外文献については，英語文献のみを採用した。その結果を表 4.3，表 4.4 に示す。

　日本では，海外に比較し，報告されている関連要因の種類も，研究の数も少ないことがわかる。一方，海外では関連要因の種類・数ともに，研究が豊富に蓄積されている。しかし，図 4.1 で示したとおり，ワクチン接種には

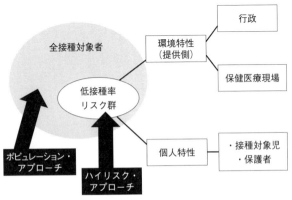

図 4.1　ワクチン接種に関連する要因の概念図

表 4.3　国内で報告されている予防接種率関連要因

		低接種率関連要因	著者（出版年）
個人特性	保護者	母親が若い，母親が就労している	安井ら（2003），Matsumura ら（2005）
		予防接種に関する保護者の知識が不十分である	Matsumura ら（2005），磯村ら（1998）
		予防接種の副作用に関する保護者の不安が強い	Matsumura ら（2005）
	子ども	第2子以降の生まれである	Matsumura ら（2005）
		保育園児である，他の子どもとの接触機会がある	安井ら（2003），Matsumura ら（2005），忍足ら（2007），永田ら（2008）
		未就園児である	越田ら（2006）
		予防接種開始月齢が遅い	加藤ら（2006）
環境特性	提供体制	個別接種	大見ら（2002）
		市町村による不適切な接種年齢設定	樺澤ら（2005）
		複数のワクチン接種時期の競合	庵原ら（2004），高山ら（2010）

様々な個人特性と環境特性が影響しており，サービス利用は，接種対象児の置かれている社会的背景に大きく依存する。そのため，日本での接種率関連要因が必ずしも海外で報告されている要因と同じとは限らない。したがって，日本の子どもにおける，さらなる研究の蓄積が必要とされていることが明らかになった。

　また，表 4.3，表 4.4 の結果から，日本でも海外でも，過去の研究は「個人特性」に重点を置いた研究が多いことがわかる。しかし，予防接種率には，サービス提供体制側の要素である「環境特性」も影響を及ぼしていることはいうまでもない。日本では，予防接種の実施主体は主に市区町村であり，地域における接種率向上対策は，自治体により異なる。したがって，環境特性をも考慮した接種率関連要因の検討には，市区町村を分析単位とし，「地域の接種率」をアウトカムに設定した研究が有益と考えた。国内研究では，個人レベルで「接種したか否か」をアウトカム[*1]に設定した研究が多数であり，市町村単位で接種率を検討した例は少ない上，人口密度，年齢別人口構成，自治体の財政状況，地域の経済状況，地域の医療資源などの地域特性をも含めた包括的な評価は見当たらなかった。そこで，市町村単位の接種率をアウ

4.3　小児保健　　151

表 4.4　海外で報告されている予防接種関連要因

		低接種率関連要因	著者（出版年）
個人特性	保護者	父または母が低学歴	Bundt ら（2004），Owen ら（2005），Hak ら（2005），Faustini ら（2001），Marks ら（1979），Danis ら（2009）
		母親が若年	Bundt ら（2004），Daniels ら（2001），Haynes ら（2004），Danis ら（2009）
		母親が非婚者	Haynes ら（2004）
		低所得所帯	Bundt ら（2004），Middleman ら（1999），Vandermeulen ら（2008），Klevens ら（2001），Yawn ら（2000）
		高所得世帯	Bundt ら（2004）
		無保険	Bundt ら（2004），Gore ら（1999），Haynes ら（2004）
		乳幼児健診受診の遅れ	Lopreiato ら（1996）
		知識が不十分	Owen ら（2005），Rhee ら（2004），Richards ら（1999），Gore ら（1999），Prislin ら（1998），Lieu ら（1994），Yawn ら（2000）
		副作用への不安	Hak ら（2005），Yawn ら（2000）
	子ども	マイノリティ（人種）	Bundt ら（2004），Lopreiato ら（1996），Owen ら（2005），Middleman ら（1999），Haynes ら（2004），Danis ら（2009）
		年齢が高い	Owen ら（2005），Faustini ら（2001），Goodman ら（2000）
		生まれ順が遅い	Tohani ら（1996）
		兄弟が多い，大家族	Vandermeulen ら（2008），Tohani ら（1996），Marks ら（1979），Haynes ら（2004）
環境特性	医療体制・地域	実費負担がある	Rhee ら（2004），Yawn ら（2000），Combs ら（1996），Hutchins ら（1997），Rodewald ら（1997），Szilagyi ら（1997），Zimmermanr（1993）
		アクセシビリティが悪い	Fu ら（2009），Danis ら（2009），LeBaron ら（2001）
		医療機関の種類（non-private）	Marks ら（1979），Owen ら（2005）
		地域の医療機関・医師が少ない	Gore ら（1999），Harmanci ら（2003）

---

*1 この研究では，疫学における研究デザイン上の exposure（x）と outcome（Y）の outcome（本書 2.4 節参照）を予防接種率としている。また，HSR 概念における位置付けとしてもアウトカムとした。しかし，厳密には予防接種率はアウトカムではなく，むしろアウトプットに近い。本来のアウトカムは，予防接種率向上によって当該疾患の罹患率が下がることである。しかし，HSR および実際の行政施策の上では，厳密なアウトカムは直接的効果の測定が難しいことなどから，予防接種率をアウトカムとしている場合も多く，ここではこの立場をとる。

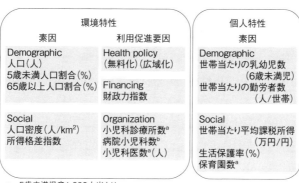

図 4.2　独立変数

トカムとし，サービス提供体制に加え，地域特性やこれまでに内外で報告されている接種率関連要因をも含めた，多角的な評価研究を以下のように実施した。

　埼玉県が蓄積してきた全市町村の麻疹ワクチン接種率データ[19,20]を元に，乳幼児の予防接種率に関連する因子を明らかにする目的で，全県単位の横断研究を実施した。この研究では，従属変数として，各市町村における乳幼児の麻疹ワクチン1期接種率を用いた。独立変数は，市町村基本データのほかに，過去に報告された「接種率関連要因」を元に，接種率に関連する可能性のあるデータを，公表統計データベースから選択した。それらの独立変数を図 4.2 に示す。選択した独立変数の内，「環境特性」には，人口，人口密度，5歳未満人口割合，65歳以上人口割合，財政力指数，小児科診療所数，病院小児科数，小児科医師数が分類され，「個人特性」には世帯当たりの平均課税対象所得，世帯当たりの乳幼児数，世帯当たりの勤労者数，生活保護率，保育園数が分類された。なお，この研究は，市町村を分析単位とした「生態学的研究（エコロジカルスタディ）」であるため，個人特性を直接的に測るデータはない。そこで，市町村単位データから個人レベルの特性を推察しうる変数を「個人特性」とした。最後に，各独立変数と従属変数の関連を，統計学的に検討した。この研究のように，サービス利用に関連する変数を「個人特性」と「環境特性」のように分類して考えると，「どの変数が，健康行

4.3　小児保健　　153

動を決定する行動モデルのどの位置を占めているのか」が理解しやすくなり，研究結果を実際の保健医療政策やサービスに反映させる際にも，介入の対象や方法をクリアにする助けとなる。

　分析の結果，「平均世帯所得が低い市町村」と「乳幼児が少なく，高齢者の多い市町村」では，乳幼児における麻疹ワクチン接種率が低い傾向を認め，これらの市町村に居住する乳幼児は，低接種率ハイリスク群であることが示唆された。国や地方自治体において，こうした低接種率ハイリスク群を標的とした重点対策，いわゆる「ハイリスクアプローチ」をとることが，接種率向上に有効である可能性を示す結果である。具体的には，たとえば，医療機関と連携し，生活保護世帯の子どもに特化した対策をとる，子どもの人口比率が低い市町村での接種勧奨方法を見直し，親の接種行動に結び付きやすい環境づくりを進める対策をとるなどが考えられる。

　なお，本研究は，埼玉県内全市町村の接種率データの蓄積があればこそ可能であったことを付記し，日頃からの地道なデータ集積と，実地医家・公衆衛生行政職・研究者間での情報共有の重要性をここで改めて強調したい。

4) チャイルドヘルスサービスの現状と展望

　残念ながらわが国では，ヘルスサービスリサーチの副分野であるチャイルドヘルスサービスリサーチ（CHSR）の認知度はまだまだ低い。しかし，政策立案過程や政策実施後の評価においてエビデンスが求められる今日，子どもを対象とした保健医療サービスを研究対象とする CHSR は，着実にその重要性を増している。成人領域同様，小児領域でも保健医療サービスの多角的な評価が必要とされており，今後，CHSR はわが国でも発展が望まれる分野である。そのためには，大規模データ収集や二次データの利用が不可欠であり，そのための制度整備やシステム作りが必要である。たとえば，米国では，開業小児科医を中心とした実地医家と研究者が協働し，アメリカ小児科学会主導の下で，the Pediatric Research in Office Settings（PROS）という，研究のための大規模なネットワークを形成している。彼らは，このネットワークを利用して，臨床データや Population-based データを収集・分析し，有意義な研究を生み出している[2]。わが国では，種々の臨床現場で働く保健医

療従事者と研究者をつなぐ組織が一部の学会などで立ち上げられてはいるものの，いまのところ大規模な組織は存在しない。今後，日本でも小児保健医療サービスの評価を包括的にまとめる組織の創設が望まれる。

　また，研究結果を実際の公衆衛生施策や保健医療サービスに反映させるためのシステム作りも重要である。厚生労働省が示している第6次および第7次医療計画の作成指針においても，ヘルスサービスリサーチの基本である「ストラクチャー，プロセス，アウトカム」に分類した指標の利用や，「PDCA（＝plan, do, check, act）サイクル」と呼ばれる迅速な業務改善手法の導入推進が明記されている[21,22]。保健医療政策や地域サービスの効果を定量的に評価し，その結果に基づき改善を重ねるサイクルの一環としてCHSRの果たせる役割は大きく，臨床・行政・HSR研究者の協働により，こうした改善サイクルが可能になれば，CHSRが小児保健医療サービスの向上に現実的な視点をもって寄与できるであろう。

文献

1) Field MJ, Feasley JC, Tranqunda RE, Institute of Medicine (U.S.). Committee on Health Services Research: Training and Work Force Issues. Health services research: Work force and educational issues. Washington DC.: National Academy Press. 1995.

2) Sobo EJ, Kurtin PS, eds. Child Health Services Research. San Francisco: Jossey-Bass. 2003.

3) World Health Organization. Constitution of the World Health Organization. Geneva. 1948.

4) Starfield B. Improving Children's Health Through Health Services Research: State of the Science. Rockville, MD.: Agency for Healthcare Research and Quality. 1999. http://archive.ahrq.gov/news/events/other/chsr1/Statsci.html（2017年9月25日アクセス可能）

5) Simpson L. The Adolescence of Child Health Services Research. JAMA Pediatr 2013; 167(6): 509-510.

6) Forrest CB, Simpson L, Clancy C. Child health services research. Challenges and opportunities. JAMA 1997; 277(22): 1787-1793.

7) McGlynn E, Halfon N, Leibowitz A. Assessing the quality of care for children: Prospects under health reform. Arch Pediatr Adolesc Med 1995; 149: 359-368.

8) Perrin JM. Chronically ill children in America. Caring 1985; 4(5): 16-22.

9) Jameson J, Wehr E. Drafting national health care reform legislation to rotect the health interests of children. Stanford Law and Policy Review 1993; 5: 152-176.

10) 児玉浩子．健診を利用した健康教育の実際―生活習慣，メディア，性教育．小児内科

4.3　小児保健　　155

2013; 45(3): 520-523.

11) 阿部彩. 子どもの貧困. 東京：岩波新書. 2008.

12) Newacheck PW, Halfon N. Prevalence, impact, and trends in childhood disability due to asthma. Arch Pediatr Adolesc Med 2000; 154: 287-293.

13) Chau M, Thampi K, Write VR. Basic facts about low-income children. 2009. http://www.nccp.org/publications/pub_971.html（2017 年 10 月 28 日アクセス可能）

14) 厚生労働省. 平成 28 年国民生活基礎調査の概況. http://www.mhlw.go.jp/toukei/saikin/hw/k-tyosa/k-tyosa16/index.html（2017 年 9 月 25 日アクセス可能）

15) 乳幼児医療全国ネット. 2015 年 10 月 1 日現在　都道府県・子ども医療費制度一覧. http://babynet.doc-net.or.jp/todohuken.pdf（2017 年 9 月 22 日アクセス可能）

16) Houk vN, Thacker SB. Program to prevent primary and secondary disabilities in the United States. Public Health Rep 1989; 104: 226-231.

17) Office on Smoking and Health. Reducing the Health Consequences of Smoking: 25 Years of Progress: A Report of the Surgeon General. Washington, DC: US dept of Health and Human Services; 1989. DHHS publication CDC 89-8411.

18) 相崎扶友美，田宮菜奈子，岸本剛，他. 早期乳幼児期の麻疹ワクチン接種率に関連する因子—埼玉県 70 市町村の分析から. 厚生の指標 2010；57(15)：17-25.

19) 平成 19 年度埼玉県予防接種調査資料集.

20) 平成 20 年度埼玉県予防接種調査資料集.

21) 厚生労働省. 医療計画について（平成 24 年 3 月）. http://www.mhlw.go.jp/seisakunitsuite/bunya/kenkou_iryou/iryou/iryou_keikaku/dl/tsuuchi_iryou_keikaku.pdf（2017 年 9 月 25 日アクセス可能）

22) 厚生労働省. 医療計画について（平成 29 年 3 月）. http://www.mhlw.go.jp/file/06-Seisakujouhou-10800000-Iseikyoku/0000159901.pdf（2017 年 9 月 25 日アクセス可能）

4.4　法医学　　　　　　　　　　　　伊藤智子・田宮菜奈子・宮石　智

はじめに

　ヘルスサービスリサーチ（以下，HSR）における Donabedian の 3 概念の中でも，アウトカムはそのサービスを実施する目的自体であり，アウトカムを明らかにすることは HSR において最も重要である。1995 年，米国科学アカデミー医学研究所 Institute of Medicine は HSR を「個人や集団のためのヘルスサービスにおける構造や過程，効果について知識と理解を増やすため，ヘルスサービスの利用や費用，質，利便性，供給，組織，財政，成果（アウトカム）を調べる基礎的および応用的な調査研究における学際的分野である」としている。ヘルスサービスの対象の中で，最も小さい社会的単位であり，かつユーザー自身として基本となるのは個人である。その個人に依存す

るイベントであり，また個人全てが平等の確率で有するイベントに「死」がある。「死」はその個人において経時上最終のイベントでありアウトカムそのものでもあるが，個人においてのアウトカムが生じうる最後の時点でもある。そのため，概念上，その個人の人生におけるあらゆる効果，影響の結果を捉えることができ，「死」を，アウトカムを測定する時点とすることによって明らかとなるヘルスサービスの実態は広い。そこで今回は，「死」が主な研究対象である法医学に視点を当て，「死」を個人における最終アウトカムと捉えた上で法医学と HSR が協働することの意義を解説したい。

1)「死」を扱う法医学

　予期されない死の事例は多くが警察取り扱いの対象となり，検視ないし死体調査の一環として死体検案が行われる。その結果，死因解明などのためにさらなる検証が必要と判断されれば監察医や大学法医学教室の医師によって死体解剖が行われる[1]。この過程において，事件性の判断に必要となることであれば詳細に捜査される。そして，これらと解剖所見や剖検試料の医学的検査結果とを総合して，死因や死亡経過を含めて，その事例の全体像が検証される。警察への届け出対象となる死亡事例は年々増加し，平成 26 年度では総死亡数の 13.1%[2,3] であり，HSR の視点からの検証が必要とされる集団になっている。しかし，多様な情報から包括的に「死」を検証できるのは法医学という分野だけであり，法医学との協働による HSR の推進が必要となっている。

2) HSR における法医学の位置づけ

文献レビューおよび海外での研究事例から

　まず，PubMed により，HSR に特化した雑誌として代表的な英文雑誌である Health Service Research および BMC Health Service Research における，Legal medicine または Forensic medicine のキーワードをもつ論文を検索すると，12 件の文献が検索された（連載掲載当時 2013 年 10 月 10 日検索）。うち，医療現場におけるサービスの質評価に関する研究が 5 件[4-8] あったが，3 件[4-6] は法律的観点を含めて病院機能を評価した研究で，内容は法医学と

4.4　法医学　　157

は関係がなかった。ほか2件は，裁判記録を用いて救急領域での医療過誤や誤診断の発生率を分析した研究[7]，病院機能の評価尺度の中で解剖率に言及した研究[8] であった。医療過誤や解剖率を，医療サービスの評価として用いている点では HSR であるが，病理的視点および病院医療の評価が中心であり，本節で述べる法医学の事例からのサービス評価の中では狭義であると考える。別の3件は，質的研究であり，地域安全の実現における事故報告書の法的あり方についての考察[9]，米国の大手介護施設の経営について財政や訴訟記録などの公表物を用いて評価を試みた研究[10]，米国で先進的医療センターにおける法的問題への対応機能を議論した研究[11] であった。ほか2件[12,13]は法的移民に関する研究で法医学とは関連がなかった。このように，HSR 関係の英文雑誌では，法医学関連と協働による地域レベルの HSR は 2013 年時点ではほとんど発表されていないことがわかった。

　その後，上記と同じ条件で検索をしたところ（2017年9月25日検索），新たに 29 件の文献が検索され，そのうち6件[14-19] がヘルスサービスと関連づけられる研究であった。医療過誤について患者・家族に対してその理解を促す介入の研究[14,15]，どのような Child Death Review が有効か質的に検証した研究[16]，死亡診断の精度とその関連要因を検討した研究[17]，周産期死亡の関連要因を検討した研究[18]，医療過誤のリスクが高い診療分野の実際についての研究[19] がみられた。特に Child Death Review[16]，死亡診断の精度[17]，周産期死亡の関連要因[18] を扱った3研究は，死因の探究に関わるものであり広くは公衆衛生学的な研究であるといえるが，法医学由来のデータを公衆衛生学的にかつサービスの評価あるいは改善のために分析することでなせる研究である。

　次に，広く，検索式（(autopsy) OR (post mortem)) AND ((health) OR (care) OR (service)) により検索すると（2017年9月30日検索），該当1万960件に対し，法医学関連の所属からの論文でありかつ病理関連の所属からでないもの＋AND (legal [Affiliation] OR forensic [Affiliation]) NOT pathology [Affliation] を追加すると 223 件であった。さらに，条件を追加すると，＋English [language] ＝209 件，＋evaluation [all] ＝29 件，この中に法医学分野関連のヘルスサービスへのアプローチがすべて含まれている

わけでは決してないが，さらにキーワードを追加すると，＋Hospital＝7件，または＋community＝1件となった。この内訳をみると，＋Hospitalの7件では小児の虐待に関するもの[20,21]，死因究明に向けた種々のアプローチに関するもの[22-25]がみられた。＋communityの1件は，特殊な臓器の発生率を明らかにしたものであった[26]。これらは，すべて海外における文献（日本からの研究はなかった）で，かつ，対象は死亡事例以外の文献も多かった。これは，海外の法医学の業務がわが国と異なっていることにも関係すると考えられる。さらに，ケースレベルのものも含まれ，集団に対するサービスの評価としてのHSRとは位置づけられないものもあった。この方法でも，法医学との協働のHSRがあまり多くないことが示唆された。

さらに，雑誌名に "forensic" が含まれる雑誌をPubMedで検索したところ17誌が該当し，2万3131件の文献が検索された（2017年9月30日検索）。この雑誌名ベースに検索条件を追加して，＋（care [all] OR evaluation [all]）AND English [language]）＝2959件であった。この2959件における研究内容についての内訳は，＋Pathology [all]＝668件，＋cause of death [all]＝264件，＋diagnosis [all]＝1344件であり，法医病理学的内容が多いと推察された。一方で，＋abuse [all]＝517件，＋drug [all]＝367件であり，虐待や薬物乱用について法医学的見地から検証されている研究がみられた。その中の一報として，ドイツ国内の中毒や乱用といった不適切な薬物使用に関連する死亡事例が増加している状況に対し，"Drug Mortality and Drug Emergencies Study" という研究プロジェクトとして，1991年の5月から1992年の6月においてドイツのベルリン，ブレーメン，ハンブルグの各地域で薬物使用による死亡や急変のリスクを調査している[27]。この結果に対する考察として，ブレーメンでは地域における薬物使用に関する相談事業や保健サービスを行うことへの提言をしていた[28]。また，ハンブルグの調査結果からも同様に薬物乱用の実態について言及されている[29,30]。

この研究プロジェクトの一端を担ったハンブルグ法医学研究所所長のPüschel氏らは，積極的に法医学的見地からヘルスサービスの質を検証する研究に関わっている。死体の検案や解剖によって得られる情報を用いて，各種治療の長期アウトカムについて疫学的に分析し多くの研究を発表している。

4.4　法医学　　159

人工股関節置換術の長期予後を，地域での解剖というエンドポイントにおける事例によって評価し，採取された組織から骨密度や骨面積などを年齢別間，性別間で観察し報告している[31]。また，手術から死亡までの期間が短いことから，医療経済的問題についても重要であると関連学会発表で述べていた。また，埋め込み式ペースメーカーと埋め込み式除細動器による医療関連死について，前述同様に解剖が行われた対象より分析し，各埋め込みによる関連死は非常に稀であると結論付けている[32]。こうした Püschel 氏らの研究は，地域全体の死亡時の所見が得られている法医学ならではの疫学研究であり，症例レベルの視点のみでは得られないユニークな医療評価の研究である。

　われわれは，介護の質におけるアウトカム研究の方法を探索する中で，この Püschel 氏に出会うことができた。Püschel 氏が所長を務めているドイツのハンブルグ州にあるハンブルグ大学法医学研究所では，検死によって把握した高齢者施設入所者の死亡例における褥創発生頻度を報告し，ケアの問題を提言していたのである[33,34]。

　ハンブルク州では，州内の全死亡に対し，ハンブルグ大学法医学研究所の医師が検死を行っている。旧来，土葬が一般的であったドイツにおいて，もし死者に関連する刑事事件の疑義が生じた場合には，墓を掘って死体を取り出し解剖を行っていた。しかし，都市部で火葬が普及した結果，弔いの後の死体解剖が不可能となる事態となり，そのためハンブルグ州では，この全死亡に対して検死を行う制度が確立された（前述の医療の評価の一連の研究も，この制度が背景にあり，日本とはこの点が大きく異なっていることには留意が必要である）。この全死亡例検死制度の中で Püschel 氏は，介護施設入所者における死亡例に褥創の発生率が高く，中にはその創感染から敗血症に至り死亡した事例が少なくないことを明らかにしたのである。ドイツではこの事件はハンブルグスキャンダルと呼ばれ，高齢化社会の中で社会的な衝撃を与えるものとなり，日本でも紹介された[35]。

　Püschel 氏は「死」を無駄にしないためにも「死者から得られた教訓を生者に還元する」という視野に立脚し，法医学分野のソースを医療介護の評価として活用している。これらは，「死」の状況に HSR の視点をあてることができてこその研究である。法医学であるからこそ得られるアウトカムがあり，

また，法医学であるからこそ得られるアウトカムのうち特に「死」を観察時点としているものは，それまでの人生を通して関係した多種のヘルスサービスにおけるアウトカムと捉えることができ，貴重な HSR を可能にしている。

法医学と協働によるサービスの質向上のための PDCA サイクル

　上述の Püschel 氏の取り組みは学術論文としての発表のみでなく，継続してモニターした検死事例における褥瘡の頻度を，定期的な法医学者，ケア提供者，警察による会議で報告している。また，問題のある施設には警告をして，改善策実施後の頻度の差によって取り組みの効果を検証し，褥創予防ケアの改善に貢献しており，PDCA サイクルの一例である。PDCA サイクルとは Plan（計画）→ Do（実行）→ Check（評価）→ Act（改善）→ Plan と 1 周して品質の維持・向上を試みる管理モデルである。法医学において得られたアウトカムによって PDCA における Check → Act が行われ，ヘルスサービスの改善につなげることができた事例である。ただし，これも全例を検死するというハンブルクでのシステムがあってこそ可能になっており，こうした取り組みを 20 年にわたり続けた成果は刊行物にまとめられた[36]。

　同様の一例として，PDCA サイクルには至っていないが，オーストラリアの Manash University における法医学と老年医学が協働で発行している The Residential Aged Care Communique というニュースレターの取り組みがある[37]。剖検事例の中から，特に施設におけるケアの質に関連する事例を抽出し，わかりやすい解説を行い，現場の施設に配布している。

3) 日本における法医学と HSR との協働事例―われわれの取り組み

高齢者の孤独死研究

　上述のハンブルク大学を本節共著者田宮が訪ねた際，日本でのこうした法医学データに基づくケアサービスの評価研究の可能性について議論したところ，ハンブルク大学に留学歴があり本節の共著者である岡山大学法医学の宮石が参画することになった。これをきっかけに，筑波大学の HSR 研究室と岡山大学法医学との共同研究が文部科学研究萌芽研究「法医公衆衛生学の構築―根拠に基づく医療福祉政策立案の新しい方法論」として開始された（そ

4.4　法医学　　161

の後，山形大学，筑波大学法医学とも実施している）。

　その成果の中心をなすのは，社会問題として広く認識されている高齢者の「孤独死」[38]に対する研究である。これは，直接，何らかのサービスの質を評価したものではないが，孤独死を予防するための政策，サービスを検討するにあたっての基礎研究としてはじまった取り組みである。高齢者の孤独死の実態を解明する上では，孤独死かどうかはその対象の「死」の状況から判断されるものであり，「すでに死亡した人」を対象とする必要があった。また，「孤独死」でなかった人を概念的に比較対象とする必要があり，広く「死」を捉えることのできる研究デザインが求められた。そのような中で高齢者孤独死とは「死」の検証について重要な役割を果たしている法医学分野との協働が必須となる研究テーマであった。

　主な成果として，高齢者の孤独死という社会問題に対し，死体の発見までに要した死後の経過時間をアウトカムにして，その関連要因を分析した研究がある[39]。また記述的に，独居生活者の死亡例および死後長時間経過事例を記述し，山形県と東京都区部の地域差を明らかにした研究もある[40]。さらに高齢者孤独死における死後の発見までの時間に着目し，死体発見の発見が遅れる関連要因を明らかにし，高齢者孤独死発生の実態とその背景を検証する研究も実施している[41]。また別に，東京都監察医務院においては，金涌らが，昭和62年から平成18年における全検案事例を分析し，高齢者孤独死の実態の解明を試み，「一人暮らしの者の自宅死亡の異状死」を操作的に孤独死とし，その発生状況や死後経過時間を示している[42]。別に，岡山県における法医剖検例に対し，死亡実態と背景要因を，通院歴や入院歴，既往歴・現病歴，サービス利用，家族構成，生活費などの社会的要因を含め明らかにした研究もある[43]。その結果，剖検に至るような「看取られない死」は家族同居者においても独居者同様起きることが明らかとなった。同時に剖検例から，高齢者における火災の危険性についても問題提起した。

　またわれわれの研究グループでは，小児虐待について法医学データを分析した研究も行っている。山岡ら[44]は一都道府県における6年間の2歳未満の剖検・検案事例をレビューした。Modified the Maltreatment Classification System を用いて継続的なネグレクトが示唆される事例を判断して，その事

例における社会的あるいは家族の背景を記述しており，事例の早期発見における学際的アプローチの重要性を示している。

法医学・HSR 協働の新たな展開

　法医学において得られるアウトカムからのヘルスサービスの質評価は，非死亡例においても有益である。某老人保健施設で，施設職員から寝たきりの女性入所者が虐待を受けていた疑いがあると，嘱託医が施設を告発する事例が発生した。傷害事件として捜査が行われ，当該女性入所者の生体検査や，受傷状況の写真，診療録，介護記録などの分析にわれわれは関与した。本件は刑事事件としては起訴猶予となったが，ヘルスサービスの質評価の視点からは，法医学と HSR との協働が生体例においても意義を有することを示す Sentinel event として，その意義を報告した[45]。

　また山形大学法医学講座の山崎らとの共同研究は，法医解剖が行われた事例において介護サービスの有無や要否を検索し，「Negative な転帰」を防止する対策の情報提供や提言を試みる研究を行っている[46]。対象について，生前の生活状況や障害・介護認定状況，サービス利用状況から，障害の有無を定め，死亡状況の違いを明らかにしており，その結果，障害がある対象は不慮の外因死が多く，また障害があっても介護や障害者認定を受けず公的サービスを利用していない事例が散見された。

法医学と HSR との協働における課題

　法医学と HSR との協働は臨床でのケアの質や政策・制度を検証する上でも非常に有用である。法医学で得られる情報は，「どのようにして（死に）至ったか」を明らかにするものであり，HSR でのアウトカム研究の視点と合致するものである。しかし，一方で，実際に上述の法医学との協働を通して見出した問題点として，第一に法医学のデータは，「死」における社会要因などについての記録が現状では十分ではないこと，第二に，法医学の人材が不足していることである。

　第一の点は，解剖・検案にしろ生体検査にしろ，現在の日本では捜査機関が主導するしくみ，すなわち犯罪性の解明や刑事事件として立件を目的とす

4.4　法医学　　163

るしくみしか存在しておらず，HSR の視点からのデータ収集は業務外ではあることに起因している。われわれは，必要な情報を統一的に得られるフォームを作成し，社会的な情報も可能な範囲で収集するよう警察に協力依頼して対応しているところであるが，犯罪性の否定されたあとの死体の取り扱いには，厚生労働省や各地域の衛生行政および保険福祉行政が主導する社会システム作りが必要である。法医学者による検案率の問題も，疫学的に分析する視点からみればより高いことが望ましいが，制度上の限界も大きい。

　第二の点については，どの大学の法医学教室も，剖検など社会的に求められている業務の対応に忙殺され，法医学固有の研究以外にまでマンパワーが回らない現実がある。上述のドイツのハンブルグ大学法医学研究所の取り組みも，所長のマンパワー確保の努力あればこその点もあり，ドイツの法医学全体に浸透するものではなく，取り組みはあまり拡がりをみせていない。

　HSR と他分野が協働する際，HSR の概念や意義，研究結果の還元について他分野の関係者の理解を得ることが重要である。また逆に他分野の特徴を理解することも当然，必要である。その上で，互いの良点を生かし，欠点を補い合う方法を求めることにより，社会に還元できる，より質の高い HSRを行っていくことが可能であろう。具体的には法医学分野で得られるデータにおいて，ヘルスサービス利用の有無や種類や社会疫学的要因についても情報収集が可能となるような行政システムが期待される。このような現状に対し，共著者宮石は，法医学から HSR への貢献の重要性の認識にたって，捜査機関の協力を得て必要な情報を収集することで対応している。

　さらに，これまで実施してきた経過の中で，われわれが細心の注意を払った点が，データの取り扱いである。匿名化された二次データではあるが，大変特殊なデータであるため，個人情報について格段の配慮が必要とされる。この点，われわれの研究チームは警察との検討を重ね，共同研究者は各々の大学での倫理審査を経て実施している。個人情報を一切削除したデータのみを匿名化した上で扱い，確認が必要な事項が生じた場合には，匿名化されたデータの扱いについて誓約書を提出した研究者のみが，唯一研究だけを目的とすることを条件に，法医学研究室内に限り閲覧許可が得られるなどの工夫をした。倫理的問題を解決するためのこのような道のりは決して平坦ではな

かったが，われわれはこの研究を通して，これほどの社会的に検討するべき課題に満ちた状況が法医学関連データとして把握されている中，これらの公衆衛生学的，HSR 的な分析を怠り，死者に学んだことを社会へ還元しないのははるかに非倫理的である—とした共著者宮石の主張を原点として，ここまで研究を推進してきたところである．

おわりに

　医療の進歩や保健福祉サービスの多様化という変化に対し，提供される各種サービスの質の評価は，必須事項である．実証分析によってシステムの問題点・改善点を見出すこと，さらには現場におけるサービス内容の実質的向上に寄与しうるためには，PDCA サイクルなどに用いうるアウトカム指標も重要になる．そのためにはサービスの質評価を行う HSR において，これまで一般的でなかったリサーチメソッドやソースのもつ新たな可能性に目を向け，適切に活用していく姿勢が重要である．

　今回示した HSR における法医学のはたらきは，わが国ではまだ発展途上にあるといえる．今後は法医学分野との協力を推進し，HSR に活用されるデータ整備などが行われることで，研究結果の還元がより豊富となり，また社会変化と時間差の少ないスピーディーな研究が可能になると考えられる．制度の違いから，全死亡例を検死するハンブルグのような疫学研究はできず，制約はあるものの，人生の最後の「死」をめぐる貴重なデータを集積している法医学と HSR との協働は，有用な結果が豊富に得られると期待される．互いの分野を理解し，社会全体の健康を望むという共通の理念の下に研究の質を高めていく学際的な関わりが求められるだろう．

文献

1）福島至．法医鑑定と検死制度．東京：日本評論社．2007.
2）警察庁．http://www8.cao.go.jp/kyuumei/investigative/20130218/siryou2.pdf
3）厚生労働省．人口動態調査　調査結果の概要．http://www.mhlw.go.jp/toukei/saikin/hw/jinkou/kakutei12/dl/02_kek.pdf
4）Schwendimann R, Buhler H, De Geest S, et al. Falls and consequent injuries in hospitalized patients: effects of an interdisciplinary falls prevention program. BMC

Health Serv Res 2006; 6: 69.

5) Melchart D, Wessel A, Brand R, et al. Profiling quality of care for patients with chronic headache in three different German hospitals — a case study. BMC Health Serv Res 2008; 8: 13.

6) Hanson JL, Stephens MB, Pangaro LN, et al. Quality of outpatient clinical notes: a stakeholder definition derived through qualitative research. BMC Health Serv Res 2012 Nov 19; 12: 407.

7) Yang CM, TsaiSH, Chiu WT. How risky is caring for emergency patients at risk of malpractice litigation: a population based epidemiological study of Taiwan's experiences. BMC Health Serv Res 2009; 9: 168.

8) Grimes RM, Moseley SK. An approach to an index of hospital performance. Health Serv Res 1976; 11(3): 288-301.

9) Timpka T, Nordqvist C, Lindqvist K. Infrastructural requirements for local implementation of safety policies: the discordance between top-down and bottom-up systems of action. BMC Health Serv Res 2009; 9: 45.

10) Kitchener M, O'Meara J, Brody A, et al. Shareholder value and the performance of a large nursing home chain. Health Serv Res 2008; 43(3): 1062-1084.

11) Vohra S, Feldman K, Johnston B, et al. Integrating complementary and alternative medicine into academic medical centers: experience and perceptions of nine leading centers in North America. BMC Health Serv Res 2005; 5: 78.

12) Kandula NR, Grogan CM, Rathouz PJ, et al. The unintended impact of welfare reform on the medicaid enrollment of eligible immigrants. Health Serv Res 2004; 39(5): 1509-1526.

13) Dias SF, Severo M, Barros H. Determinants of health care utilization by immigrants in Portugal. BMC Health Serv Res 2008; 8: 207.

14) Gallagher TH, Etchegaray JM, Bergstedt B, et al. Improving Communication and Resolution Following Adverse Events Using a Patient-Created Simulation Exercise. Health Serv Res 2016 Dec; 51 Suppl 3: 2537-2549.

15) Gallagher TH, Farrell ML, Karson H, et al. Collaboration with Regulators to Support Quality and Accountability Following Medical Errors: The Communication and Resolution Program Certification Pilot. Health Serv Res 2016 Dec; 51 Suppl 3: 2569-2582.

16) Gijzen S, Hilhorst MI, L'Hoir MP, et al. Implementation of Child Death Review in the Netherlands: results of a pilot study. BMC Health Serv Res 2016 Jul 8; 16: 235.

17) Maharjan L, Shah A, Shrestha KB, et al. Errors in cause-of-death statement on death certificates in intensive care unit of Kathmandu, Nepal. BMC Health Serv Res 2015 Nov 12; 15: 507.

18) Moshabela M, Sene M, Nanne I, et al. Early detection of maternal deaths in Senegal through household-based death notification integrating verbal and social autopsy: a community-level case study. BMC Health Serv Res 2015 Jan 22; 15: 16.

19) Carroll AE, Buddenbaum JL. High and low-risk specialties experience with the U.S. medical malpractice system. BMC Health Serv Res 2013 Nov 6; 13: 465.

20) Ondruschka B, Baier C, Siekmeyer M, et al. Cardiopulmonary resuscitation-associated injuries in still-/newborns, infants and toddlers in a German forensic collective. Forensic Sci Int 2017 Sep 12; 279: 235-240.

21) Pelletti G, Tambuscio S, Montisci M, et al. Misinterpretation of Anogenital Findings and Misdiagnosis of Child Sexual Abuse: The Role of the Forensic Pathologist. J Pediatr Adolesc Gynecol 2016 Apr; 29(2): e29-e31.

22) Gharehdaghi J, Takalloo-Bakhtiari A, Hassanian-Moghaddam H, et al. Suspected Methadone Toxicity: from Hospital to Autopsy Bed. Basic Clin Pharmacol Toxicol 2017 Jun 19.

23) Palmiere C, Egger C, Prod'Hom G, et al. Bacterial Translocation and Sample Contamination in Postmortem Microbiological Analyses. J Forensic Sci 2016 Mar; 61 (2): 367-374.

24) Eckart K, Röhrich J, Breitmeier D, et al. Development of a new multi-analyte assay for the simultaneous detection of opioids in serum and other body fluids using liquid chromatography-tandem mass spectrometry. J Chromatogr B Analyt Technol Biomed Life Sci 2015 Sep 15; 1001: 1-8.

25) Schrag B, Roux-Lombard P, Schneiter D, et al. Evaluation of C-reactive protein, procalcitonin, tumor necrosis factor alpha, interleukin-6, and interleukin-8 as diagnostic parameters in sepsis-related fatalities. Int J Legal Med 2012 Jul; 126(4): 505-512.

26) Skopp G. Postmortem toxicology. Forensic Sci Med Pathol 2010 Dec; 6(4): 314-325.

27) Lang P, Zenker C. Drug emergencies in Bremen in 1991 and 1992. Forensic Sci Int 1993; 62(1-2): 111-116.

28) Zenker HJ, Zenker C, Lang P. Local measures for the reduction of drug emergency risks and drug mortality risks. Forensic Sci Int 1993; 62(1-2): 107-110.

29) Schulz-Schaeffer W, Peters T, Puschel K. Drug abuse emergencies in Hamburg 1990/91. Forensic Sci Int 1993; 62(1-2): 167-171.

30) Püschel K, Teschke F, Castrup U, et al. Typology of drug abuse deaths in Hamburg. Forensic Sci Int 1993; 62(1-2): 151-155.

31) Busse B, Hahn M, Schinke T, et al. Reorganization of the femoral cortex due to age-, sex-, and endoprosthetic-related effects emphasized by osteonal dimensions and remodeling. J Biomed Mater Res A 2010; 92(4): 1440-1451.

32) Schulz N, Puschel K, Turk EE. Fatal complications of pacemaker and implantable cardioverter-defibrillator implantation: medical malpractice? Interact Cardiovasc Thorac Surg 2009; 8(4): 444-448.

33) Anders J, Heinemann A, Leffmann C, et al. Decubitus ulcers: pathophysiology and primary prevention. Dtsch Arztebl Int 2010; 107(21): 371-381.

34) Heinemann A, Leutenegger M, Cordes O, et al. [Severe decubitus ulcer: risk factors and nursing requirements in the terminal life phase]. Z Gerontol Geriatr 2001; 34(6): 509-516. [Article in German]

35) 生井久実子. 介護の現場で何が起きているのか. 東京：朝日新聞社. 2000.

36) Sielaff M, Püschel K. Mit Druck umgehen -20 Jahre Dekubitus-Minitoring für die Pflege in Hamburg. Hamburg: Hamburgische Pflegegesellschaft e.V. 2017.

37) Victorian Institute of Forensic Medicine. Residential Aged Care Communique. http://www.vifm.org/our-services/academic-programs/residential-aged-care-communique/ (2017 年 11 月 15 日アクセス可能)

38) NHK スペシャル取材班, 佐々木とく子. ひとり誰にも看取られず・激増する孤独死とその防止策. 東京：阪急コミュニケーションズ. 2007.

39) Ito T, Tamiya N, Takahashi H, et al. Factors that prolong the 'postmortem interval until finding' (PMI-f) among community-dwelling elderly individuals in Japan: analysis of registration data. BMJ Open 2012 Sep 27; 2(5) pii: e001280.

40) 山崎健太郎, 田宮菜奈子, 松澤明美, 他. 独居生活者および死後長時間経過事例にみる高齢者孤立死の疫学的考察と山形県・東京都区部の地域差. 法医学の実際と研究 2009; 52: 227-235.

41) Ito T, Tamiya N, Yamazaki K, et al. The social affecting factors to the postmortem interval: a study on the situations around death analyzed by Cox's proportional hazard regression using the record of unexpected deaths for six years in Yamagata, Japan. Rechtsmedizin. 2009; 19(4): 262-314.

42) 金涌佳雅, 森晋二郎, 安部伸幸, 他. 世帯分類別の異状死基本統計・東京都区部における孤独死の実態調査. 厚生の指標 2010; 57(10): 20-25.

43) 松澤明美, 田宮菜奈子, 山本秀樹, 他. 法医剖検例からみた高齢者死亡の実態と背景要因―いわゆる孤独死対策のために. 厚生の指標 2009; 56(2): 1-7.

44) Yamaoka Y, Tamiya N, Fujiwara T, et al. Child deaths with persistent neglected experiences from medico-legal documents in Japan. Pediatr Int 2015 Jun; 57(3): 373-380. doi: 10.1111/ped.12531. Epub 2015 Feb 7.

45) 宮石智. 福祉・介護サービスの質向上のためのアウトカム評価における法医学の役割に関する研究. 平成 21 年度厚生労働科学研究費補助金総括・分担研究報告書福祉・介護サービスの質向上のためのアウトカム評価拠点・実態評価から改善への PDCA サイクルの実現（主任研究者田宮菜奈子）2010; 158-162.

46) 山崎健太郎. 山形県における法医剖検データからみた介護の問題点. 平成 21 年度厚生労働科学研究費補助金総括・分担研究報告書福祉・介護サービスの質向上のためのアウトカム評価拠点・実態評価から改善への PDCA サイクルの実現（主任研究者田宮菜奈子）2010; 163-167.

4.5 社会疫学・行動経済学

西　晃弘

はじめに

　人々はお互いに意識的にも無意識的にも影響を与え合いながら，さらには，社会あるいはそれを取り巻く自然とも相互作用しながら生きている。遠い昔の記憶やひょんなことがきっかけとなって後々の健康行動を変化させたり，これまでの環境や社会的因子への曝露などに起因する疾患が数十年の時を経て体の中で引き起こされたりすることがある。健康は，個人的な要素だけで

決定されるものではなく，社会との関わりの中で形成されるものであるという考え方は，エコロジー（生態学）や複雑系，ライフコース疫学の概念の基本といえるが[1-5]，本書のテーマであるヘルスサービスリサーチの分野においても十分考慮に入れる必要がある。

ヘルスサービスリサーチとは，このような社会との相互関係の中で，保健医療の従事者が行う医療行為や予防活動，家族が行う行動（在宅ケアなど）を評価・研究する分野である。医療や公衆衛生の実践活動（Public health practice）を含めた広い意味でのヘルスケア—たとえば，職場での生活習慣病の予防活動やコミュニティーでの禁煙啓発キャンペーン—が「ある特定の集団の疾患を予防・コントロールし，健康状況やその活動自体を改善する」ことを目的とするならば[6]，ヘルスサービスリサーチは，その実践に必要な情報や知識を収集・整理することが目的となる。様々な量的データとその解析内容をコンパクトに説明できるシンプルな理論が構築され，それが定性的な観察研究やケーススタディの示唆と一致すれば，介入における無駄は少なくなるだろう。「個人および集団のライフコースの中で介入を行い，どのように最大限の健康・ウェルビーイング（身体的・精神的・社会的に良好な状態）を引き出すか？」というのがここでの問題提起となる。

本節では特に，「医療システムや社会構造と人間の相互関係をどのように分析・理論化し，介入プログラムに活かすか？—ヘルスサービスリサーチ，社会疫学，行動経済学の協働の可能性」について，具体的な架空のモデルケースを通して考えてみたい。社会疫学（パネル 1）と行動経済学（パネル 2）がそれぞれどのようにヘルスサービスリサーチの質の向上に貢献するか？それでは早速ケースをみてみよう。

1）ケーススタディ

A県に本社工場を置く従業員500人の中規模文房具メーカーB社において，産業医が中心となり，生活習慣病のハイリスクグループ（メタボリックシンドロームとその予備軍）となった従業員を対象に，食習慣改善のための健康増進の介入プログラム（以下，プログラム）を行った。そのプログラムには「ハイリスクと判定された100人への月1回の栄養指導の講習会」などが含

まれ，トレーニングを受けた管理栄養士から，どのような食事や栄養素が健康に良いかについて繰り返し従業員本人に丁寧に伝えられた。このプログラムは，2年間で合計300万円の予算規模だった（プログラムの詳細は割愛する）。

2年後，プログラム評価のため，産業医は外部のシンクタンクに事業評価を依頼した。その結果，事業自体は成功裡に2年間実施されていたが，食習慣と生活習慣病発症有無のアンケート調査によるプログラム実施の前後比較によると，ハイリスクグループのうちのごく一部に食習慣の改善がみられたものの，より健康ではない習慣へと悪化している従業員も少なからず見受けられた。さらに，予防への効果（従業員の生活習慣病の発症／年の減少）はまったくみられなかった。

そこで，産業医は事業企画者としての説明責任を果たし，今後の計画の役に立てるため，なぜプログラムがうまくいかなかったのか，外部の大学関係者を招聘し意見を聞くことになった。一人は社会疫学，もう一人は行動経済学が専門だという。果たして，彼らはどのようなことをいうであろうか？

2）社会疫学者のアプローチ「ソーシャルネットワークサポート理論」

おそらく社会疫学者は，このプログラム自体が従業員を取り巻く環境―特に，ソーシャルサポート（Social support）[1,7,8]―への配慮が必要だったかもしれない，というであろう。ソーシャルサポートとは，人間同士がやり取りするモノ，情報，感情などによる支援や実際の手助けのことである。今回のケースでは，食習慣改善に取り組む従業員を周囲が暖かく見守ったり，時に手を差し伸べたりすることがこれにあたる。「人間は社会的なもの」であり，人と人のつながり（ソーシャルネットワーク）の中で生きているため，健康行動などを変化させるにもそういった周囲の理解や協力は不可欠である。今回のプログラムでは，ハイリスクの従業員本人のみにプログラムの対象を絞ってしまったため，会社全体あるいは従業員全員としてより健康な食習慣を形成していこうとする共通認識や，プログラムに参加する同僚を後押しするような助けあいの土壌が工場の中で生まれなかったかもしれない（職場のソーシャルサポート）。また，朝食や夕食などは社外，つまり家庭で行われる

ので，どのような夕食にするのかは従業員本人ではなく，従業員の配偶者によって決定されていた可能性もある。すると，配偶者や家族にもそのプログラムに参加してもらった方がよりスムーズに食習慣の変化を引き起こせたかもしれない（家族のソーシャルサポート）。

パネル1　社会疫学

　社会疫学は「健康状態の社会内分布と社会的決定要因を研究する疫学の一分野」である[7-10]。社会の重層構造の中で，健康を規定する社会的因子（Social determinants of health）が健康行動や疾患の影響を与える構図を追求する学問として，世界保健機関でも近年注目を浴び，定期的にその対策が議論されている。また，厚生労働省でも地球規模保健課題推進研究事業のひとつとされるなど注目を集めている[11,12]。その守備範囲としての社会的因子には，社会経済的因子や所得格差，ソーシャルサポートやソーシャルキャピタル（Social capital）といったコミュニティーや職場の価値や機能，保健システムなどを含めた政治経済的要素まで多岐にわたる。現在では，そういった社会因子が，それぞれの人生の中で，社会や自然に囲まれながらその影響をどのように生物的に説明できるのか，そのメカニズム解明にも焦点を当て始めている。ソーシャルネットワークサポート理論や，疾患の社会的生産理論（Social production of disease），エコソーシャル理論（Ecosocial theory）など，いくつかの理論が展開されているが，まだ理論としては未熟である[2,7]。また，社会疫学研究は日本ではまだまだ発展途上であるため，西洋との文化などの違いから海外で発展した社会疫学理論がなかなか日本の文脈を説明しないことがある。

3）行動経済学者のアプローチ「フレーミング効果」

　おそらく行動経済学者は，管理栄養士によるカウンセリングの際に，体に良い食習慣の「体に良い」あるいは「健康に良い」という部分がフレーズとして必要以上に強調されてしまい逆効果になったのではないか，というかもしれない。このような「情報の与え方によって得られる効果が異なること」をフレーミング効果（Framing effect）という[13,14]。英語で「Frame（フレーム）」とは「枠組み」や「額縁」という意味を含んだ言葉であり，フレー

4.5　社会疫学・行動経済学　　171

ミング効果というのは，メッセージをどのような言葉で組み立てて伝えるのかということに注目している。

　今回の例は，それがよく当てはまるといえるであろう。従業員たちは，おそらくどのような食事が健康に良いかは大体わかっていて，自分の現在の状況を批判されるような説教はあまり聞きたくなかったかもしれない。また，健康なものが必ずしもおいしい訳ではないので，努力して健康的なものを摂取しようとしていたかもしれない。そのような中で，誘惑に負けて健康的な食事をとれなかったことに対して，たとえば，指導担当の管理栄養士に「また脂っこいものを誘惑に負けて食べてしまったのですね。病気になったら残された家族はどうするのですか？」といわれるのと，「今の自分にチャレンジして体に良い食習慣を身につけ，体を軽くし，生活が前向きになるのを想像してみてください」といわれるのでは，受ける印象はずいぶん変わってくるだろう。両方とも伝えたいメッセージは「健康的な食生活の推進」であっても，情報の伝え方（フレーミング）の違いで，情報の受け手が得る印象，そして，その後に取る行動は大きく変わる可能性がある。ネガティブに伝えた場合，従業員が悲観的になって悪い方に食習慣を変えてしまうこともあるだろう。いったん健康な食事を強いられた後で，耐え切れなくなってリバウンドでたくさん食べてしまうかもしれない[15]。プログラム全体の方向性としては，「悪い習慣を改善させる」のではなく「良い習慣を良いイメージをもって積極的に選択させる」ようなイメージが良いのかもしれない。

パネル2　行動経済学

　行動経済学とは，心理的な要素を取り込んで合理的とはいいがたい人間の行動を説明しようとする経済学の一分野である。期待効用理論をベースにした古典的な経済学の考え方とは一線を画している[13,14,16]。行動経済学の中心にある考えは「ヒューリスティクス（考えて決断を下す際に理知的に考える前に直感でさっと結論を出すこと；Heuristics）」であり，カーネマンとトヴェルスキーによる「プロスペクト理論（相対的な価値の変化と主観的な選好によって意思決定が行われる；Prospecttheory）」がその中心的な理論であ

る。人間の脳の中は「デュアルプロセス（本能的なシステム１と理性的なシステム２の協働）」で動いており，その２つが合わさって判断と意思決定がなされているとし，その様子がfMRI（脳活動を血流動態によって視覚化する手法）を使った実験的な神経経済学研究で明らかになってきている。古典的な健康行動科学理論（たとえばTheory of planned behaviorなど）の限界を踏まえ[17]，なぜ人々が「健康」といわれる行動をとれないのかに関して，様々な示唆を与えてくれる。フレーミング効果も行動経済学の中でも頻繁に研究されているテーマである。

4）結語

もちろん本ケーススタディにおいて，上記が社会疫学者や行動経済学者が解釈するポイントのすべてではない。しかし，社会疫学と行動経済学は，冒頭第一段落にあるような「人間と社会との関わり」や，目に見えない「人の心理が健康行動に与える影響」をうまく捉えている。このように視点の違う２つの学問からの学びを考慮に入れると，良かれと思ってしたことがなかなか良い結果につながらなかったり，逆効果になったりすることが，既存の理論体系の中で説明できることがわかる（むろん行動経済学者たちはこれを後知恵（Hindsight）と呼ぶかもしれないが）。今回のヘルスサービスリサーチのケースでは，社会疫学者および行動経済学者からの助言を両方とも計画段階で考慮に入れていれば，もしかしたらうまくいっていたかもしれない，というところであろう。

とはいっても，そのような効果をねらって，計画にソーシャルサポートを入れ込んだり，健康を強調しすぎたりしないように注意しても，理論通りうまくいくとは限らない。理論をベースに置きながら，その職場の環境に一番あった方法を探していく必要がある。もっとも，上記のケースのようにしっかりプログラム評価がされることもまだまだ一般的ではない。理論の重要性とともに，今後はそういった評価の重要性も訴えていく必要があるだろう。PDCAサイクル（Plan-Do-Check-Action cycle），プレシードプロシードモデル（Precede-proceed model）でもいうように[18]，行政担当者や保健活動従

事者とヘルスサービスリサーチやその他の研究者間でうまくコミュニケーションを取り合い，実際の現場での公衆衛生の実践活動が計画・実行・評価・修正されながら，本当にその職場やコミュニティーの役に立つものとなっていくことを期待したい。

　本節の執筆にあたり，田宮菜奈子氏，小林廉毅氏，林英恵氏，ならびにイチロー・カワチ氏より多数の有益なご助言を頂いた。記して御礼申し上げる。本節における残るすべての誤りは著者に帰するものである。

文献

1) Glanz K, Lewis FM, Rimer BK. 健康行動と健康教育：理論，研究，実践［Health Behavior and Health Education: Theory, Research and Practice］（曽根智史，渡部基，湯浅資之，他訳）．東京：医学書院．2006.

2) Krieger N. Epidemiology and the People's Health. New York: Oxford University Press. 2011.

3) McLeroy KR, Bibeau D, Steckler A, et al. An ecological perspective on health promotion programs. Health Educ Q 1988; 15(4): 351-377.

4) Galea S, Riddle M, Kaplan GA. Causal thinking and complex system approaches in epidemiology. Int J Epidemiol 2010; 39(1): 97-106.

5) Kuh D, Ben-Shlomo Y, Lynch J, et al. Life course epidemiology. J Epidemiol Community Health 2003; 57 (10): 778-783.

6) Centers for Disease Control and Prevention. Guidelines for Defining Public Health Research and Public Health Non-Research. 1999. http://www.cdc.gov/od/science/integrity/docs/defining-public-health-research-non-research-1999.pdf (2017 年 10 月 30 日アクセス可能)

7) Berkman LF, Kawachi I. Social Epidemiology. New York: Oxford University Press. 2000.

8) 近藤克則，編．検証「健康格差社会」：介護予防に向けた社会疫学的大規模調査．東京：医学書院．2007.

9) 川上憲人，小林廉毅，橋本英樹，編．社会格差と健康：社会疫学からのアプローチ．東京：東京大学出版会．2006.

10) 川上憲人．社会疫学：その起こりと展望．日本公衛誌 2006; 53(9): 667-670.

11) Commission on Social Determinants of Health (CSDH). Closing the Gap in a Generation: Health Equity through Action on the Social Determinants of Health. Final Report of the Commission on Social Determinants of Health. Geneva: World Health Organization, 2008; 1-256.

12) 厚生労働省．平成 24 年度厚生労働科学研究費補助金公募要項．2011. http://www.mhlw.go.jp/bunya/kenkyuujigyou/hojokin-koubo-h24/dl/koubo.pdf (2017 年 10 月 30 日アクセス可能)

13) マッテオ・モッテルリーニ. 経済は感情で動く：はじめての行動経済学 [Economia Emotiva: Che Cosa Si Nasconde Dietro i Nostri Conti Quotidiani] (泉典子, 訳). 東京：紀伊國屋書店. 2008.

14) Camerer C, Loewenstein G, Rabin M. Advances in Behavioral Economics. New York: Russell Sage Foundation, Princeton, N. J.: Princeton University Press. 2004.

15) Finkelstein SR, Fishbach A. When healthy food makes you hungry. J Consum Res 2010; 37(3): 357-367.

16) Kahneman D, Tversky A. Prospect theory: an analysis of decision under risk. Econometrica 1979; 47(2): 263-292.

17) Ajzen I. The theory of planned behavior. Organ Behav Hum Dec 1991; 50(2): 179-211.

18) Green LW, Kreuter MW. Health Program Planning: an Educational and Ecological Approach. Boston: McGraw-Hill. 2004.

4.6　国際保健分野における文化人類学的アプローチ　　　増田　研

1) フィールドとの距離と「参加」

　ある医療人類学者の，フィールドでの自己紹介はこうだったという。「私はコミュニティ参加型の保健プログラムに，参与観察という方法を用いて，皆さんのご参加をいただきながら，参加しております」。参加・参与が４回も使われているこの宣言は，「現地の人々に密着する」という人類学的スタンスを表明するとともに，じつは，「参加」における距離感の難しさをも示唆していないだろうか。

　国際保健分野における文化人類学者の関与のあり方については，おおむね２つの方向があるとされている。すなわち開発実践を外側からみるか，それとも内側で深く関与するか，である。いうまでもなく世界中くまなく社会開発が進むこの時代に，開発実践をはるか遠くから眺めるというスタンスを維持するのは難しい。かといって開発プログラムの核にいては客観的な理解に支障を来す。また調査の場面においても，かつてのようにフィールドの人々を一方向的に「調査対象」として扱うというやり方はますます難しくなり，「調査への共同参加者」と呼ぶ方がふさわしくなりつつある[1]。そうした時代においては，フィールドとの関係のあり方につねに気を配ってきた人類学者（あるいはエスノグラファー）の方が，ほかの方法による研究者（この場

合は医療系研究者を指す）よりもよほどアドバンテージがあるという見解がある[2]。

人類学的フィールドワークの基本は「参与観察」だが，フィールドに「参与」することと「観察」することが同居しているこの方法は，ヘチマを観察しながら自分もヘチマになってみるという原理的な不可能性を抱えている。参加・参与を意味する英語の Participate は，もともとラテン語の pars+capere，すなわち「○○の一部分となる」から来ている。完全に一部分として組み込まれてしまっては観察はできないが，かといって相手が人間であると，ただ観察するという距離の取り方はむしろ礼を失することになる。

参与と観察のバランスの取り方は，研究者とフィールドとの距離間のみならず，方法論の選択にまで影響する。本節では保健分野における人類学的アプローチの概要，歴史的背景，調査手法のジレンマといった問題に触れながら，このアプローチがもつ可能性と限界を考えてみたい。なお，文化人類学のアイデンティティのひとつは異文化研究であり，本節で取り上げるトピックもそのほとんどが開発途上国における健康開発である。日本におけるヘルスサービスリサーチとは事情が異なるということをあらかじめ断っておく。

2）医療人類学のアプローチ

文化人類学とはフィールドワークを通じて民族誌的事実を収集し，社会構造をはじめとする社会の多面的な理解を目指す学問である。その下位分野のひとつが医療人類学（Medical anthropology）である。大まかには「医療と健康に関する問題に文化的・社会的な側面からアプローチする文化人類学の一分野」としておこう。その基本命題は「医療も文化である」というものである。健康は根源的には生物的な事象であるが，それが文化的・社会的な環境要件との相互作用によって構成されているという理解が医療人類学の根底にはある[3]。

フォスターとアンダーソン[4]の整理によれば，アメリカの古典的な医療人類学は，①自然人類学，②文化とパーソナリティ論，③民族医学（エスノメディスン），そして④国際公衆衛生学の下位分野に分かれる[5]。異文化環境下における HSR と関わる部分では，時代が下るごとに「民族医学」から

「国際公衆衛生」の方向へと関心領域を広げてきたといって良い。それは文化人類学そのものが過去30年間に劇的に変わってきたこととパラレルである。

1970年代には「諸民族文化の比較研究もしくは一般モデルによるその解釈」[6]のように説明されていた文化人類学は，1980年代になると関心領域が拡散し始め，政治や経済，移民問題，紛争，開発といったより現代的な問題に焦点を移してきた。諸民族文化（ローカル）と一般モデル（ユニヴァーサル）という構図が，地域（ローカル）と世界（グローバル）という構図に入れ替わるとともに，土着文化の探求と精緻な記述を得意技としていた文化人類学が，グローバルとローカルの接点にあたる領域に関心を移し出した，すなわち「現代化した」ということでもある。

アフリカにおけるファミリープランニングを例に取ってみよう。「コンドームを付けましょう，子作りは計画的に！」という啓発はグローバルな開発の枠組みによるイデオロギーだが，「子だくさんが一番」というのもまた現地のイデオロギーである。前者は根拠のある主張，後者は頑固な土着の信念，という距離の取り方ではいわゆる「開発イデオロギーの押しつけ」になってしまう。医療人類学的は，この「グローバルとローカルの接合地点」における世界観の調停に一役買えるかもしれない。

人類学の基本的な態度のあり方としてエティック（Etic）とイーミック（Emic）という2つのアプローチがある。エティックアプローチは文化を問わず適用可能な枠組みによる説明，イーミックアプローチは文化内的な説明原理をすくい上げるものである。「朝焼けは雨のきざし」といえばそれはイーミックな説明であり，同じことを西の空に浮かぶ雲の量と光の波長で説明すればエティックな説明である。イランにおける近代医学の受容を調査したLoeffler[7]は，近代医薬がイラン社会において独自の解釈を施され，医療者たちが多様な民俗的説明を与えながら薬を処方しているさまを詳細に記述しているが，これはグローバルとローカルの接点におけるひとつの現象を浮かび上がらせたイーミックアプローチによる研究であるといえるだろう。

4.6　国際保健分野における文化人類学的アプローチ　　177

3）ディシプリンの壁

　医療人類学が国際保健に貢献するために，乗り越えるべき山々は多く，しかも険しい。「グローバルとローカルの接合地点」を論じる前に，まず，異なるディシプリンとの間に横たわる方法論の壁を理解し，その壁を低くする方途を探らなくてはならないのだ。そのことを説明するために，私自身の経験を書き連ねることをお許し願いたい。

　私は東京都立大学で社会人類学を学び，エチオピアの南部辺境地域で，人口2万人ほどの民族集団の社会構造と歴史を調査し，エチオピアという近代国家における辺境民の位置づけの歴史的変化を探求してきた。こうした問題意識はしかし，実際にはフィールドに通い続けるうちに数年かけて醸成されてきたものである。フィールドで鍛えられた現場勘が私を「探求すべき課題」にまで導いてくれたのだ。おかげで「準備万端整えてフィールドに行ったけれど，結果はスカだった」ということにはならずに済んだが，このやり方では時間がかかりすぎる。

　かつて，人類学のフィールドワークでは「計画をきちんと立てないこと」が美徳ですらあったし，長期間の滞在の中でその都度調査の軌道を敷設・修正しながら進めていくことが王道だとされていた。1990年代初頭，初めての調査に赴く私に師匠がいい渡したアドバイスは「できるだけ長く村に滞在しろ」「なんでもかんでも，あらゆることをメモしろ」，この2つだけだった。

　2008年，私は勤務先である長崎大学で新しい大学院，国際健康開発研究科のスタッフになった。20数名のスタッフの大半は医療系研究者か開発実務経験者で，文化人類学の学位をもっているのは私一人である。ここでは学生全員が開発途上国の保健プロジェクトサイトに赴き，5か月間のインターンシップと3か月の調査をすることになっていた。

　公衆衛生修士（MPH）の大学院における研究指導は，私が受けてきた教育とはかけ離れている。学生たちは綿密な研究計画書を英語で作成し倫理審査に臨む。そこにはリサーチデザインが必要であり，仮説と分析方法と想定される結果を書き込むことが要求され，クエスチョネアの添付が義務づけられる。調査に割ける時間はたったの3か月，論文執筆は2か月である。「現場に赴き，長い時間をかけてその土地の社会的脈絡を理解し，データを集め，

民族誌を書き上げる」という時間スパンの中で作業をすることが当然であった人類学者にとっては，計画の段階で「結果を想定する」など考えられないことであった。異文化は，海外にではなく，大学内にあったのだ。

4）非医学的要素の意外な強さ

　医療人類学のカバーする「医療」の概念はその適用範囲が広く，「医療的な対象」と「非医療的な対象」の境界が曖昧なのが特徴である。

　対象が「マラリア」だった場合を考えてみよう。マラリア研究は，原虫や蚊の生態から住民の健康行動まで幅広くカバーする研究分野である。とりわけ保健に関しては迅速診断，ラボ検査，指定した時間内の受診行動，服薬などのスキームに，住民がきちんと馴化しているかどうかという点が問題となる。リサーチもそれに合わせて設計される。その場合，マラリアはあくまでも医学的な対象である。

　ところで，マラリア対策に関わる調査領域は医学に限定されない。まず「医学」の枠組みではないところでのマラリア認識が問題となる。そもそも，「蚊」と「マラリア」を結びつける知識がなければ，それは「酷い発熱」くらいの認識しかもたれない。蚊が危ないですよ，水たまりを作ってはいけませんよ，蚊帳を吊って寝ましょうね，といわれてはじめて，それが普通の発熱とは違う「マラリア」として人々の前に姿をみせるのである。

　フィリピン・パラワン島の山岳部で行った調査では，マラリアと蚊の関連は住民に知られていたが，同時に「森の中を歩いて精霊を怒らせてしまうとマラリアになる」「ココナッツジュースを飲むとマラリアにかかる」などの，思いもよらない認識が得られた[8]。ここでは精霊は住民の健康行動と関わる変数のひとつであり，しかも「知られざる変数」として山奥に眠っていたのである。これは先行研究には見当たらない知見だったが，こうした「病いの文化的パターン」は医学の対象にはならないので，開発プロジェクトにおける短期間の基礎調査では見過ごされるか，あるいは無視される可能性が高い。

　住民が利用するヘルスサービスが近代医療に限らない場合は，医療人類学による知見が大いに力を発揮する。たとえば，松山はネパールにおいて，妊産婦の健康希求行動をジェンダーや「出血」に関する文化的な意味づけなど

4.6　国際保健分野における文化人類学的アプローチ　　179

を手がかりにして，なぜ医療機関に足を運ばないのかという問題に取り組ん
だ。ヘルスプロバイダー側から見れば健康「非」希求行動にしかみえない行
動パターンに，文化的背景からの解釈を行ったのである[9]。

バングラデシュにおける尾崎の研究も面白い。バングラデシュにおいて
人々が利用する「医療」システムは近代医療のほかに，アーユルヴェーダ，
ホメオパシー，ユナニ，コーランの祈祷など多数ある。こうした異質な「医
療」が混在する多元的医療状況下における出産と新生児ケアの問題に取り組
んだ尾崎は，伝統的助産師と祈祷師とホメオパシーと NGO ワーカーが複合
的に関与する状況を記述した。自宅分娩が圧倒的なのは，妊婦たちが「コー
ランの聞こえるところでしか生みたくない」というからであり，自宅の出産
部屋の四隅にはイスラームのお札が貼られているのだ[10]。

5) 知られざる変数の発見と，脈絡化

文化人類学はかつて，未開社会の「珍奇な事柄」を発見して楽しむ学問だ
と思われていた。国際保健分野においては，そうした「珍奇な事柄」は重要
な「知られざる変数（Unknown variables）」である。

さきの精霊観念などは，広義の「医療」に関連するテーマ群でありながら，
「医学的」ではないために等閑視されている。開発実務者の中には，フィー
ルドで見聞きする土着の現実に強い関心を抱く人もいるが，そうした民族誌
的情報はプログラムの中に組み込みにくいだけでなく（なにせ医学的ではな
い），計画の指標として採用するのもはばかられるようだ。その一方で定量
的に示される「社会経済的指標」の定番項目には，年齢，性別，教育歴など
と並んで「信仰する宗教」という変数が登場することがきわめて多い。こう
した研究は，人々が「何教の信者であるか」ということを知りたがるが，生
活の中の信仰実践には興味がないのだろう。

医療人類学の知見が等閑視される背景には，調査手法における「質か，量
か」という二元論が横たわっている。質的調査とか量的調査といった区分は
社会学や「社会調査」の領域での話であって，元来，文化人類学にはそうし
た用語すらなかった。人類学が採用する方法は「民族誌」である。ここでい
う民族誌とは，フィールドに基盤を置き，長期間に研究者個人が人々と関わ

り合い対話を繰り返しながら，複数のデータ収集法を組み合わせ，帰納的に，そして全体論的に取り組む方法論のことである[11]。KAP スタディーにおける「知識（Knowledge），態度（Attitude），実践（Practice）」は，文化人類学者が明らかにしようとしているものとよく似ているが，しかし，取り扱うデータについての考え方が異なる[12]。

　国際保健や公衆衛生の分野においては，十分なサイズのサンプルに支えられた解析の「結果」が示された量的研究だけが説得力をもち得る。政策決定プロセスにおいて数値による裏づけが説得力をもつという点については，質的調査を主な武器とする私も賛成する。意思決定には数字の裏づけがあった方がいい。医療人類学における事例提示手法として有効なのがケースヒストリー（ある患者の罹患から治療希求，快癒あるいは死亡までのプロセス）を提示することだが，ナラティブ（語り）に依存するケースヒストリーは，個別事例の紹介と分厚い注釈によって豊かな記述を生み出すものの，それがパーセントで示せるような代表性を有しているわけではない。つまり，質的研究は政策決定に直接には影響しない。

　だが，質的研究と量的研究は相互に排他的であってはならない。ある変数どうしの相関は特定の社会的な脈絡に載せることで解釈可能になる。そもそも定量的な研究における「変数」は質的に分類されたものであるし，また「相関」という考え方自体も，それぞれの変数を関連づけて脈絡を生み出す作業である。数値的な表現をとるかどうかの違いはあるとしても，両者は排他的な関係にはなく，むしろ相互補完的なものだと考えなければならない。質的研究を「量的ではない研究」と考えている人がいたら，その認識のアップデートが必要だろう[*1]。

6) 人類学の使い道

　開発実務者や医療系研究者からは「人類学は必要だ，大事だ」という声も聞こえてくるが，彼らもその扱い方に苦慮している感がある。他方で，人類

[*1] じつのところ，人類学的アプローチと疫学との協働については，本節で述べている「知られざる変数の発見」以外にも，数多くの道がある。Trostle による教科書はその先行事例を数多く紹介しており，有益である[13]。

4.6　国際保健分野における文化人類学的アプローチ　　181

学者は，その民族誌的方法によって描かれる世界の重要性を訴えはするものの，その有用性をうまく主張できていない。ところが，当の人類学者はフィールドではつねに「人助けに追われる」日々を送っている。本節の冒頭に「参加」に関することを述べたのはそういう理由によるものだ。

　人類学は原理的に「人ありき」の学問である。調査の対象も人間なら，調査するのも人間という，至極当たり前のことを実践している。公衆衛生分野においてもまた，生身の人間と相対することを避けて通るのは難しいであろう。私がここでいう「生身の人間と接する」というのは，たとえば，フィールドで現地の人々と一緒に酒を酌み交わしたり，居候したり，その家族歴を把握して，お孫さんが成長したあとの学業や就職を心配してやったり，ということである。ここまでくると調査は学術の域を超えて（踏み外して，ではない），シンプルな人付き合いの領域に足を踏み入れることになる。よって，研究者とフィールドとの関わりはますます人次第，つまり属人的なものにならざるを得ない。しかしここまでこないとみえてこない「知られざる変数」もあるのだから，クエスチョネアを携えて突撃し，データをもらってはいサヨナラ，という（私がいうところの）ヒットエンドラン調査（あるいは「タッチアンドゴー調査」）では生身の人間と接することはおろか，人間の姿をみることも難しいだろう。人類学的フィールドワーカーの立場からすると，「アシスタントを10人使って1週間で500サンプル集めました」という調査が，本当に「公衆」衛生の調査なのか疑問である。対象へのスタンスという点では，ラボにこもって下痢便500人分を手分けして検査するのとそれほど変わらないようにみえるのだ。

　人類学に限らず社会系全般にいえることだが，国際保健の現場においてメタレベルの批判的検討ができるという点は有用である。国際保健はひとつのイデオロギー的な強化（教化）であるが，そのことに対する社会的・歴史的観点からの批判には蓄積もある。1999年に社会人類学者の松園万亀雄はJICAの『国際協力研究』誌において次のように書いた。

　　ハードな，量的なデータが高い評価を受けるような世界では，ソフトで質的なデータを重視する人類学はマージナルな専門家の扱いしか受けない

ということだろう。しかし，この周辺性こそが人類学の長所なのであり，それがあるからこそ人類学者は援助国側の自民族中心主義的な偏見を鋭くかぎ分け，開発援助が先進国の政治的，商業的な目的のために利用されることに嫌悪感を覚え，「よき批判者」にもなれるのである[14]。

また最近の論考で関根は，文化人類学者が現地社会とプロバイダーの橋渡しだけでなく，援助実務者への助言もできると述べている[15]。

社会開発は既製品ではなく，すべてオーダーメイド，それもつねに仕立て直しをしなければならないカスタムメイドである。その中では先のエティックとイーミックのアプローチの間でどのような調停が可能であるかを模索する必要が出てくるはずだ。異文化の価値観に対して，ある普遍的基準を立てて評価しようとする立場（エティックアプローチ）には，いわゆる「客観的」で「普遍的」な基準と尺度が必要である。「5歳未満死亡率」や「妊産婦死亡率」といった「率」はそうした基準のひとつであり，それが高いことが「悪」，低いことが「善」という価値判断を誘引する。あるいはそうした「悪」の結果をもたらす文化的実践は，必然的に「改善」の「対象」となる。

マラリア患者を減らし，迅速な治療行動に移すことが目的であれば，「森の精霊を怒らせると熱が出る」という因果認識があっても構わない。ただ，現状では，「森の精霊が……」という認識があることと，医療施設が遠隔地にあるというアクセス問題が結合することで，住民のほとんどにとって発熱時の第一治療選択は自己治療もしくは「呪術的治療」になっている。

文化人類学者は文化伝統を保守する人々だと思われている。それは「それぞれの文化にはそれぞれ固有の価値がある」という文化相対主義のお題目があるからだろう。だが人類学者がみな土着の伝統的慣習を「善」として受け入れ，近代化を拒否しているわけではない。ローカルにおいて欠かせない価値規範を，指標によって測られるようなグローバルなイデオロギーとどのように調停させられるか，という点に国際保健領域における文化人類学者の使い道があるのである。

4.6　国際保健分野における文化人類学的アプローチ　　183

文献

1) 小國和子, 亀井伸孝, 飯島秀治, 編. 支援のフィールドワーク：開発と福祉の現場から. 京都：世界思想社. 2011.

2) Bloor M. The Ethnography of Health and Medicine. Atkinson P. et al.（eds）. Handbook of Ethnography. London: Sage Publications. 2001; 77-187.

3) Winckelman M. Culure and Health: Applying Medical Anthropology. San Francisco: Jossey-Bass. 2009.

4) フォスター GM, アンダーソン BG. 医療人類学［Medical Anthropology］（中川米造, 監訳）. 東京：リブロポート. 1987.

5) 池田光穂. 実践の医療人類学：中央アメリカ・ヘルスケアシステムにおける医療の地政学的展開. 京都：世界思想社. 2001.

6) 石川栄吉. 文化人類学の課題と方法. 石川栄吉, 編. 現代文化人類学. 東京：弘文堂. 1978; 1-26.

7) Loeffler A. Allopathy goes Native: Traditional Versus Modern Medicine in Iran. London; Tauris Academic Studies. 2007.

8) Hirano S. Local etiology and treatment seeking for malaria and other febrile illnesses: A medical anthropological study of Palawan, the Philippines. MA Thesis, The Graduate School of International Health Development, Nagasaki University. 2011.

9) 松山章子. 健康と病をどう捉えるか：ネパール農村女性の妊娠, 出産, 産褥期の健康希求行動. 佐藤寛, 藤掛洋子, 編. 開発援助と人類学：冷戦・蜜月・パートナーシップ. 東京：明石書店. 2011; 248-274.

10) 尾崎里恵. 多元的医療状況下における新生児ケア：バングラデシュ北西部の事例. 修士論文, 長崎大学大学院国際健康開発研究科. 2010.

11) Angrosino M. Doing Ethnographic and Observational Research. Los Angeles: Sage Publications. 2007.

12) 白川千尋. 文化人類学と国際医療協力のつながり・へだたり：KAP サーベイをめぐって. 佐藤寛, 藤掛洋子, 編. 開発援助と人類学：冷戦・蜜月・パートナーシップ. 東京：明石書店. 2011; 84-103.

13) Trostle JA. Epidemiology and Culture. Cambridge: Cambridge University Press. 2005.（木原正博, 木原雅子, 訳. 疫学と人類学：医学的研究におけるパラダイムシフト. 東京：メディカル・サイエンス・インターナショナル. 2012.）

14) 松園万亀雄. 国際協力と人類学の接点を求めて. 国際協力研究 1999; 30: 1-10.

15) 関根久雄. 開発人類学の認識論：「人類学的」応用の意味するもの. 佐藤寛, 藤掛洋子, 編. 開発援助と人類学：冷戦・蜜月・パートナーシップ. 東京：明石書店. 2011; 67-83.

5 行政におけるヘルスサービスリサーチ

5.1 保健行政

坂野晶司

はじめに

　行政機関の機能のうち，ヘルスサービスリサーチ（以下，HSR）に包含または隣接する領域について，現状を概説したい。行政機関における HSR というのはやや場違いな印象があり，実際 2017 年現在の現場ではいまだ馴染み薄い概念である。

　地域保健法で保健所の事業のうち「行わねばならない事業」（第六条一項から十四項）と「行うことができる事業」（第七条一項から四項）としてあげているが，HSR は主に同法第七条一項および二項での「所管区域にかかる情報収集，整理，活用と調査研究」に該当する。

　そのため，本節でも地域保健法に記載の情報収集（インプット），整理，活用（アウトプット）にわけて同法および医療法，関連法での実際の運用と問題点について考察したい。

　改正医療法により，行政は 5 疾病 5 事業（5 疾病：がん，脳卒中，急性心筋梗塞，糖尿病，精神疾患，5 事業：救急医療，災害時における医療，へき地の医療，周産期医療及び小児救急医療を含む小児医療）を医療計画に盛り込むことに努めなければならないこととなった[1]。そのため，行政機関においても HSR の考え方を敷衍し，医療介護施設に対して「ストラクチャー，プロセス，アウトカム」の 3 軸での評価を導入することが求められている。

　一方，情報については「暗黙知」「体系知」という考えかたもある。HSRの視点においては，「暗黙知」という形態で共有されている情報を「体系知」に還元するプロセスも必要となってくる。

　なお，本節では医療施設と介護保険法（介護老人保健施設など）に規定す

る施設をあわせたものを便宜的に「医療介護施設」として表記しているが，介護保険施設については本書2.3節に詳細な言及があるのであわせてご参照いただきたい。

1）保健所組織の多様化と二次医療圏との乖離

近年の医療介護施設をめぐる変化はひとえに2つのキーワードに集約されるであろう。ひとつは他国に類例をみない速度で進行する高齢化であり，このことは医療介護需要の爆発的増加を意味する。もうひとつは「医師不足」に代表される医療・介護を提供する側の人材不足（偏在）である。これらに加え，「限界集落」なる言葉に象徴される超過疎化，「消えた百歳」問題で表面化した「無縁化」など，医療介護周辺の状況は困難さ・複雑さを増すばかりである。この状況下で行政に課せられる課題もますます大きくなっているが，一方では行革の名のもとに行政側のマンパワーも著しく減少しており，「選択と集中」の掛け声のもと，組織の合理化というかたちで具体化されることとなった。

地域保健法施行令第一条で保健所を設置する市について，指定都市＋中核市＋狭義の保健所政令市としている。これら広義の保健所政令市に加えて，都道府県と東京特別区が保健所を設置する自治体であることはよく知られているところである。

文献[2]によると，広義の保健所設置市＋東京特別区でみた場合，保健・環境・福祉部門がそれぞれ単独組織で存在している自治体が36.1％，保健福祉が一体化して環境部門が独立している自治体が54.2％，保健と環境が一体化して福祉部門が独立している自治体が2.4％であった。非常に概略的な評価であるが，約半分の保健所設置市では保健福祉が一体の運用になっているといえよう。保健・医療と福祉の連携が求められてはいるが，組織の点では課題が多い。すなわち，一体的運用が望まれるのだが，本当に一体的に運用すると組織が巨大化してしまうため，現実的には困難な自治体も多い。

近年では指定都市の人口要件緩和（法的な指定都市の人口要件は人口50万人以上だが運用面の緩和）と平成の大合併などにより，熊本市（2012年4月指定）が新たに指定都市となった。

国勢調査報告などによれば，広義の保健所設置市＋特別区の人口は6641万人であり，日本全体の52.2%を占めている（平成27年国勢調査，中核市は平成28年3月末日住基人口）。すでに「県型保健所」の管轄人口は全人口の半分以下なのである。

また，指定都市の運用要件緩和により，たとえば特別区では世田谷区などはすでに人口90万を越え（平成27年国勢調査人口90万3346人），指定都市の運用上の要件を十分満たすようになっており，今後ますます保健所の態様が多様化することが予想される。

このことが「保健所」という用語が指し示す先の流動化を示している。二次医療圏ごとにひとつの保健所という原則は東京特別区以外でも崩れつつある。地域保健法上，「必置」であるからおいてはいるが，いわゆる二枚看板で最小の機能に絞っている保健所もあれば，逆に関連ある部署を取り込んで大きな組織になっている保健所もある。

保健所設置市の圏域は二次医療圏と一致しない場合が多いため，保健所の事業のうちHSRに該当する部分が，明示的でなくなる可能性が高くなるわけである。

2) 情報収集（インプット）

行政が行うべきヘルスサービス評価の項目を，改正医療法であげられた「5疾病」別にストラクチャー・プロセス・アウトカムの3軸で評価する際に検討すべき事項を文献[1]などから抜粋して表5.1に示した。

行政機関に医療介護施設の情報が入るチャネルは設立時や指定時に法・規則に定められた事項の情報が制度的に入ってくるが，この情報は評価の3軸の中では主に「ストラクチャー」軸に関係するパラメータである。

たとえば，無床診療所開設の際，医療法第八条に基づいた届出（医師以外のものが開設する場合，届出ではなく同法第七条の許可申請）が必要であるが，この届出書類には管理する医師，所在地，診療時間，従事者などの情報が記載され，これらは行政が管理する情報となる。また，定期的・不定期的な立ち入り検査の際の情報，たとえば食中毒や感染症などが発生した場合に感染症予防部門や食品衛生部門の職員が立ち入ることなども想定されるし，

5.1 保健行政　　187

表5.1　5疾病の評価指標の一例

	ストラクチャー	プロセス	アウトカム
がん	・がん診療連携拠点病院数 ・末期のがん患者に対して在宅医療を提供する医療機関数 ・禁煙外来を行っている医療機関数	・喫煙率 ・がん性疼痛緩和の実施件数 ・がん患者指導の実施件数	・がん患者のAMR ・がん患者の年齢調整罹患率 ・がん患者の在宅死亡割合
脳卒中	・脳卒中の専用病室を有する病院数・病床数 ・脳梗塞に対するt-PAによる血栓溶解療法の実施可能な病院数 ・リハビリテーションが実施可能な医療機関数	・高血圧性疾患患者の年齢調整外来受療率 ・脳梗塞に対するt-PAによる血栓溶解療法の実施件数 ・くも膜下出血に対する脳動脈瘤クリッピング術・コイル塞栓術の実施件数	・救急要請（覚知）から医療機関への収容までに要した平均時間 ・退院患者平均在院日数 ・脳血管疾患患者のAMR
急性心筋梗塞	・循環器内科医師数・心臓血管外科医師数 ・心臓内科系集中治療室（CCU）を有する病院数・病床数 ・心血管疾患リハビリテーションが実施可能な医療機関数	・来院後90分以内の冠動脈再開通達成率 ・入院心血管疾患リハビリテーションの実施件数 ・虚血性心疾患患者における地域連携計画作成などの実施件数	・救急要請（覚知）から医療機関への収容までに要した平均時間 ・退院患者平均在院日数 ・虚血性心疾患患者のAMR
糖尿病	・特定健診受診率・特定保健指導実施率 ・教育入院を行う医療機関数 ・糖尿病登録歯科医師数	・医療機関・健診で糖尿病と言われた者のうち，治療を受けている者の割合 ・外来栄養食事指導料の実施件数 ・糖尿病網膜症手術数	・低血糖患者数 ・新規血液透析導入患者数 ・糖尿病患者のAMR
精神疾患	・身体合併症を診療している精神病床を持つ病院数（精神科救急・合併症入院料＋精神科身体合併症管理加算） ・救命救急入院料　精神疾患診断治療初回加算をとる一般病院数	・精神科入院患者で重篤な身体合併症の診療を受けた患者数（精神科救急・合併症入院料＋精神科身体合併症管理加算） ・救命救急入院で精神疾患診断治療初回加算を算定された患者数	・精神病床における退院後3，6，12か月時点の再入院率（1年未満入院患者・1年以上入院患者別） ・精神病床における新規入院患者の平均在院日数

文献[1] より主なものを抜粋して筆者が作成．AMR：年齢調整死亡率．

医療法第二十五条に基づく立ち入りという状況もありうる。

　精神科病院については地域保健法第六条や精神保健福祉法などで規定があるだけに，保健所とのパイプは身体科よりもやや太く，より細かい情報が行政側にインプットされうる。また，結核病棟のある病院には行政の保健師などが定期的に訪問し，また服薬支援（DOTS）の連携などで合同カンファレンスを行うといったチャネルがあり，それらを経由した情報が行政側にもたらされる。また，住民健診などを医師会に委託しているような場合は，折につけ医療機関と行政側が対話する中で，情報が行政側にもたらされることになろう。

　保健師などの住民からの相談を受けているチャネルからは「あの病院は良かった（悪かった）」という情報が多く入るが，このチャネルの情報は「悪かった」方向に大きなバイアスの可能性がある情報であり，評価する場合は周辺の情報を含めた慎重な検討が必要になる。

　いずれにせよ行政には複数のチャネルから医療介護施設の情報がインプットされるが，あくまでそれは施設のポテンシャルを一面的に評価した情報に過ぎないということを認識しておく必要がある。

3）情報の整理

　保健所に入る医療介護機関の情報について前項で概説した。あとはこの情報を行政内部でいかに評価するかであるが，前述したように，非常に組織によって名称が異なっているので，本節においては便宜的に以下の表記を用いる。

市町村業務部門

　保健師などの専門職がいて，住民の相談などに対応している部門である。日頃より各種の相談などに対応しており，関連する施設に関する情報集積は高い。

　しかし，高齢者関係部門を分離している組織では，高齢者関係施設の情報は介護保険を掌握している部門が握っている場合が多い。県型の保健所の場合は，この部門は感染症や精神などに特化して一般的な相談機能は市町村に

5.1　保健行政　　189

委ねられている場合が多い。

障害者施策部門

　障害者福祉部門には主に障害者関係の施設の情報が入る。先に示したように保健と福祉の一体運用がなされている自治体が都市部では約半数である。

　現在，この部門では HSR とは密接な関係は今のところは少ない。しかし，三障害一体化運用を指向している自治体では精神障害者の身体医療の問題を常に考慮せねばならない。一例を挙げれば，近年の精神疾患患者の「入院から地域へ」の動き[3] によって，精神疾患患者が入院を要する身体疾患（たとえば悪性腫瘍など）になった場合，受け入れる医療機関がなかなかみつからないということがしばしば発生する。組織の壁を越えた連携が重要になってこよう。

医事部門

　保健所の生活衛生部門で所轄している場合が多いが，免許部門と監視部門が分かれている場合もある。前述したように，この部門には医療機関の主に「ストラクチャー」軸の情報が集積している。後述する医療安全支援センターの運用に関与している場合もあるであろう。いずれも HSR の面でははずして考えることのできない部門である。

高齢者部門・介護保険部門

　これらの部門の形態も自治体によって様々である。この部門には主に介護施設の「ストラクチャー」軸の情報が集積する。また，定期的な立ち入り検査を行っており，その際にある程度は「プロセス」軸の情報もみて取れるが，検査を担当する者の職種により評価の視点が異なってくるであろう。

医療体制企画部門

　この医療体制構築の部分は自治体による違いが大きい。保健所内にある場合と外にある場合がある。改正医療法で登場した「5 疾病 5 事業」の体制を構築する部門はここである。医療機関の評価は主にこの部門であろうが，介

護施設について上記の高齢者部門・介護保険部門が行っている場合が多い。

解決のために必要なこと

このように，保健所や行政機関の組織は非常に変化が多く，画一的に語ることは適切ではない。

今後は地域の組織を含めたより幅広い関連組織との密接な調整が必要になろう。また，3軸評価において，「アウトカム」軸の項目には5疾患中精神疾患をのぞく4疾患で「年齢調整死亡率」が入っている。各地域で管轄圏域の年齢調整死亡率を算出できるような，数理的な検討体制の構築が望まれるが，実現は容易ではないだろう。医療統計の専門家の活用や民間活力の導入などが望まれるところである。

4）情報の活用（アウトプット）

医療法第六条の二で規定されているが，行政が最も苦手な分野でもある。行政から各個別の医療介護施設について，この施設は良い，悪いといった質的・主観的な評価（＝わかりやすい）の情報を住民に提供することは，行政組織に要求される高度な中立性もあり難しい。いきおい，提供される情報は設置の際に公的に報告される場所や収容能力，標榜科目や診療時間といった情報，すなわち「ストラクチャー」軸に偏重されがちとなるが，住民が最も求める情報は「アウトカム」軸の情報であり，乖離がある。

都道府県レベルでは，「医療機能情報提供制度」が稼動開始しており[4]，厚生労働省のページから各都道府県のページにリンクが設定されている。しかし，その内容は場所や設備などの「ストラクチャー」軸の内容が充実しており，「アウトカム」軸の内容は乏しいといわざるを得ない。

平成14年医政局総務課長通知で広告可能となった各科「専門医」の有無について，行政側では体系的に管理が困難な場合が多く，住民からの問い合わせに応じてその都度学会のウェブページなどを参照して情報を提供しているのが実情であろう。

文献[2]によると，保健所設置市＋特別区において保健福祉に関する総合相談窓口を設置している自治体は36.1%，県型保健所のエリアにおいては市町

村数ベースで27.4%にとどまった。

医療法では，都道府県および広義の保健所設置市（特別区を含む）は「医療安全支援センター」の設置に努めることとなった。平成28年12月現在，文献[5]によるとすべての都道府県および指定都市で「医療安全支援センター」が稼動しており，中核市クラスでも47市中41市で整備されていることがわかるが，狭義の保健所政令市では整備は約半数，特別区では現時点では杉並区のみが同センターを有している。これは特別区では複数の区で二次医療圏を構成しており，保健所管轄圏域と一致していないことと関係していると思われる。

この「医療安全支援センター」への総相談件数を図示したものが図5.1である。保健所設置市では「苦情件数＜医療相談」であるが，都道府県型保健所の場合，「苦情件数＞医療相談」と関係が逆転していることがわかる。いずれにせよ，わかりやすい情報を低コストで届けるシステムの構築が必要である。

おわりに

5疾病5事業の制度構築において，ひとつの大きな壁とされてきた脳梗塞へのt-PA製剤の投与に関しては，日本脳卒中学会がガイドラインの変更を

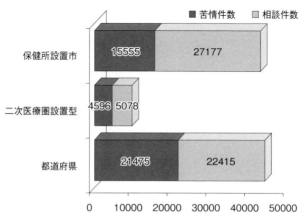

図5.1 医療安全支援センターの総相談件数（平成27年4月～28年3月，文献[5]より著者作成）

行った[6]。

　脳梗塞に対する t-PA 製剤の投与は発症から 3 時間以内である旨が脳卒中学会 2009 ガイドラインや旧厚生労働省課長通知，旧薬剤添付文書で記載されていたが，欧米のガイドラインの変更などに伴い，このリミットが 4.5 時間に延長され，日本脳卒中学会 2015 ガイドラインに掲載された。これにより多くの医療圏で脳卒中の医療体制構築がなされることが今後期待される。このように，医学の進歩によって評価の目安が刻々変化するので，計画を万古不易とせず，常にアップデートできる体制の構築が望まれる。

　以上，行政機関のもつべき HSR 的機能について浅学菲才を省みず概説をこころみた。近年の立法措置により行政側が行わなければならない・努力しなければならない情報収集・整理（＝評価）・活用のボリュームは増加しているが，それに適合したマンパワーを確保することは容易ではない。

　今後はコンパクトな組織でいかにわかりやすい情報発信を行うかが行政の課題であり，従前の方法論にとらわれないパラダイムシフトが求められよう。特に，インターネットの普及は情報発信の面で大きな変革をもたらしたが，そこには同時に「ディジタルディバイド」なる負の側面をもたらした。行政からアウトプットされる情報が「ストラクチャー」軸に偏重するのは構造的な問題があるが，一般市民が求める情報は「わかりやすい」「アウトカム」情報である。民間活力を大胆に導入するなどの思い切った政策の転換が求められよう。

文献

1）厚生労働省医政局地域医療計画課長．各都道府県衛生主管部局長宛通知「疾病・事業及び在宅医療に係る医療体制について」医政地発第 0731 第 1 号 http://www.mhlw.go.jp/file/06-Seisakujouhou-10800000-Iseikyoku/0000159904.pdf（2017 年 10 月 14 日アクセス可能）
2）財団法人日本公衆衛生協会．平成 20 年度地域保健総合推進事業「市区町村における保健機能に関する調査」報告書．2009.
3）厚生労働省．平成 21 年度地域保健医療基礎統計．http://www.mhlw.go.jp/toukei/saikin/hw/hoken/kiso/21.html（2017 年 10 月 8 日アクセス可能）
4）厚生労働省．医療機能情報提供制度（医療情報ネット）について．http://www.mhlw.go.jp/stf/seisakunitsuite/bunya/kenkou_iryou/iryou/teikyouseido/（2017 年 10 月 15 日アクセス可能）

5) 医療安全支援センター総合支援事業. 医療安全支援センター設置状況（平成 28 年 12 月 1 日現在）. http://www.anzen-shien.jp/information/pdf/jyoho12.pdf（2017 年 10 月 13 日アクセス可能）

6) 日本脳卒中学会. 脳卒中治療ガイドライン 2015（追補 2017）. http://www.jsts.gr.jp/ img/guideline2015_tuiho2017.pdf（2017 年 10 月 9 日アクセス可能）

5.2　福祉行政

和田一郎

はじめに

　福祉行政は，児童虐待や生活保護など，社会的に重要な課題を数多く抱えている。最近では，子どもの虐待死や生活保護に関する大きな問題が生じると，マスコミなどを通じた報道がなされ，研究者と福祉団体とが協働して緊急シンポジウムが行われることもある。そのような場で，現場の職員が個別ケースについて発表やコメントをすることはほとんどない。なぜなら，とりわけ行政職員は，所属する各自治体の個人情報保護条例などにより，業務上知り得た個人情報については一定の制限がかかっているからである。そのため，報道や学会などでの意見が現場の実情とかけ離れたものであっても，個人として反論することは難しい状態である。そのような状況において，現場の職員が現場の実情を提示できる唯一の方法が「研究」である，と考えている。

　これまで筆者は，生活保護や児童虐待の現場を経験し，現場にいながら研究する者として福祉をサービスの視点から評価する必要性を痛感し，その評価の難しさや現場と研究者の乖離を感じてきた。その結果，現在は研究職に転じている。そのような立場から，福祉行政とヘルスサービスリサーチについて論じてみたい。

1）現場を苦しめる非科学的な研究

　各自治体の個人情報保護条例などにより，行政以外の「外部機関」が，適切なプロセスを経ずに，福祉行政で得られる情報を閲覧することは困難である。とりわけ，個別ケースに関わる研究については，研究対象者の心身の状態や周囲の環境，生活習慣などについて具体的な個人情報を取り扱うため，

「疫学研究に関する倫理指針」（以下，指針）に基づいた研究の実施が必須である。しかしながら福祉分野では，その指針を順守せずに行われている研究が数多くあるのが実情である。筆者が知る一部の例を以下に示す。ただし，これら研究は自治体名だけでなく個人も特定される場合があるため引用はしない。

①倫理委員会を通さず行政機関がもつデータを利用した研究例（その1）

研究者が，ある行政機関の虐待通告のケース記録を直接閲覧した研究。通告者や子どもや家庭の情報など，高度な情報に対する扱いについて，研究者はその自治体と情報管理に関する取り決め（知り得た情報などの扱いや情報保全）をしていない。

②倫理委員会を通さず行政機関がもつデータを利用した研究例（その2）

調査対象者に子どものころの記憶について尋ね，貧困であったか，家の中には何があったか，虐待の経験の有無などを直接確認した研究。通常は，このような設問が対象者に負担にならないか検討し，負担に感じた場合は調査を中止する，また，調査を行ったことによって，心身に不調が起こった場合の相談先明示などの倫理的配慮をするべきであるが，こうした配慮がなかった。

③倫理委員会を通さず行政機関がもつデータを利用した研究例（その3）

福祉サービスを受けている受給者の世帯主氏名，イニシャル，ケース番号，学歴や国籍，戸籍上の性別，依存症などの病歴，各種障害の程度などを福祉事務所に記入させた研究。

これらの研究は，研究実施者の所属機関において，研究計画書を倫理委員会に通していないだけでなく，科学的合理性および倫理的妥当性の点からも問題が多い。また，このような研究は，行政機関や職員個人に対する批判にとどまるものになってしまうこともあり，その結果，現場での研究者に対する不信感が広まり，研究を行うにあたり，福祉行政の現場の協力がうまく得られず，アンケート回収率や回答の正確性が低下することも危惧される。

2）福祉政策と研究に関する課題

福祉は，国レベルにおいてもエビデンス構築をめざしてデータを収集分析

し，政策立案を行うことが難しい分野である。生活保護と被災地の現状を例として，本分野の課題を現場の視点から論じたい。

生活保護について

　生活保護では科学的プロトコルに基づいたエビデンス構築につながる研究はほとんどみられないが，モデルケースによる比較がいくつか行われている。ひとつ目は「国民年金と生活保護費の比較」[1] であり，厚労省の高齢者世帯生活保護モデルケース（2008 年度）について「国民年金生活者は生活保護費以下の実質的受給額である」ことが判明している。次にあげられるのが「最低賃金と生活保護費の比較」[2] であり，モデルケースでは「生活保護の水準を下回る最低賃金である都道府県は，昨年度より増加して 11 自治体になった」ことが判明している。ここで，単身世帯（41 歳〜 59 歳，東京都 1 級地-1）の場合の可処分所得は 16 万 4490 円[3] であるが，今回比較に使用したモデルケースの年齢層では，基礎控除に加えて未成年者控除，そして算出されていない特別控除などがさらに上乗せされるはずであり，基礎控除と未成年者控除のみの合計額だけでも，全自治体の最低賃金は生活保護以下の水準となることは言及されていない。また，一般世帯と生活保護受給者の消費支出格差については，国は厚生行政の長期構想（昭和 45 年 10 月）において少なくとも 60%を保証すると明示しており，昭和 58 年の中央社会福祉審議会では，当時の基準 66.7%が「適切」としている。しかしながら，2008 年では77.8%の基準[4] となっており，現在は当初の生活保護の目的以上の基準額と推測されている。現場からみると「生活保護受給者が自立できないのは，自立できるような収入（年金や就労収入）を得ること自体，現在の社会保障制度では困難であるから」と推測せざるを得ない。

　最後に，生活保護受給者支援の費用対効果について言及したい。就労支援員による費用対効果は 2.12 倍（平成 22 年度）[5] である。効果の判定は保護変更・廃止による保護費削減額[6] を基準としており，実際この測定方法が事業仕分け[7] の費用対効果の根拠資料として利用された。しかし，この効果は，就労支援員についての介入／対照群，年齢などの属性のマッチングやconfounder などの調整などを考慮しておらず，コホート研究などのエビデ

ンスに基づいた研究結果ではないが，現状ではそれでも政策決定の根拠資料として使用せざるを得ない状態である。

被災地に関わる調査

　筆者はかつて，東日本大震災発生直後より被災地の自治体職員として，災害救助法関連業務や，福島原発事故による避難してきた方々の避難所の管理運営の業務を行った。このとき，研究者や福祉団体の対応にはマスコミ対応以上に苦慮した。避難所にいる子どもたちに被災体験の絵や作文を書かせたり，避難所に来ているボランティアの院生・教員が，科学的なプロトコルに基づかない調査研究を実施する，などの事例があった。震災から2年経過したが，筆者の所属していた研究所には，東日本大震災中央子ども支援センターがあったことで，被災者からの研究に対するご意見があった。静かに生活されている環境に，調査研究班が突然訪問して，生活の場を乱す，子どもに負担がかかるという思いである。そのような研究をみると，そこに被災者への配慮やIRB（研究倫理審査会）などの概念がみられず，残念な思いである。

　文部科学省は，「被災地で実施される調査・研究について」[8]において，被災地における被災者を対象とした健康調査・研究を実施する場合には，指針にのっとり，当該研究計画について倫理審査委員会の審査を受け研究機関の長による許可を得るなどについて順守されるよう留意されたい，と通知した。

　しかしながら，前述のような研究者や福祉団体は現在も，たとえば子どもに関しては，「子どもの〜」「被災地の〜」などの情報（写真や氏名，子どもたちが描いた絵や文章だけでなく，家族を失った光景などの記述もある）を，一般書として出版することや講演会などで情報発信をしている状態である。被災現場の状況を発信することは必要であろうが，将来，子どもたちがそれらを知ったとき，どう感じるだろうか。傷ついた対象者の尊厳についても慎重に検討するべきであろう。

3）おわりに─現場の事実を科学的に分析して提示する。ヘルスサービスリサーチに期待すること

　まず，根拠に基づく福祉政策が重要であるとされながら，前述のとおり，

根拠になり得る研究が蓄積されていないのが現状である。そのため，厚生労働省社会保障審議会においても，自治体の福祉サービス利用者の個人情報をもとにした研究であるにもかかわらず，倫理委員会を通さないものや，方法的にも問題があると思われるような研究がみられる。しかしながらそのような研究であっても，現状では審議の資料とせざるを得ず，それが政策の根拠資料となっているのが現状である。福祉分野において，現状のように情報の入手経路が明らかでなく，倫理委員会を通していないような研究をいくら重ねたところで，システマティックレビューやメタ分析などを行うことはほぼ不可能であり，政策提言のための強固な根拠資料などを提示するのは困難であるといわざるを得ない。現場の従事者には，数多くの個別ケースに関する調査研究の協力依頼がくるが，これらに回答することによって所属機関や対象者に不利益が生じないか，疑問に思うことがしばしばあった。

　しかしながら福祉は，「医療」「年金」「福祉その他」に分類される部門別社会保障給付費の中で，医療の半分を超える18.7兆円（2010年度）という莫大な予算を投じる分野になっている。福祉分野にもわが国の長期的な政策展望が必須であり，そのためには公衆衛生学的視点に立った冷静で客観的で科学的な議論が必須である。現場で研究する行政職員が，現場の実情を理解しつつ研究者にエビデンスを提供するという，現場と研究をつなぐ架け橋となり，またヘルスサービスリサーチのような科学的なプロトコルに基づき，適切に研究をする方々がぜひ福祉分野の諸問題について研究してくださることを期待して，かつて福祉行政の現場に携わった立場からの提言としたい。

文献

1) 和田一郎，高橋秀人，大久保一郎. 国民年金と生活保護に関する実質的受給額の比較：高齢者単身世帯および高齢者2人世帯を例にして. 厚生の指標 2010; 57(12): 31-39.
2) 厚生労働省. 生活保護と最低賃金. 平成24年度第2回目安に関する小委員会資料 No.2, 2012. http://www.mhlw.go.jp/stf/shingi/2r9852000002f34h-att/2r9852000002f38l.pdf （2017年9月26日アクセス可能）
3) 厚生労働省社会・援護局保護課. 生活保護制度における勤労控除等について. 第4回社会保障審議会生活保護基準部会資料2, 2011. http://www.mhlw.go.jp/stf/shingi/2r9852000001ifbg-att/2r9852000001ifii.pdf （2017年9月26日アクセス可能）
4) 厚生労働省社会・援護局保護課. 生活保護基準の体系等について. 第2回社会保障審

議会生活保護基準部会資料3, 2011. http://www.mhlw.go.jp/stf/shingi/2r9852000001d2yo-att/2r9852000001d31w.pdf（2017年9月26日アクセス可能）

5）厚生労働省社会・援護局保護課. 社会・援護局関係主管課長会議資料. 2012. http://www.mhlw.go.jp/topics/2012/03/dl/tp0314-01_05.pdf（2017年9月26日アクセス可能）

6）厚生労働省社会・援護局総務課. 生活保護制度の状況等について. 第1回社会保障審議会生活困窮者の生活支援の在り方に関する特別部会資料3-2, 2012. http://www.mhlw.go.jp/stf/shingi/2r98520000029cea-att/2r98520000029cj2.pdf（2017年9月26日アクセス可能）

7）内閣府行政刷新会議事務局. 生活保護受給者のうち就労能力がある者の支援対策（事業番号：2-31）. 行政刷新会議ワーキングチーム「事業仕分け」第2WG, 2009. http://www.cao.go.jp/sasshin/oshirase/h-kekka/pdf/nov16gijigaiyo/2-31.pdf（2017年9月26日アクセス可能）

8）文部科学省研究振興局ライフサイエンス課, 厚生労働省大臣官房厚生科学課. 被災地で実施される調査・研究について（事務連絡）. 2011. http://www.mhlw.go.jp/seisakunitsuite/bunya/hokabunya/kenkyujigyou/hisaichi/jimurenraku.html（2017年9月26日アクセス可能）

5.3　医療政策―米国の事例を参考に　　　　　　　　　　　東　　尚弘

はじめに

　ヘルスサービスリサーチが医学の科学的知見を広く現場の患者に役立てる方策を探る研究分野であることは，本書でもすでに紹介されているが，その「方策」のひとつは医療政策（Health Policy）である。わが国では研究が政策を動かすといった気風が豊富とはいいがたいが，米国は民間保険，州，連邦など様々なレベルで医療システムが構築されるため，その政策・システムのモデルとなる研究や政策・システムを評価する研究が盛んである。わが国の医療も急速な高齢化，予想される財政的な困難，医師を始めとする人材の偏りと不足などの問題が山積する中，今後，政策・システムを対象とした研究を行うことはもちろん，その成果を元に政策をつくっていかなければならない。そのためには，政策にたずさわる実務家と研究者が最新の現状と課題について情報共有し，エビデンスを生むために協力する必要がある。

　米国では，そのような場としてヘルスサービスリサーチの学会であるAcademyHealth[1]が健康医療政策会議（National Health Policy Conference；以下，NHPC）という会議を主催している。これは毎年2月頃に行われてお

り，主に連邦政府や州政府機関の医療政策担当者，大学やシンクタンクの研究者などが参加して，情報交換の場として機能している。筆者はその会議に参加してきたので様子を紹介したい。本節の目的は，ヘルスサービスリサーチを発展させる基礎として情報交換の場の可能性を関係読者の皆様に紹介することにあるが，合わせて変革期で複雑な現在の米国の概況を理解する上でも多少なりともお役に立てば幸いである。なお，当会議は2012年2月13日-14日に行われたものであり，ダイナミックに動いていく米国の状況は刻々と変化する。そのことを念頭におきつつお読みいただきたい。

1）米国健康医療政策の現状

　米国は国民皆保険を目指す2010年，Patient Protection and Affordable Care Act（以下，Affordable Care Act）の成立により医療政策の大幅な変革期にあった。詳細は本節の範囲を超えるため概説にとどめるが，この法律における国民皆保険達成の方法は大別して2通りの方向性による。ひとつは雇用主に対し一定以上の規模の場合には被用者に医療保険の提供を義務化すること，もうひとつは，各人が自ら保険に加入する場合も手続きが円滑化するように制度整備を行う代わりに，保険を購入しなかった場合にはその個人に対し税金上のペナルティを科すというものである。この保険加入の制度整備は各州が担うこととされており，保険会社が提供する保険内容や保険料に一定の規制を設けて不公平を廃し，さらに選択肢の比較がしやすいように情報提供支援も行うなどの一連の制度（Health Insurance Exchange と呼ばれる）を整備することとされている。さらに，現行で州政府によって運営されている経済的困窮者の保険であるメディケイド（Medicaid）の対象範囲も拡大することとされている。これらは州政府の作業負担を大きく増加させるだけでなく，国家運営理念である個人の自由への一定の制限が加わることから論争の元となり，法律の合憲性を問う訴訟が提起されている。

　しかし，Affordable Care Act の定めるものはそれだけではない。これまで米国で問題とされてきた雑多ともいえる多種多様の課題，たとえば高齢者医療の処方薬保険の欠陥の補完，民間保険における既存疾患をもつ者の保険加入上の差別の禁止，医療技術の有効性を評価する「患者中心アウトカム研

究機構（PCORI; Patient-Centered Outcome Research Institute[2]）」の創設，政府高齢者保険メディケア（Medicare）における支払い方法において，病院・医師などの医療提供者が共同で質の向上とコスト低減のインセンティブをもつしくみ（Accountable Care Organization）の開始などをも定めている。これら各施策は，詳細に何年何月までにこの制度を発足させるといった形でスケジュールが定められており，たとえば先述の Health Insurance Exchange が始動するのは 2014 年 1 月とされていた。この NHPC が行われた時期というのは，まさに各種の体制整備に関係者が追われている最中のことである。

2）NHPC の内容

様々な政策話題と多様な演者による全体講演

表5.2 に 2 日間のセッションのタイトル一覧を示す。半数ぐらいが全体セッションであり，残りが分科会として分かれてそれぞれの話題について話し合うといった形であった。

会議冒頭では，オバマ政権で医療改革担当副補佐官の Jeanne Lambrew 氏が講演し，現在の医療改革の進捗を報告，米国民の皆保険のために州政府の役割は大きく道のりは困難ではあるが連邦政府が全面的にサポートすると州担当者へ呼びかけるとともに，研究者に対しては政策決定のために事実（Fact）がデータで示されることはとても重要であると期待を語った。このように会議全体を通じて，話題の中心は今回の医療改革であった。

中には，共和党の健康政策関連スタッフがパネリストとして登壇して医療改革に対する批判を述べる場も用意されていた。主な批判は，導入される新しい皆保険のしくみが非常に複雑でわかりづらいことや，主な論点は保険加入者が増えると医療費が増大して運営がたちゆかなくなるのではないか，といったことであまり目新しいものではない印象であったが，逆に聴衆からは「共和党が政権を取ったらどのように方針転換するのか」という質問もみられ（この質問に対しては話題がそれて具体的な回答がなかったように思う），さらに民主党の関係者に対しては「Affordable Care Act は実に広範囲の問題に対応しているのに，医療訴訟や防衛医療（Defensive Medicine）につい

5.3　医療政策─米国の事例を参考に　201

表 5.2　NHPC のアジェンダ一覧

全体セッション
・現政権の優先的な健康政策
・オバマ医療改革（Affordable Care Act, ACA）の施行に際しての州の課題
・産業アナリストからみた医療
・知事からみた医療
・オバマ改革後の公衆衛生
・議会の政策について
・医療への投資動向
・医療政策におけるメディアの役割
分科会セッション
・エビデンスを使って学習する医療システムを構築する
・軍と退役軍人への医療のこれから
・健康保険エクスチェンジに関しての最近の話題
・メディケア・メディケイド同時加入者にとって医療の価値を増加する政策選択肢
・病院の医師雇用
・医療改革に関する憲法問題
・州の医療に関する研究と政策
・小児ヘルスサービス研究
・公衆衛生システム研究
・メディケイドマネジドケア
・経済の原動力としての医療
・医療の質の測定と公表

て対策が希薄なのはなぜか？」，などといった質問もあり，様々な角度から議論がなされていた。

　面白かったのは，共和党も民主党も目標は同じで米国民が受ける医療の質を改善し医療費を抑制することである，と対立する立場のパネリストたちが確認しあっていたことだった。事前に打ち合わせがあったのかどうかは定かではないが興味深いまとまりであった。

　さらに共和党員で皮膚科医でもあるアラバマ州知事の招待講演もあった。知事の講演は政治家として間違いを恐れてなのか主に原稿を読む形でなされたが，その声はオバマ医療改革への対応に追われる州政府のトップとしての実感がこもっていた。また，彼は州の中でプライマリケアの確保に実績があり，また現在，肥満対策の施策を進めているとのことで，いつの間にかそちらのアピールへ話が移っていくという政治家らしい一面もみられた。

　病院や健康保険が通常の会社と同様に投資の対象となる米国ならではだが，

202　　5　行政におけるヘルスサービスリサーチ

投資の専門家も招かれて，医療は成長産業と考えられるか，投資先として推奨されるか，などといったことも話していた。詳細は投資関連の英語に慣れていない筆者には理解できない部分も多く詳述をさけるが，全体として医療関連銘柄は変化に対応して成長する潜在力をもっているので投資先として良い分野だという論調だったように思う。

　メディアの役割というセッションも設けられており，メディアが医療政策に与える影響が大きいのは論を待たないが，より細かく，たとえば研究結果をメディアに伝えるにはどうしたら良いか，などが議論されていた。プレスリリースは重要だがおそらく十分ではなく，わかりやすく詳細を伝える方法（決まったものはないが）の必要性などが議論されていた。

分科会の様子

　分科会では各個別テーマについて関係者が集合し，より詳細な議論がなされていた。筆者が参加してみたものを中心に概説する。

　①医療改革に関する憲法問題

　分科会のひとつには医療改革に対する違憲訴訟の論点は何かといったものがあった。法律の専門家が論点を解説するもので，筆者が理解した範囲では論点が２つあり，ひとつは州と連邦政府の関係，もうひとつは個人の自由に関するもののようである。

　州と連邦政府の関係については，従来各州はメディケイドという困窮者医療保険を運用しているが，それは州政府独自の予算に連邦政府からの補助金を加えた形で財政的にまかなわれている。今回の医療改革においてはその貧困層の対象範囲を拡大して皆保険を目指すのがひとつの柱となっているが，これが連邦政府による不当な強制ではないかということのようである。本来州には政策を選ぶ権利があり，拡大メディケイドを扱わないという選択肢が州にはあるという建前は守られているが，そうすると補助金が打ち切られて現状のメディケイドも運用ができなくなるので，州政府は困難な立場に置かれる。つまり，補助金を圧力にした強制であるという主張である。ただ，演者の意見ではそれが認められる見通しはあまりないという解説であった。

　もうひとつは保険を「買う」ことを義務付けてそうでない場合に税金上の

不利な扱いをすることが，個人の自由を侵すものだという議論である。ある程度公共の利益のために個人の自由を制限することは米国でも認められているようだが，そのようなほかの事柄と健康保険が同列に扱えるのか，といったことが議論の中心であった。背景知識が薄い筆者にとっては少し理解が十分とはいえない面があったが，この議論の行方は今後の医療改革の行方を左右しかねないものであるために多くの参加者があり，活発な質疑応答がなされていた。

②公衆衛生の役割（公衆衛生制度研究分科会）

公衆衛生の専門家も演者として講演が多数組まれていた。米国はこれまで無保険者や貧困層に対する医療提供が大きな問題であるため，公衆衛生の仕事はその対策が重要な部分を占めており，医療改革で国民皆保険が成立すると「仕事がなくなるのではないか？」「もう予算は要らないね」と冗談をいわれてしまうらしい。医療費の内訳をみても「総医療費」の大半は診療の提供に費やされており，予防を含む公衆衛生関連の支出は5%程度であるとされている。そのような自嘲気味の話もある一方で，今回の Affordable Care Act は医療費の抑制のためには予防も重要との認識から，各州における予防公衆衛生基金（Prevention and Public Health Fund[3]）の設立を定めており，その成立以降15億ドルの資金が計上されていることから，本当の意味で公衆衛生が必要とされる時代になるという期待も語られていた。その中で，これまででも地域ごとに算出した公衆衛生関連予算の多い場所では，生活習慣病（がん，糖尿病，心臓病）に関連した死亡率が低いというデータが示され[4]，その重要性を再認識しつつ，有効な予防体制構築などについて情報交換がされていた。ここでは同時進行の「医療提供体制の構築に州がどのような役割を果たしていくのか」という分科会よりも参加者数は少なかったが，関係者の中での意気は高かった。

③医療システム運営現場からみた研究（エビデンスを使って学習する医療システムを構築する）

研究者の観点から最も印象的だったのが，「エビデンスを使って学習する医療システムを構築する」というセッションだった。ここでの課題は，施設，病院グループ，医療保険において，データを使って医療提供体制を素早く検

証して，それをシステムの構築にいかに応用していくかということだった。まず何よりも電子カルテやレセプト，加入者名簿などのデータを利用できる形で抽出できることは必要条件であることは当然であるが，しかしそれだけでは十分ではない，という意見が繰り返しのべられていた。実際にデータからシステムの評価を行い改善した例として，カイザー（Kaiser Permanente）病院の中で，予約申し込みから受診までの時間を短縮するために，主治医とは関係なく最も早く空いている医師の予約を取るシステムが検討されたが，他方で診療の継続性への懸念があり検証されたことが紹介されていた。同様の状況として「主治医が病院を辞めてほかの医師に引き継がれた患者」と，「同じ医師を継続して受診している患者」の間で比較すると，前者で「予防可能な入院」や「救急受診率」が高いといった結果が示されて継続性を重視する方策へ転換されたことが紹介されていた。

　この結果は興味深いものであったが，さらに，「このような検証作業は現場にとっては重要だが，そのような解析が得意であるはずの研究者が積極的ではない」という問題点が指摘され，何が問題であるのかといった議論も盛んになされていた。そこで指摘された最大の問題は研究者に対して，専門家の間での評価と，現場に役に立つかどうかの評価が乖離していることだという。特に研究機関における研究者の評価基準は，何本論文を書いたのか，いくつ研究費を取ってきたのか，であるが，本当に解析結果が必要な現場からみると，研究結果が論文を通して発表される場合には発表までの時間がかかりすぎて現場の役に立たないことが多い一方で，逆に現場で有用な解析であっても，サンプル数が小さい，対象集団が特殊，などの問題から研究として発表しても良い学術誌に掲載されないリスクがあり，研究者がそのような仕事をしたがらないということである。また，研究としても「統計解析をしたら関連がみつかった」という形の思考停止・統計ソフト任せの研究ではなく課題を解決するために頭を使うことの方が重要だ，との指摘がなされていた。このあたりは日本でも米国でも状況は似ているのかもしれない。しかし，面白いのは，そこからの議論の流れで，この分科会では（実現可能かは別として）現場や組織に貢献する研究的仕事も評価すべきだという方向に向かい，そのためには，論文化できない結果を発表する場をつくるべきである，その

5.3　医療政策─米国の事例を参考に　　205

ような準研究データベースを公的機関が構築すべきではないか，といった議論がなされていた。

　④医療の質の測定と公表

　米国は医療の質の測定，公表についてメディケアが行う全国的な制度が存在するなど，普及が日本より進んでいるが，それは活発な議論のたまものである。本セッションにおいても，指標には限界が必ずある，法律のように硬直的に当てはめようとすると弊害が出てくる，という認識が関係者の中で確認されていた。たとえば転倒率や予定外入院率などにも一定割合避けられないものはあるし，診療報酬を質評価の結果によって変化させる Pay-for-performance もほかの施設との相対的なランクで増額や減額が決定されるのは，低いランクであっても質に絶対的な問題があるとは限らないので問題だ，などの議論もあった。また，指標が多数ある中でどのように優先順位付けをするか，またバランスを取るのか，といった課題もある。日本で米国の状況が引き合いに出される時に問題点が指摘されることは少ないが，これらを他山の石として，あわせて今後わが国におけるシステムづくりを検討すべきであろう。

3) 結論

　この会議の内容は米国の医療の特殊事情に関するものであるが，このような会が米国では以後も毎年行われており，医療政策に関係する研究者や政策立案者，医療制度運営現場の担当者が広く情報を共有する場はわが国にも望ましいと思われる。ヘルスサービスリサーチが現場の医療を改善してあまねく最新の医学知見を国民に届けることを目標とするならば，それは医療現場，政策立案現場の問題を解決するものでなければならない。日本でも，医療現場も包含して，政策立案・実行現場・および研究者が広く情報交換しつつよりよい医療をつくっていくために協力するような場が，今後構築されることを切に願う次第である。

文献

1) AcademyHealth: Advancing Research, Policy and Practice. http://www.

academyhealth.org/（2017 年 9 月 18 日アクセス可能）
2）Patient-Centered Outcome Research Institute. http://www.pcori.org/（2017 年 9 月 18 日アクセス可能）
3）United States Department of Health and Human Services. The Affordable Care Act's Prevention and Public Health Fund in Your State. 2011. http://www.healthcare.gov/news/factsheets/2011/02/prevention02092011a.html
4）Mays GP, Smith SA. Evidence links increases in public health spending to declines in preventable deaths. Health A.（Millwood）2011; 30: 1585-1593.

6 各種現場におけるヘルスサービスリサーチ

6.1 医療サービスの問題点―日米比較からみえてくるもの　　　藤田士朗

はじめに

　この度，日米で医師として働いた経験から，日米の差，そして，そこから
みえる日本における医療サービスの問題点などを書いてほしいとの提案を受
け，僭越ながら私見を披露したいと思う。

　日米の医療の違いに関しては，その質的，量的な差異をこれまで多くの
人々がすでに様々なメディアを通じて発信されてきた[1-5]。その内容は，保
険制度，アクセスしやすさ，医師をサポートする職種の豊富さと人数の多さ，
オープンシステム，医療過誤訴訟，などなど，枚挙に暇がない。

　医療制度は国策として施行されるもので，様々な国がそれぞれの医療制度
をもっているという現状自体が，ユニバーサルにすばらしい医療制度を，未
だどの国も打ち立てることができないことを如実に物語っていると思われる。
本節では，米国の医師供給とサポート体制に焦点を当てていく。

1）日本で医師は不足しているのか

　医師不足は量的不足なのか，偏在なのかといった議論がみられる。OECD
Data[6]によれば，2010年の時点で，人口1000人当たりの医師の数は日本が
2.2，米国が2.4でそれほどの差がない（図6.1）。しかるに，たとえば，大学
病院での医師数をみてみれば，表6.1のようにベッド数の比較的近い三重大
学病院（707床）とフロリダのShands病院（668床）をみても，大きな差
がみられる。Shands病院の医師数（3399人）には，研究に専念している医
師免許保持者が含まれているので，一概に比較はできないが，臨床にタッチ
している研修医だけでも，460人をかかえており，大きな違い（三重大学病

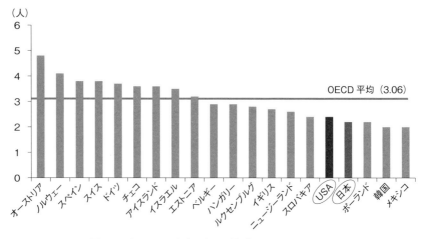

図 6.1　人口 1000 人当たりの医師数（OECD Data 2010）

表 6.1　日米の病院の比較

	Shands	三重大学	徳島大学	岩手大学	京都大学
入院ベッド数	668	707	710	1051	1182
1日平均外来患者数	873	1145	1230	2000	2457
年間手術件数	17500	7394	5800	7660	4952
医師数	3399	275	342	350	536
看護師数	1877	344	515	1190	939
薬剤師数	不明	33	22	58	64
医療技術職員数	5900	69	102	178	139
事務職員数	不明	86	295	212	331
		(188)	(419)	(448)	(534)

院 275 人）がある．ちなみに，人口当たりのベッド数（図 6.2）は，日本がはるかに多く（1000 人当たり日本 13.6，米国 3.1），日本では米国に比較して，医師が分散して病院に勤務している現状がうかがわれる．日本では，多くの中小病院が乱立しており，病院ひとつ当たりの医師数が少ないため，当直に当たる回数も多く，勤務医の疲弊を招いている．

　もうひとつの違いは，米国では開業医がオープンシステムを使って，大病院の施設を利用することができることにある．私個人は，現在，米国でグル

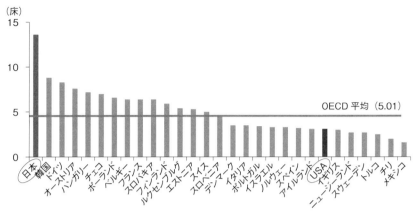

図6.2 人口1000人当たりのベッド数（OECD Data 2010）

ープ開業医として，ユタ州の Intermountain Medical Center ほか，2つの病院と契約し，それらの施設を利用して患者の治療に当たっている．日本では中堅どころの外科医は，病院を退職して開業すると，それまでやっていたようなメジャーな手術からは足をあらい，簡単な安全度の高い手術だけに手を染めることが多い．経験をつみ，熟成した技術をもったベテランがこのような形で失われていくことは大きな損失である．米国では開業しても，大病院と契約することにより，これまでと同じようにメジャーな手術を継続して行うことができる．患者からみれば，担当医師がその病院の雇われ医者（勤務医）なのか，契約で働いている開業医師なのかの区別がつかないほど，とけこんで働いている．

筆者も，前任地のフロリダ大学関連 Shands 病院と今の Intermountain Medical Center とで，日常診療において，大きな差を認めていない．むしろ，現在の状況の方が，医師にとっても患者にとっても理想的であるとすら感じている．その理由は，同僚医師の間で出世をめぐる競争がないこと，働けば働くだけ稼げるので，忙しく働くことに抵抗がないこと，治療成績が良いことが紹介患者を増やすことにつながるので，患者第一の治療を行う動機付けがあること，などである．資本主義のある意味良い面を垣間みる思いである．もちろんマイケル・ムーア監督による映画『シッコ』（SiCKO）に描かれて

6.1 医療サービスの問題点—日米比較からみえてくるもの　211

いるように，無保険者，低所得者の医療へのアクセスの悪さは，欧米諸国の中で最低であり，それが，オバマケアーへの原動力となっていた。自己責任という言葉は，フリーダムとともに，米国を象徴する言葉で，自分の甲斐性で健康保険などもまかなうべきだという考えは未だに強い。

　もうひとつ大切な点は，米国では，将来必要となる科の医師を過不足なく供給するために，研修医となる人数を各科にどう割り当てるかを大局的な見地からコントロールしていることである。日本では医学部を卒業すれば，専門科は本人の希望でどこに行くのも可能であるが，米国の場合希望する専門医の研修医の人数にそれぞれ制限があり，人気のある科の研修医となることは至難の業である。また，各専門科の学会は高い権威をもっており，その専門性と自立性を保つために，学会員の教育，自己浄化機能をそなえている。医師免許授与の権限は州政府がもっており，通常 2-3 年での更新が必要である。更新に際しては，学会や講習会への参加が義務付けられており，州により違うがその時間は数十時間に及ぶ。また，家庭内暴力，生物学的テロ，医療過誤などのその時期にマッチした特別なトピックの講習を受けることを課する州もある。

　病院は勤務医であれ，開業医であれ契約を結ぶ。これも 1-2 年ごとに更新の必要があり，いい方は悪いが腐ったりんごは駆除されるしくみとなっている。これらのしくみにより，的確な人数とレベルのたもたれた医師をそれぞれの科で確保供給している。

　世界の先端を突っ走って高齢化社会となりつつある日本にとって，今後，どの科の医師がどれぐらい必要かの検討は，待ったなしの問題である。

2）Advanced Practice Clinician（APC）の充実

　病院勤務医の疲弊が大きな問題となっている現在，医師をサポートする職種の質的・量的拡大は理にかなっている。医師の給与が高い米国においては，医師以外の労働者でもできる仕事はなるべくほかにまかせ，医師には医師としての本来の仕事に専念してもらうことが必要だと考えられている。そのため，病院内においては，様々な職種が作られている。もう一度表 6.1 にもどってもらえれば，医師，看護師以外の医療技術職員や事務職員の数に驚かさ

212　　6　各種現場におけるヘルスサービスリサーチ

れるであろう。日本では医師と看護師が病棟での業務のすべてを担当していることが多いが，食事の配膳，患者移動，バイタルサインのチェック，掃除などに医師，看護師以外の人材を当てがっているのが米国の現状である。医師は患者を診察し，診断し，治療を行うことに専念している。看護師は患者への薬剤の投与，病態の把握を主な仕事とする。

　さらに一歩進めて，医師本来の仕事を担う職種として，Physician's Assistant（PA）や Nurse Practitioner（NP）が生み出された。その発生母体や歴史は異なるが，ともに 60 年代にその萌芽がみられ，今では全米 50 州で確立されており，2008 年現在で PA が 8 万人，NP が 15.8 万人を数えている[7, 8]。NP に自立開業を認める州もあり，幾分 PA とは違った面もあるが，病院内で働いている場合には，その違いはほとんどなく，総称して APC（Advanced Practice Clinician）と呼ばれている。

　われわれは 3 人の外科医でグループを作って開業しているが，病院はわれわれに 3 人の PA と 1 人の NP を供給してくれている。彼らは，入院時の History & physical examination から始まって，入院患者の診察，診断，必要な処方，処置，食事のオーダー，ドレーンの管理，退院サマリーの記述までも行う。われわれのところの APC たちはローテーションを組み，1 日 24 時間，365 日間誰かが常に当番となっており，看護師からの入院患者に関する質問などは最初に彼らが受け，そこで処理が済むことがほとんどである。われわれ外科医のところまで連絡が回るのは，患者の状態が手術を必要としている時に限られているといっても過言ではない。その場合も，彼らが，手術承諾書をとり，輸血などの必要なオーダーをお膳立てしており，外科医は手術室に出向いて手術を行うだけである。彼らは，手術の助手も務め，術後指示，術後管理も行う。われわれは 1 日 1 回彼らと回診をし，患者の病態の報告を受け，彼らが立てた治療プランに承諾を与えるだけでよく，外科医として手術に専念できることになる。

　PA を評価したヘルスサービスリサーチとしては，一地域病院の心臓外科手術において，第一助手が PA であった場合と医師であった場合に，院内死亡率，30 日間死亡率，術後合併症等の患者アウトカムに有意差がみられなかったという報告[9]，外傷センターにおいて，APC を導入した前後で，患

者の院内死亡率に有意差はなくむしろ，救急センター滞在時間に有意な短縮があったという報告[10, 11]などがある。

　彼らの給料は，諸手当を含めて10万ドル前後で，それでも，医師の給料よりは安く，非常に有用な職種である。受診の際にAPCにしか会わなかった外来患者が，非都市地域の病院，200床未満の病院，教育病院以外の病院において，それぞれ36％，24％，22％という報告もある[7]。このようにAPCは医師サイドの仕事であり，看護師の仕事とは一線がひかれている。一般学部卒業後，4年間の医学部教育，その後3-5年の研修医，また，専門科によってはさらに1-3年のフェローを経て一人前になる医師と違い，一般学部卒業後2年程度の教育によって資格が得られ，医師とほぼ同等の独立した責務を負うことができるこの仕事は，満足度の高い職種で，非常に人気があり，PAへの入学は狭き門である。現在，日本でもAPC導入を大いに進めるべきであろう。

3）まとめ

　米国の医療制度側からみた場合，日本の相対的医師不足を解消するためには，病院の集約化，医師以外でもできる仕事を分担する職能の増加，さらにはAPCのような職種の創設が求められる。

おわりに

　TPPをはじめとするグローバル化が日本を襲っている。20数年前に初めて米国に留学した時，日本の10年後20年後の世界をみているような気持ちになった。オリンピックの開催がその国の国力を示しているかのように，日本（1964年）に遅れて，韓国（1988年），中国（2008年）もオリンピックを開催し，日本のみならず，アジア全体が欧米を追いかける文化競争に参加しているように見える。

　江戸時代の鎖国政策から開国への舵取りで日本は人材を欧米に派遣し，その制度の導入に成功したと思える。お手本となる欧米諸国はイギリス，ドイツをはじめとするヨーロッパの国から，第二次世界大戦後は米国にシフトした。多くの若い人材が米国で短期ではあるが，生活を営み帰国している。は

じめは話も通じない国に来て，苦労をしたものの，そのうち，物の豊かさ，安さ，行動規範の合理性に感動を覚え，日本に帰国する時には，後ろ髪を引かれる思いで米国をあとにする。帰国後は海外経験を生かしてそれぞれの部署で上り詰め，新たな企画を立てる地位に立ったとき，米国へのノスタルジアからか，その制度を導入しようと試みることになる。その結果が，共通一次試験（1979-89 年），裁判員制度（2009 年），総合診療科（1978 年），救急医療（特殊救急）部（1966 年），老年科，臨床検査部門の独立，院外処方制度などの導入ではないかと思う。

　米国社会の目には隠れてみえない社会基盤（政治制度に加えて，教会を中心とした成熟した地域社会，生存競争の激しさと同時に他人に対する思いやりの深さが寄付などの形で還元されている社会，高校を卒業すれば多くの子どもたちは金銭的にも精神的にも親から自立するという独立心の高さ，自己責任や選択の自由を最も重視する国柄）を無視して導入されてきたこれらの制度は，日本人の器用さもあって，それなりに定着しているように思える。しかし，地域社会での人のつながりが希薄となりつつある日本においては，この先，様々な瑕疵がうまれ，いびつな形でくずれていくように思えるのは杞憂だろうか。政治経済界のみならず，医療界にも確固たる将来展望をもった人材の輩出を心から願うものである。

　長年米国で暮らし，医療を供給する側として働いてきた経験を，簡単ながら記述する機会を与えていただき感謝する。本節が，日本の医療をよい方向へ進めるためのヘルスサービスリサーチの一助になれば幸いである。

文献

1) 池上直己，J. C. キャンベル．日本の医療：統制とバランス感覚．東京：中央公論社．1996.
2) 小松秀樹．医療崩壊：「立ち去り型サボタージュ」とは何か．東京：朝日新聞社．2006.
3) 田辺功．ドキュメント：医療危機．東京：朝日新聞社．2007.
4) 川渕孝一．医療再生は可能か．東京：筑摩書房．2008.
5) 本田宏．医療崩壊はこうすれば防げる！．東京：洋泉社．2008.
6) OECD Data. Doctors. https://data.oecd.org/healthres/doctors.htm, Hospital beds. https://data.oecd.org/healtheqt/hospital-beds.htm（2017 年 10 月 17 日アクセス可能）
7) Hing E, Uddin S. Physician Assistant and Advance Practice Nurse Care in Hospital

Outpatient Departments: United States, 2008-2009. NCHS Data Brief 77. Hyattsville: Centers for Disease Control and Prevention, National Center for Health Statistics, 2011. http://www.cdc.gov/nchs/data/databriefs/db77.pdf（2017年10月12日アクセス可能）

8）U.S. Department of Health and Human Services, Health Resources and Services Administration. The Registered Nurse Population Initial Findings from the 2008 National Sample Survey of Registered Nurses, 2010. http://bhpr.hrsa.gov/healthworkforce/rnsurveys/rnsurveyinitial2008.pdf（accessed on Sep. 2012）

9）Ranzenbach EA, Poa L, Puig-Palomar M, et al. The safety and efficacy of physician assistants as first assistant surgeons in cardiac surgery. JAAPA 2012 Aug; 25(8): 52.

10）Oswanski MF, Sharma OP, Raj SS. Comparative review of use of physician assistants in a level I trauma center. Am Surg 2004 Mar; 70(3): 272-279.

11）Gillard JN, Szoke A, Hoff WS, et al. Utilization of PAs and NPs at a level I trauma center: effects on outcomes. JAAPA 2011 Jul; 24(7): 34, 40-43.

6.2 青少年のメンタルヘルス―テクノストレスに関する予防医学

江副智子

はじめに

今日，青少年のメンタルヘルスを考えるにあたっては，インターネットや携帯電話の影響抜きには語れないといっても過言ではないであろう。2013年に厚生労働省の研究班が行った全国調査[1]の結果，インターネットへの依存がきわめて高く，「病的使用」とされた中高生が8.1%に上ったことが報告されている。この調査によると，依存性の高い約6割の中高生が「十分な睡眠が取れていない」と回答し，「夜中に目が覚める」などの睡眠障害を訴える生徒も多く，「午前中，調子が悪い」などの声も目立ったという。

大学生に対する全国的なインターネット依存に関する調査は実施されていないが，大学生においても，インターネットや携帯電話（近年ではスマートフォンが主流である）の過剰な使用が，睡眠障害などを引き起こし，メンタルヘルスに影響を及ぼしていると考えられる。筆者の勤務している大学の保健管理センターを訪れる学生の中には，朝起きられずに授業に欠席したり，遅刻したりする学生が存在するが，その背景には，インターネットや携帯電話の過剰な使用が関係している場合もある。

筆者は大学の保健管理センターと医学部学生相談室で，学生のメンタルヘルスに関する業務を行っている。本節では，まず，保健管理センターと学生

相談室におけるメンタルヘルス関連業務とヘルスサービスリサーチに関して考えられる問題点を列挙する。次に，特にテクノストレスの観点からみた大学生のメンタルヘルスに関する研究を紹介する。最後に，IT社会における青少年のメンタルヘルスに関するヘルスサービスリサーチを行う際重要だと思われる視点について述べる。

1）保健管理センターとヘルスサービスリサーチ

　本書の1.1節「サービスを評価する3つの概念」でも紹介した，Donabedianによる3概念である，ストラクチャー（Structure構造），プロセス（Process過程）およびアウトカム（Outcome結果）に照らし合わせて，筆者の勤務する島根大学保健管理センター出雲に関して考えられる問題点について以下に述べる。ここで筆者が記すことが，どの程度他大学の保健管理センターに当てはまるかわからないが，何らかの参考になれば幸いである。

ストラクチャー（構造）：サービスを実施する側の，そのサービスに関連する施設・備品・組織機構・人的配分など

　これには，保健管理センターの広さや設備，スタッフの構成や利用する機器の整備の具合，利用者などが対応する。このうちの広さや設備などはほぼ充分なものといえるが，最大の問題点は常勤のスタッフが医師の筆者と保健師の2人のみだということである。非常勤の臨床心理士が週7時間カウンセリングを行っているが，多少総務課や学務課の事務員の助けを借りることはあっても，事務的なことを含めて，ほとんどの業務を2人体制で行っている。ただし，平成24年度から医学部学生相談室が改組され，筆者が室長を兼務し，非常勤の臨床心理士が週10時間，学生の相談のみならず，指導教員のコンサルテーションおよび学生支援に関わる人々のコラボレーションの業務に携わるようになったので，学生のメンタルヘルス業務の機能が強化された。

　その背景には，学業不振や長期欠席，留年する学生の数が増加したことがある。学業問題の背後に隠れている可能性のある，メンタルな問題を抱えている学生への対応策として，カウンセリング業務を強化する必要性が生じたのである。

精神科の治療やカウンセリングが適当であると判断すれば，精神科医や臨床心理士に依頼することになるが，そのインテークは筆者が行っている。大学病院が同じ構内にあるので，身体疾患の場合は紹介状を書いて紹介することは容易だが，精神疾患の場合，大学病院の精神科受診を嫌がる学生が多く，かつ精神科専門医の資格を有する医師が開業している精神科クリニックの数はきわめて少ない状況にあるので，学生の精神疾患の治療に関しては，いつも頭を悩ませているところである。

プロセス（過程）：利用者のためにサービス提供側からなされる判断や行動，利用者とサービス供給者との間の情報交換

これには，保健管理センターのアクセシビリティ，サービスプログラム，ケース検討会，記録などが含まれる。保健管理センターのホームページに，保健管理センターでは心身両面の健康相談を受け付けていること，センターで対処できない場合は最寄りの医療機関を紹介すること，医師や臨床心理士によるカウンセリングが受けられることなどを掲載しており，加えて認知行動療法を活用したストレス対処法を紹介している。保健管理センターのしおり（利用案内のパンフレット）は毎年改訂して，新入生とその保護者および医学部の各講座に配布しており，そこにはホームページと同じことを記載している。さらに毎年医学部新入生に対して，オリエンテーションの際に，筆者が保健管理センターの利用の仕方について説明している。

また，基礎医学や看護学科の一部の教員，臨床心理士，学務課の職員たちと，月に1度学生相談懇談会を開き，特に学業不振の学生やメンタルな問題を抱えている学生についての情報を共有している。メンタル面で問題を抱えている学生については，面接記録を詳細に取るとともに，この懇談会でもプライバシーに配慮した上で話題にするようにしている。

アウトカム（結果）：サービスを利用したことによって生じる利用者の状態

保健管理センターの場合は，治療効果のデータや生活習慣の改善，利用者の満足度などがこれに対応すると考えられる。

本学の保健管理センターは普通の診療所や病院と異なり，定期的にカウン

セリングを受けている人を除き，疾患のため定期的に通院している人がいるわけではないので，治療効果の判定は困難である。また，保健管理センターで対応できないケースは最寄りの診療所や大学病院などに紹介し，事後の検査や治療は紹介先に任せるのでアウトカムの判定を保健管理センターで行うことはほとんどない。

ところが，保健管理センター出雲のカウンセリング機能を強化するという，島根大学の中期目標が掲げられた年度には，大学の執行部からカウンセリングの効果を示すよう指示された。しかし，たとえばうつ状態にある人にカウンセリングを行うことによって，うつ状態が改善したかどうかの効果判定をするのは非常に難しいことである。なぜなら，うつ状態に関係する要因としては，その人のパーソナリティー，生活歴，家庭環境，学校あるいは職場環境，身体的コンディションなど，様々な要因があるからである。うつ状態への介入のアウトカムを示すには，単純に考えれば，治療前の抑うつ度と治療後の抑うつ度を比較する方法があるが，前述のように，保健管理センターのみで，ずっと同じケースを診ていくわけでなく，ほかの医療機関に紹介する場合が多く，またアウトカムに関係する要因は，メンタルな問題の場合多数存在するので，保健管理センターが介入したことで，どこまでアウトカムの改善がみられたかを評価することは非常に難しいことである。

2) IT 社会におけるテクノストレスに関する予防医学的研究

次に，筆者が大学院在学中から取り組んでいるテクノストレスに関する研究を紹介する。

情報化の象徴ともいえるコンピュータの普及がもたらす精神・行動・人格面への影響に関しては，1984 年に米国の心理学者クレイグ・ブロード[2] が，新しいコンピュータ・テクノロジーへの対処から生じる症候群に関して「テクノストレス」という概念を提唱し，それをコンピュータに対する拒絶反応である「テクノ不安症」とコンピュータへの過剰適応である「テクノ依存症」に分類して以来，コンピュータ労働者のメンタルヘルスの問題への関心が高まるようになり，国内外でもそれに関する調査が実施されている。

筆者も 1988 年より高度情報化社会における人間と機械，特にコンピュー

タとの関係に関心をもち，当初はコンピュータの専門家であるコンピュータ技術者の人格傾向，精神症状および仕事上のストレスに関する調査研究を実施してきた[3-6]。

最近ではコンピュータ労働者に限らず，一般の人々にみられる現象として「インターネット依存症（中毒）」[7]や「ケータイ依存（携帯電話への依存）」という概念が提唱されており，国内外でこれらに関する研究が発表されている[8-14]。筆者らも日本人やドイツ人の大学生を対象にして，インターネットやケータイへの依存度，睡眠時間や運動習慣などの生活習慣，性格行動特性，抑うつ度，孤独感，幼少年期の親子関係などに関する自記式質問紙調査を実施し，インターネットおよびケータイ依存と生活習慣や性格などとの関係を統計学的に解析した。その結果，日本人の女子大学生では，ケータイ依存傾向は，外向的で神経質なほど，また健康にとって望ましくない生活習慣があるほど有意に高いことが示唆された（表 6.2，表 6.3）[15]。さらにケータイ依存傾向は幼少年期の母親の養育態度や孤独感と関係している可能性があることを示した[16]。また，日本人の大学生ではインターネット中毒が孤独感およびケータイ依存と関連していることを報告した[17]。一方，ドイツ人の大学生では，パソコンのインターネットへの接続は男子の方が女子に比べて頻繁に行っているのに対し，ケータイの使用は男子よりも女子の方が多く行っていることが示唆された[18]。

その後スマートフォンが発達し，高機能化・多機能化するにつれ，スマートフォン依存が特に青少年の間でよくみられるようになった。それに伴い，スマートフォン依存度を測定する尺度が国内外で開発されるようになった[19-21]。筆者らもスマートフォン依存スケールの日本語版を開発し，その妥当性と信頼性を検証した[22]。今後このスケールを使用して，青少年のスマートフォン依存が睡眠およびうつ状態にどのような影響を及ぼしているかを検証し，青少年のメンタルヘルス向上に役立てたいと考えている。

3）IT 社会における青少年のメンタルヘルスとヘルスサービスリサーチ

近年 IT はますます進化をとげ，パソコンが多機能化するとともに，スマートフォンが普及し，さらに Facebook や Twitter などの SNS を使用する

表 6.2　調査項目の平均点およびケータイ依存度（MPDQ）得点との Pearson の相関係数（132 名の女子大学生）

調査項目	平均±標準偏差	相関係数	P 値
MPDQ	25.6±10.1		
生活習慣指数	4.3±1.1	−0.27	<0.005
神経質	26.1±7.1	0.20	<0.05
外向性	25.1±6.8	0.31	<0.001
SDS	44.1±7.2	0.12	NS

SDS：Zung の Self-Rating Depression Scale.

表 6.3　MPDQ 得点と年齢，生活習慣指数および性格との関係（重回帰分析；132 名の女子大学生）

調査項目	標準化係数（β）	P 値
年齢	−0.10	NS
生活習慣指数	−0.25	<0.005
神経質	0.19	<0.05
外向性	0.33	<0.001

人々が増加している。それに伴い，従来のような対面式でのコミュニケーション以外に，リアルとヴァーチャルが組み合わさったような新しい形のコミュニケーション様態が出現して，良い意味でも悪い意味でも，青少年のメンタルヘルスに多大な影響を及ぼしていると思われる。

　東京大学大学院教育学研究科健康教育学分野の佐々木司教授によると，中高生や大学生を対象に精神保健調査を行ったところ，睡眠時間が短い者，就寝時刻が日によってバラバラな者，床に就いた後でも毎日ケータイを使っている者がうつになるリスクが高いという結果が得られたという[23]。このことは，ケータイの過剰な使用が，睡眠時間の短縮や生体リズム障害に影響し，それがうつになるリスクを高めていることを示している。ケータイのみならず，パソコンやタブレットも使用する人では，それらを夜中まで使用することにより，画面の光に夜遅くまでさらされ，また，メールや SNS での人とのやりとりやゲーム，インターネット上での検索などで神経が興奮し，睡眠相がずれ，生体リズムが乱されることになる。特にスマートフォンから発せられるブルーライトはメラトニンの分泌量を抑制し，睡眠障害を引き起こす

原因となる[24]。

　他方，IT にはプラスの面もある。一般社団法人認知行動療法研修開発センターの大野裕理事長発案・監修の『大野裕の認知行動療法活用サイト［こころトレ］』[25]のようなインターネットを活用した新たなストレス対処法も登場している。対面でのコミュニケーションが困難な場合，IT を利用したメンタルヘルスサービスを活用することも考慮に入れる必要がある。

　わが国の大学の保健管理センターでの IT を活用した健康管理について目を向けてみると，ホームページを作成したり，メール相談を受け付けたりして，ウェブを利用しているところは数多くみられ，また健診システムに IT を活用している大学も多数存在する。メンタルヘルスに関しては，たとえば一橋大学では，遠隔講義システムを用いた発達障害学生に対する修学支援を行っており，富山大学では，発達障害学生に対して，face-to-face でのオフライン支援とウェブシステムによるオンライン支援を組み合わせて包括的サポートを行っている[26]。一方海外に目を向けると，Jue らは，調査対象とした 426 の米国の大学のうち，約 60% がウェブサイトで健康情報を提供しており，そのうちメンタルヘルスに関するものが最も多かったと報告している[27]。

おわりに

　今後ますます IT が発達し，青少年がリアルな対人関係のみならず，ヴァーチャルな対人関係を構築しながら生活する中で，従来では予想もつかなかった危険性にさらされ，それによってメンタルヘルスに悪影響が及ぶ可能性がある。他方で，IT と上手につきあえば，それをストレス対処法として，メンタルヘルスの向上のために役立てることも可能である。このような IT 社会にいる中で，青少年のメンタルヘルスに関するヘルスサービスリサーチを行う上では，サービスの質をストラクチャー，プロセスおよびアウトカムという 3 概念に照らし合わせつつ，IT 発達以前のメンタルヘルス研究の方法に加え，IT が青少年の精神状態に及ぼす影響のマイナス面とプラス面の両方を視野に入れながら，交絡要因を考慮しつつ研究を進めていくことが重要だといえるだろう。その際に，大学の保健管理センターが果たす役割は今

後ますます大きくなると思われる。

文献

1) 産経新聞 2013 年 8 月 2 日.

2) クレイグ・ブロード. テクノストレス：コンピュータ革命が人間につきつける代償 [Tecnostress: The Human Cost of the Computer Revolution]（池央耿, 高見浩, 訳）. 東京：新潮社. 1984.

3) Ezoe S, Araki S, Ono Y, et al. Psychiatric symptoms, work stress and personality traits in Japanese computer workers: A comparative study of the effects of age, school career and computer work. Araki, S, ed. Behavioral Medicine: An Integrated Biobehavioral Approach to Health and Illness. Amsterdam: Elsevier. 1992; 181-188.

4) Ezoe S, Araki S, Ono Y, et al. Work stress in Japanese computer engineers: Effects of computer work or bioeducational factors? Environmental Research 1993; 63: 148-156.

5) Ezoe S, Araki S, Ono Y, et al. Assessment of personality traits and psychiatric symptoms in workers in a computer manufacturing plant in Japan. American Journal of Industrial Medicine 1994; 25: 187-196.

6) Ezoe S, Araki S, Ono Y, et al. Effects of marital status and position on personality traits of a computer manufacturing plant. Industrial Health 1995; 33: 77-82.

7) キンバリー・ヤング. インターネット中毒：まじめな警告です [Caught in the Net: How to Recognize the Signs of Internet Addiction—and a Winning Strategy for Recovery]（小田嶋由美子, 訳）. 東京：毎日新聞社. 1998.

8) Takahira M, Ando R, Sakamoto A. Effect of internet use on depression, loneliness, aggression and preference for internet communication: A panel study with 10- to 12-year-old children in Japan. International Journal of Web Based Communities 2008; 4: 302-318. doi:10.1504/IJWBC.2008.019191

9) Bozoglan B, Demirer V, Sahin I. Loneliness, self-esteem, and life satisfaction as predictors of Internet addiction: A cross-sectional study among Turkish university students. Scandinavian Journal of Psychology 2013; 54: 313-319.

10) Özcan NK, Buzlu S. Internet use and its relation with the psychosocial situation for a sample of university students. Cyberpsychology and Behavior 2007; 10: 767-772.

11) Morgan C, Cotte SR. The relationship between Internet activities and depressive symptoms in a sample of college freshmen. Cyberpsychology and Behavior 2003; 6: 133-142. doi:10.1089/109493103321640329

12) Davis RA. A cognitive-behavioral model of pathological Internet use. Computers in Human Behavior 2001; 17: 187-195. doi:10.1016/S0747-5632(00)00041-8

13) Demirci K, Akgönül M, Akpınar A. Relationship of Smartphone Use Severity with Sleep Quality, Depression, and Anxiety in University Students. Journal of Behavioral Addictions 2015; 4: 85-92. http://dx.doi.org/10.1556/2006.4.2015.010

14) Igarashi T, Takai J, Yoshida T. Gender differences in social network development via mobile phone text messages: A longitudinal study. Journal of Social and Personal Relationships 2005; 22: 691-713. doi:10.1177/0265407505056492

15) Ezoe S, Toda M, Yoshimura K et al. Relationships of personality and lifestyle with mobile phone dependence among female nursing college students. Social Behavior and Personality: an international journal 2009; 37: 231-238.

16) Toda M, Ezoe S, Nishi A, et al. Mobile phone dependence of female students and perceived parental rearing attitudes. Social Behavior and Personality: an international journal 2008; 36: 765-770.

17) Ezoe S, Toda M. Relationships of loneliness and mobile phone dependence with Internet addiction in Japanese medical students. Open Journal of Preventive Medicine 2013; 3: 407-412. http://dx.doi.org/10.4236/ojpm.2013.36055

18) 江副智子. IT 社会におけるテクノストレスに関する認知科学的研究. 財団法人日産科学振興財団研究成果報告書, 2008. http://www.nissan-zaidan.or.jp/membership/2006/05_seika/00341.doc

19) Lin YH, Chang LR, Lee YH, et al. Development and Validation of the Smartphone Addiction Inventory (SPAI). PLoS One 2014; 9: e98312. http://dx.doi.org/10.1371/journal.pone.0098312

20) Kwon M, Lee JY, Won WY, et al. Development and Validation of a Smartphone Addiction Scale (SAS). PLos One 2013; 8: e56936. http://dx.doi.org/10.1371/journal.pone.0056936

21) Toda M, Nishio N, Takeshita T. Development of a New Scale for Gauging Smartphone Dependence. Japanese Journal of Hygiene 2015; 70: 259-263. http://dx.doi.org/10.1265/jjh.70.259

22) Ezoe S, Iida T, Inoue K et al. Development of Japanese Version of Smartphone Dependence Scale. Open Journal of Preventive Medicine 2016; 6: 179-185. http://dx.doi.org/10.4236/ojpm.2016.67017

23) 佐々木司. その習慣を変えれば「うつ」は良くなる！ 東京：講談社. 2012.

24) 坪田一男. ブルーライト 体内時計への脅威. 集英社新書, 東京：集英社, 2013.

25) 大野裕. 大野裕の認知行動療法活用サイト（ここトレ）：こころのスキルアップトレーニング. http://www.cbtjp.net/

26) 社団法人全国大学保健管理協会. 第49回全国大学保健管理研究集会報告書, 2012年2月.

27) Jue JJ, Metlay JP. Web-based health resources at US colleges: early patterns and missed opportunities in preventive health. Preventive Chronic Disease 2011 October 15 (online).

6.3　認知行動療法のエビデンス　　　　　　　　　　　　　　中尾睦宏

はじめに

　ストレスを自覚する日本の国民は過半数を占め，うつ病患者も増加の一途をたどっている。そうした中で，「認知行動療法（Cognitive Behavioral Therapy, 以下 CBT）」という心理療法が，ヘルスサービスの領域において

も注目されている。CBT は「療法」というくらいであるから，もともとうつ病など精神疾患の治療技法であった。しかしながら CBT は手法が明解で応用性に優れているため，精神疾患だけでなく身体疾患の治療や生活習慣の変容などにも用いられるようになった。また CBT は医療現場だけでなく，教育現場や職域などにも普及が進んでいる。さらにセルフケアとして疾患の有無には関係なく，日常のストレス対処に CBT を応用することもできる。いわゆるストレス耐性を高めるという発想で，健康増進や疾病予防という一次予防の効果も期待されている。

たとえば，イギリスでは 7 年間で 1 万人の CBT セラピストを育成する国家プログラムが実施され，心理療法へのアクセスを改善させるための政策が進行中である[1]。セラピスト 1 人が 1 年でクライアントを 80 人受けもつとして，80 万人のメンタルヘルスを回復させるために 1 万人のセラピストを増やそうという計画となっている。またオーストラリアでは臨床心理士による CBT に対して，医師の承認があれば健康保険が適用されるようになった[2]。自習サイトも充実してきており，西オーストラリア州政府保健省のインフォパックス（InfoPax）などは有名である。

日本では 2011 年に国立精神・神経医療研究センター内に CBT センターが設置され，CBT を実施できる様々な職種の人材の育成や，CBT を用いた様々な領域における活動の支援を始めている。年間 100 人程の CBT 専門家の育成を目指しているが，初年度の予算は約 1 億円であり，イギリスの国家プログラムと比べると寂しい感がある。また日本ではうつ病患者に対して最大 16 セッションの CBT が保険適用されるようになった。ところが CBT に習熟した医師が 30 分以上の時間をかける必要があり，保険点数は 420 点となっている。精神科の医師であれば，初診点数がより高くて再診であっても短時間査定が可能な「通院在宅精神療法」という保険点数が使えるため，保険診療による CBT は使い勝手があまりよろしくない。たとえば筆者が診療している大学病院心療内科では，一人当たり 30 分以上の外来時間をかけるのは厳しいので，やむなく CBT は知人の診療所で実施していた。採算が悪いので知人には申し訳なく思っているが，CBT 研究のためと温かい目で見守ってもらった次第である。

6.3 認知行動療法のエビデンス 225

このように日本では欧米と比してCBTの医療・保健福祉への応用は限られており，そのさらなる普及が求められる。そこで本節では，CBTのエビデンスをまとめ，ヘルスサービスリサーチへ活用するための課題を整理し，今後のリサーチのあり方について意見を述べることにした。

1) CBTのエビデンス

CBTではある状況下で否定的な認知（考え方）や行動が生じた原因を考え，ほかの状況下で生じた否定的な認知や行動との類似点を探し，とっさに生じる認知の偏り（自動思考）のパターンに気付いて，それを修正しようと試みる[3]。

CBTの効果が認められた疾患や問題行動を表6.4にまとめたが，その厳密な解釈は少々難しい。たとえば表の冒頭には「CBTがうつ病に有効である」とまとめているが，だからといってすぐにCBTにお墨付きがつく訳ではない。まずはCBTと何とを比較しているのかよく考えないといけない。

たとえば古川のメタ解析データによると[4]，CBTによるうつ病治療の効果サイズは，何もしない無介入群（待機群）と比べて−0.65（p＜0.001）であった。一般的に効果サイズは，0.2で「小」，0.5で「中」，0.8で「大」と考えられているから，−0.65という値はまずまずの治療効果である。次にプラセボ錠服用群と比べると，CBTの効果サイズは−0.41（p＜0.001）になった。これもまずまずである。

ところが精神分析的精神療法群と比べたCBTの効果サイズは−0.18（p＝0.11）で，有意差が認められなかった。また抗うつ薬群と比べたCBTの効果サイズは−0.04（p＝0.39）で，これも有意差が認められなかった。別の論文では[5]，プラセボ心理療法の効果サイズは，何もしない無介入群と比べて−0.26（p＜0.05）となっている。つまり，わざわざCBTを実施しなくても「もっともらしい」心理療法をすれば，うつ病は有意に改善することになる。

議論点はまだある。ランダム化比較試験の際，薬物療法であればプラセボ錠を用いて盲見化（盲検化，blinding）が可能であるが，CBTだと治療者側も患者側も盲見化ができない。するとCBTに割り当てられなかった患者が落胆する。逆にCBTに割り当てられた患者は治療者の意図に沿って回答を

しようとするホーソン効果が出現する。また群分けによる脱落率の影響も問題となる。筆者らが心気症患者を対象に CBT のランダム化比較試験をしたときも，脱落率の統計解析処理には最後まで苦労した[6]。

また CBT をどのくらいの頻度で計何セッション実施したのか，文献によって非常にばらつきがある。セッション数を無視してひとまとめにメタ分析をしていることが多いので，注意が必要である。筆者らの CBT ストレスマネージメント研究では，当初は週1回の 10 セッションにした[7]。それだと治療者・患者とも大変な負担だったので，最新の介入研究では6セッションに短縮してランダム化比較試験を実施した[6]。すると6セッションであっても有意な治療効果を見出すことができた。最新のメタ分析の結果によると[8]，計 6.8 セッションあれば十分なうつ病の治療効果があるようである。

2) CBT 研究の課題

以上のように CBT のエビデンスは（少なくとも無介入に比べれば）間違いなくある。ただ既存の研究論文の介入内容を検討してみると，対象疾患が同じだとしても CBT 内容は様々である。またそうした内容の記載が不十分な論文も多い。そこでヘルスサービスリサーチとしての質を上げるためには，まず CBT 指導者の属性，CBT の媒体，セッション数・頻度・時間など CBT プログラム内容をしっかりと決める必要がある。指導者の職種としては医師・医療従事者・臨床心理士などがあり得るし，媒体としては講義・紙媒体（パンフレットなど）・インターネットなどがあり得る。セッション数は1回のみという研究も散見されるが，通常は最低 6-8 セッション必要であろう。セッション頻度は週1回が多いが，自習型なら毎日必要かもしれない。セッション時間は1回2時間が目安で 30 分から3時間までの範囲であろうか。こうした CBT プログラム内容をきちんと定め，どのプログラムが最適なのかを定量的に評価する必要がある。

またヘルスサービスリサーチでは特定の疾患のみを治療対象とするのでなく，メタボリックシンドロームに関連する様々な生活習慣全般を改善するとか，精神疾患にならないようにメンタルヘルス全般を改善する予防目的で CBT を実施する研究も想定される。こうした場合，効果指標であるアウト

表 6.4 CBT のエビデンスがコクランライブラリーで証明されている疾患の例

疾患	エビデンス内容	コクランデータベース
精神疾患		
うつ病	高齢者に有効。	2008 Jan 23; 1: CD004853
	リラクセーションより効果あり。	2008 Oct 8; 4: CD007142
不安障害	青少年に有効。	2005 Oct 19; 4: CD004690
パニック障害	CBT 単独でも薬物療法併用でも有効。	2009 Jan 21; 1: CD005335
	抗うつ薬と併用して効果あり。	2007 Jan 24; 1: CD004364
強迫性障害	成人に有効。	2007 Apr 18; 2: CD005333
	青少年に有効。	2006 Oct 18; 4: CD004856
全般性不安障害	有効だが支持療法とは差なし。	2007 Jan 24; 1: CD001848
外傷後ストレス障害	薬物療法との併用で有効。	2010 Jul 7; 7: CD007316
	トラウマに焦点をあてた CBT で有効。	2007 Jul 18; 3: CD003388
	初期介入で有効。	2009 Jul 8; 3: CD006869
急性ストレス障害	支持的カウンセリングより有効。	2010 Mar 17; 3: CD007944
神経性食欲不振症	家族療法として有効。	2010 Apr 14; 4: CD004780
神経性過食症	自己援助の CBT が特に有効。	2009 Oct 7; 4: CD000562
心気症	身体愁訴の軽減に有効。	2007 Oct 17; 4: CD006520
身体醜形障害	薬物療法と併用して有効。	2009 Jan 21; 1: CD005332
反社会性パーソナリティ障害	コカイン乱用には有効。	2010 Jun 16; 6: CD007668
境界性パーソナリティ障害	いくつかの問題行動は軽減。	2006 Jan 25; 1: CD005652
身体疾患		
高血圧	リラクセーション法の 1 つとして有効。	2008 Jan 23; 1: CD004935
不眠	高齢者で睡眠の質が改善。	2003 Jan 20; 1: CD003161
慢性疼痛	短期的な効果はあり。	2009 Apr 15; 2: CD007407
	青少年で有効。	2009 Apr 15; 2: CD003968
慢性腰痛	短期では有効。	2010 Jul 7; 7: CD002014
原因不明の胸痛	CBT 3 か月後も効果あり。	2012 Jun 13; 6: CD004101
舌痛症	文献は 1 つだが症状軽減。	2005 Jan 25; 1: CD002779
慢性口腔顔面痛	バイオフィードバック法併用でも有効。	2011 Nov 9; 11: CD008456
慢性疲労症候群	ほかの精神療法よりも有効。	2008 Jul 16; 3: CD001027
過敏性腸症候群	無介入よりは有効。	2009 Jan 21; 1: CD006442
	小児に有効。	2008 Jan 23; 1: CD003014
乳癌	転移性乳癌女性。短期で心理的効果あり。	2008 Jul 16; 3: CD006489
月経異常	月経異常症状の軽減。	2007 Jul 18; 3: CD002248
多発性硬化症	併発するうつ症状に有効。	2006 Jan 25; 1: CD004431
耳鳴り	うつ症状軽減や QOL 改善には有効。	2011 Sep 8; 9: CD005233
脳外傷	無気力の症状に有効。	2009 Apr 15; 2: CD006341

	不安の症状に有効。	2007 Jul 18; 3: CD005239
その他，行動面の問題		
喫煙	統計的にも臨床的にも禁煙効果あり。	2012 Jan 18; 1: CD009046
	禁煙による体重増加予防効果あり。	2012 Jan 18; 1: CD006219
	集団療法は個人療法より有効。	2005 Apr 18: CD001007
肥満	BMI$>$25 kg/m^2 の成人を対象で効果あり。	2005 Apr 18; 2: CD003818
妊娠	妊婦の不安を軽減。	2011 Jul 6; 7: CD007559
学習障害	攻撃的行動が抑制。	2008 Jul 16; 3: CD003406
非行	青少年の反社会的行動を抑制。	2007 Oct 17; 4: CD005650
注射嫌い	青少年の注射痛と苦手意識を軽減。	2006 Oct 18; 4: CD005179
小児の行動異常	親へのグループ教育で問題行動改善。	2012 Feb 15; 2: CD008225
	メディア媒介で有効。	2006 Jan 25; 1: CD002206
小児の性的虐待	虐待児の精神症状が改善。	2012 May 16; 5: CD001930
小児の大便失禁	薬物療法と組み合わせれば有効。	2011 Oct 28; 12: CD002240

カムをどのように設定するかが大切となる。前述の CBT ストレスマネージメント研究では[7]，身体症状の頻度・強度・支障度を自記入式の質問紙でプログラム期間前後の 2 回評価したのに加えて，心理状態の評価（Symptom Checklist 90R），心理社会的ストレス度（Self-rated Stress Checklist），ストレス対処行動を含むライフスタイル（Health Promotion Lifestyle Profile）を同時に複合的に評価した。そうした指標をどの時期に実施するのかも大切となる。たとえば CBT 介入終了後の追跡期間は，6 か月から 1 年は確保したいところである。

　CBT は高強度型（Hi-intensity）と低強度型（Low-intensity）によく分類される。また横断診断型（Transdiagnostic）という分類もある。高強度型はいわゆる専門施設で実施される疾患対応型の CBT である。低強度型は，生活に密着して紙媒体やインターネットを用いるなど利便性に配慮した CBT である。横断診断型は，特定の疾患に限定せずメンタルヘルス改善など大きなくくりで対応する CBT である。たとえば，日本でもコンピュータによる CBT が普及しつつあるが，筆者らも一般向けにゲーム形式でメンタルヘルスの自己チェックと CBT による認知の修正ができるプログラムを開発した[9,10]。この CBT アプリケーションは，低強度型かつ横断診断型に分

6.3　認知行動療法のエビデンス　　**229**

類できる。職域や地域で大掛かりにCBTを実施する際には，低強度型や横断診断型になる場合が多いであろう。こうした場合に，各研究でプログラム内容やアウトカムがまったくばらばらだと比較検討がしにくくなる。したがって当面は，たとえばうつ病とかある程度ターゲットを絞って国内大規模研究を進め，プログラム内容や運営実施に関するガイドラインをまとめることが第一ステップになると考えている。

CBTがシステマティックに実施できれば，各プロセスでの評価や費用対効果分析を高精度に行うことが可能になる。そうすればCBTが何セッションまでコストの上で許されるか議論もできるようになる。まだ議論の叩き台となる文献数は限られているものの，厚生労働省の研究班においてCBTの費用対効果について検討がなされている[11]。

3） 今後の研究の方向性

「はじめに」で述べたように，日本でCBTを保険診療だけで進めていくのには限界があるので，公衆衛生学の専門家もエビデンスをどんどん発信する必要がある。医療機関の診療活動のひとつとしてCBTを普及させることも大切であるが，それだけでなく医療をもっと広く捉えて予防や健康増進にもCBTを役立てたいというのが筆者の考えである。その考え方に沿って，筆者は適切なCBT指導によるセルフケアを強調している。医療は，内科的治療（薬），外科的治療（手術），セルフケア（リラクセーション）の3本柱から成り立っており，3者を上手に使い分けることが不可欠であるからである[12]。つまり他者からの施し医療に頼り切るのではなく，自らの力で生活習慣を整え，健康の自己管理を促すセルフケアを推進していくことが大切となる。

高齢化が進む日本において国民医療費や人的資源が限界に近づいている点を考慮すると，CBTは国民の健康教育・健康増進の切り札になると筆者は信じている。そのためにはCBTの効果を示すヘルスサービスリサーチが海外のようにもっと実施されるべきである。たとえばイギリスでCBTセラピストを大量育成する国家プログラムをNational Health Service（NHS）として導入する決定を政府が下したのは，臨床と経済の両面においてしっかりと

したCBT研究がそろっていたからである[13]。臨床面ではNational Institute for Health（NICE）がうつ病や不安障害に対するCBTの効果や自助的CBTやコンピュータによるCBTの臨床効果について系統的に評価している[14]。また経済面では，経済学者と臨床研究者が共同してCBTの様々な費用対効果分析をしており，学術誌[15]だけでなく一般紙などにも広く掲載されている。

　日本国内のCBTのエビデンスをさらに固め，ヘルスサービスリサーチの視点でコストや各プロセスの評価をしていくことが，日本で幅広く実施できるようになるために必要である。

文献

1) Richards DA, Suckling R. Improving access to psychological therapies: phase IV prospective cohort study. Br J Clin Psychol 2009; 48 (Pt 4): 377-396.

2) Kavanagh DJ, Littlefield L, Dooley R, et al. Psychotherapy in Australia: clinical psychology and its approach to depression. J Clin Psychol 2007; 63(8): 725-733.

3) 中尾睦宏. 思考のクセを見直そう：認知行動療法によるアプローチ　第12回　思い込みを捨てて. 安全衛生の広場 2011; 52(12): 46-47.

4) 古川壽亮. 認知行動療法の最前線　認知行動療法のエビデンスを批判的に吟味する. 精神療法 2011; 37(1): 14-20.

5) Hrobjartsson A, Gotzsche PC. Placebo interventions for all clinical conditions. Cochrane Database Syst Rev 2010; (1): CD003974.

6) Nakao M, Shinozaki Y, Ahern DK, et al. Anxiety as a predictor of improvements in somatic symptoms and health anxiety associated with cognitive-behavioral intervention in hypochondriasis. Psychother Psychosom 2011; 80(3): 151-158.

7) Nakao M, Fricchione G, Myers P, et al. Anxiety is a good indicator for somatic symptom reduction through behavioral medicine intervention in a mind/body medicine clinic. Psychother Psychosom 2001; 70(1): 50-57.

8) Nieuwsma JA, Trivedi RB, McDuffie J, et al. Brief psychotherapy for depression: a systematic review and meta-analysis. Int J Psychiatry Med 2012; 43(2): 129-151.

9) 中尾睦宏, 竹内武昭, 武井宣子, 他. 認知行動療法的アプローチを用いた「ココロの元気が出るアプリ」の開発：作成の経緯. 第7回生活習慣病認知行動療法研究会抄録集 2012; 11-12.

10) 中尾睦宏. 認知行動療法的アプローチによる「ココロの元気が出るアプリ」開発をめぐる医・工・心の連携のあり方. バイオフィードバック研究 2015; 42: 85.

11) 中尾睦宏, 竹内武昭, 古川洋和. 職場におけるメンタルヘルス対策としての認知行動療法：有効性と費用対効果に関する調査研究. 厚生労働省労働安全衛生総合研究事業「職場におけるメンタルヘルス対策の有効性と費用対効果等に関する調査研究」平成23-25年度総合研究報告書, 2014; 47-66.

12) Benson H, Klipper MZ. リラクセーション反応 [The Relaxation Response]（中尾睦宏,

熊野宏昭, 久保木富房, 訳). 東京：星和書店, 2001.

13) Clark DM. Implementing NICE guidelines for the psychological treatment of depression and anxiety disorders: the IAPT experience. Int Rev Psychiatry 2011; 23 (4): 318-327.

14) National Institute for Health and Clinical Excellence. Common Mental Health Problems: Identification and Pathways to Care. NICE Clinical Guideline 123. London: National Institute for Health and Clinical Excellence, 2011. http://www.nice.org.uk/ guidance/cg123 (2017 年 11 月 15 日アクセス可能)

15) Layard R, Clark D, Knapp M, et al. Cost-benefit analysis of psychological therapy. Natl Inst Econ Rev 2007; 202: 90-98.

6.4 ケアラーへの支援　　　　　　　　　　　　松澤明美・田宮菜奈子

はじめに

　私たちの多くは，その人生のいずれかの段階において家族へのケアを経験する[1]。また何らかのケアを必要とする要介護者へのケアの 80% は要介護者の家族が担っているといわれており[2]，増え続ける要介護高齢者および障害児・者へのケアを支えているのは，ほかならぬ「家族」である。ここでいう家族へのケアとは，肉親への介護のみにとどまらず，配偶者への介護や障害をもつ子どもへの養護など，無償で行われている家族によるすべてのケアを含む。この無償でケアする家族，いわゆる「ケアラー」はこれまでケアを必要とする人々へのケア提供の重要な資源として位置付けられてきた。しかし，近年ケアを提供する資源としてではなく，ケアする家族をケアの対象として捉えようとする視点へのパラダイム転換が起こっている。

　この何らかのケアを必要とする家族へ無償でケアを行うケアラーへの支援の必要性は，OECD の報告書[3] においても指摘されているように世界的な潮流である。特にわが国では加速化する少子高齢社会を背景に，何らかのケアを必要とする人々が増加している。さらに今後，加速する少子高齢化と単身世帯の増加など，時代に伴ってさらなる社会背景の変化が予測されるため，わが国におけるケアラーへの支援はより重要性を増すと考えられる。しかしながら，わが国ではケアラーの権利保障やその支援に向けた整備は決して充分ではなく，重要な政策課題のひとつである。

　ケアラーへの支援として，公的・私的を問わず，各種のサービスがあり，

これらのサービスの質の向上や維持のためには，提供されているサービスの質，サービス提供の根幹となっている政策および制度の評価は重要である。加えて，わが国はこれまで家族を基盤とし，現金での保障を主軸とした社会保障制度が展開されてきたが，家族のもつ機能が脆弱化した今日，現金での保障のみでは人々の生活を保障し難くなってきていると考えられる。そのため，サービス提供の必要性とその質を保証するための評価がより重要となると考えられる。そこで，本節ではケアラーへのサービスに焦点を当て，国内外の先行研究をヘルスサービスリサーチおよびサービスの質の評価の概念であるストラクチャー（Structure 構造），プロセス（Process 過程），アウトカム（Outcome 結果）に分けて紹介し，ケアラーへのサービスの質の評価と今後の課題について述べる。

1）ヘルスサービスリサーチの視点からみたケアラーへのサービスの質とその具体例

ヘルスサービスリサーチの視点から，ケアラーの支援にかかわるサービスの質の評価をみると，様々なレベルでの多様なストラクチャー，プロセス，アウトカムの評価が考えられる。図 6.3 はこれまでのケアラーへのサービスの質に関する先行研究を参考にした，ケアラーへのサービスの質評価の評価指標の例である。これまでのケアラーに関する先行研究では，高齢者の家族介護者は介護していない人との比較において死亡率が高い[4]，要介護高齢者を介護している家族は一般サンプルと比較し，うつが 2 倍強観察される[5]，1 週間に 40 時間以上を介護に費やす場合，慢性的疲労，うつ，怒りなどの精神的苦痛，家族関係が荒れる，健康を損なう，家計が苦しくなる[6]，脳性麻痺の子どもの主介護者は一般サンプルと比較して，悩み，慢性的疲労，腰痛などの身体的問題をもっている[7]，などのケアラーへのネガティブな影響に関する数多くの報告がなされてきた。そのためケアラー支援を目的に提供されたサービスの効果については，このようなケアラーへのネガティブな影響をアウトカムとして設定し，評価する調査研究が多くみられる。

次にケアラーへのサービスの質の評価研究の具体例の一部を示す。ケアラーへの支援にかかわるサービスは，ケアラー自身への直接的なサービスと，

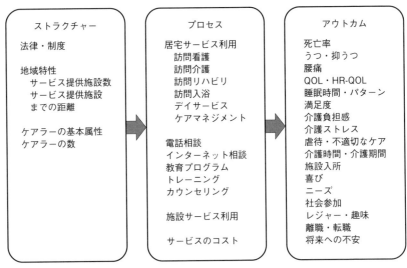

図6.3 HSRの視点からみたケアラーへのサービスの質評価の評価指標の例

要介護者へのサービスが結果的にケアラーへの支援にもつながる間接的なサービスに大別できる。ケアラーへの直接的なサービスとしては，レスパイトサービス，ケアラーへの教育プログラムやトレーニング，電話相談，インターネットの利用，ケアラーへの間接的な支援としては，ホームヘルプサービス，デイサービスなどが挙げられる。これらのサービスをケアラーのアウトカムによって評価している先行研究をみると，居宅サービス利用に関するものとして，Potら[8]は，264人の家族介護者に対して1年間に3度のインタビュー調査を実施し，ホームヘルプサービスの利用への移行と家族介護者のうつの徴候や困難，ストレイン，負担との関連について縦断的に評価し，その結果，ホームヘルプサービスの利用とうつの徴候や困難の減少が関連していたことを報告している。また介護負担感によるサービスの評価研究では，Kumamotoら[9]は，82人の在宅要介護高齢者とその家族を対象として，居宅サービスの利用を介護者の介護負担感によって評価し，居宅サービス利用によって介護負担感が減少したことを報告している。その他，Chouら[10]は知的障害をもつ成人をケアしている792人の親に対して，ホームヘルプサービス，レスパイトケア，職業訓練，交通サービスをも含むソーシャルサービ

スの利用の関連要因を調査し，ケアラーの社会経済的要因と家族関係やソーシャルネットワークがサービス利用に関連していたことを報告している。

　さらにケアラーへの直接的なサービスを評価した研究では，Kalra ら[11] は 300 人の脳血管障害の高齢者のケアラーに対して，ケアラーへのトレーニング（脳血管障害に関連した褥創予防や失禁，栄養，ポジショニングなど，日常生活上，起こりうる可能性の高い問題に対する予防，サービス利用など）を実施し，ランダム化比較試験（Randomised Controlled Trial；以下，RCTとする）の手法を用いた上で評価した。その結果，ケアラーがトレーニングによって介護負担感，うつ，不安が低下し，高い QOL を保持したことを報告している。また Harding ら[12] は在宅緩和ケアサービスの評価において，不安，うつ，負担感などの精神的健康に影響がなかったものの，73 人のインフォーマルな介護者に対する小規模グループへの教育プログラムを継続的に実施し，介入の成果を評価した。同じくケアラーへの教育プログラムについて，Kurz ら[13] は 292 人の中程度のアルツハイマー型認知症患者のケアラーに対して，RCT の手法を用いて，アルツハイマー病の一般的な知識，法律や制度に関する問題などを含む教育プログラムを実施・評価し，介護者のうつの減少はみられなかったが，精神的な QOL は改善傾向を示したと報告している。

2) ケアラーへのサービスの質評価の課題

　上述した教育プログラムやトレーニングの評価については，近年，RCTによる研究成果が報告されてきているが，ホームヘルプサービスなどを始めとする要介護者へのサービスは要支援者を対象としたサービスであり，かつ継続的であるため，効果の実証が難しい。サービスがケアラーへの負担の軽減に効果的かどうかを示すことは，サービスの利用と介護負担の関係が複雑なため難しいとの指摘のように[13]，サービスの効果には複数の要因が関連し，その関係性が複雑であることから，評価は容易ではなく，研究方法および研究デザインの制約がある。そのため研究デザインを決定する際には，モデルの使用などによって各変数を整理する必要がある。またケアラーの介護負担感や不安，QOL の変化などの主観的な健康状態は，評価指標として必要と

考えられるが，個人レベルの主観的指標と同時に個人や社会レベルでの客観的指標による評価も重要である。さらにアウトカム評価はサービスの効果を考える上で，きわめて重要である。しかしながら，サービスのアクセスを始めとするプロセスの質評価もまた重要であり，ケアラーへの支援のための制度やしくみを考えていく上で必要であると考えられる。

　その他，ヘルスサービスリサーチの主要な役割のひとつとして，政策立案や政策評価がある。ケアラーに関する評価指標を用いて，政策を評価する研究はわが国においても少ないが散見されている。介護保険制度発足前後に在宅の家族介護者135人に対して実施した縦断調査では，介護負担感，主観的幸福感，抑うつの変化を評価し，介護負担感はわずかに改善していたが，主観的幸福感や抑うつは改善していなかったという報告[14]，在宅の家族介護者294人に対する調査において，介護者のストレスは軽減していなかったとの報告がある[15]。サービスの効果を考える際，効果をどのレベルで測定するか，これもヘルスサービスリサーチにおいて考慮すべき事項である。サービスの効果は個人レベル，組織，集団などのメゾレベル，さらにはマクロレベルでの測定・評価も可能であり，海外ではケアラーを対象にした国レベルのデータを用いた評価が報告されている。近年，既存のデータを活用し，国レベルでのケアラーおよび要介護者の介護保険前後での比較を行った初めての研究が発表された[16]。この研究によれば，ケアラーと要介護者の健康レベルへの効果は明らかにはならなかったが，介護時間は介護保険によって減少していた。しかし，その減少幅は高所得者において大きく，高所得者ほど介護保険の恩恵を受けていることを示唆するものであった。しかし，これは介護保険政策評価に焦点を当てた調査ではない国民生活基礎調査からの可能な範囲の分析であり，国レベルで評価した初めての研究であるが，項目などに限界はある。政策立案および政策評価に向けたヘルスサービスリサーチを考えるとき，国レベルでのデータベース構築は，わが国における今後の重要な課題と考えられる。

おわりに

　本節ではヘルスサービスリサーチの視点から，ケアラーへのサービスの質

の評価にかかわる研究の具体例を紹介し，その現状と課題を述べた。すでに，諸外国の一部ではインフォーマルなケアを行うケアラーを政策対象として，公的制度の中に明確に位置付け，その上で社会的・経済的・文化的背景などに応じたケアラーへの独自の支援策を展開している。特に先駆的にケアラーへの支援を国の政策として取り組む英国では "Cares (Equal and Opportunity) Act" が制定され，ケアラーの権利を法的に保障し，それに基づく多様なサービスを展開している。さらにはケアラーへのサービスの必要性などをアセスメントする Carers Assessment が自治体などから提供されている[17]。このような英国のケアラー支援の背景には政府を始め，ケアラーへの支援にかかわる当事者・ボランティアなどの民間組織と研究者との連携による膨大な調査や研究が蓄積されており，それらが支援の大きなムーブメントへ貢献している。わが国においても加速化する少子高齢社会の中で，家族によるケアに伴う様々な困難への新しい思考と方策が求められている。その実現のためには，政策立案および政策評価の根拠を提示するヘルスサービスリサーチの実践と集積が課題と考えられる。

文献

1) Department of Health. Recognized, valued and supported: next step for the carers strategy. 2010.
2) Walker A. Integrating the family in the mixed economy of care. Allen I, Perkins, E. (eds). The future of family Care for Older People. London: HMSO. 1998.
3) OECD. Help Wanted?; Providing and Paying for Long-Term Care. 2011.
4) Schulz R, Beach SR. Caregiving as a risk factor for mortality: The Caregiver Health Effects Study. JAMA 1999; 282(23): 2215-2219.
5) Tennstedt S, Cafferate GL, Sullivan L. Depression among caregivers of impaired elders. Journal of Aging and Health 1992; 4(1): 58-76.
6) Ory MG, Williams TF, Emr M, et al. Families, informal supports, and Alzheimer's disease: Current research and future agendas. Research Aging 1985; 7(4): 623-644.
7) Brehaut JC, Kohen DE, Raina P, et al. The health of primary caregivers of children with cerebral palsy: how does it compare with that of other Canadian caregivers? Pediatrics 2004; 114(2): e182-191.
8) Pot A, Zarit SH, Twisk J, et al. Transitions in Caregivers' use of paid home help; Assosiations with stress appraisals and well-being. Psychology and Aging 2005; 20(2): 211-219.
9) Kumamoto K, Arai Y, Zarit S. Use of home care services effectively reduces feeling

of burden among family caregivers of disabled elderly in Japan; preliminary results. International Journal of Geriatric Psychiatry 2006; 21; 163-170.

10) Chou YC, Lee YC, Lin LC, et al. Social services utilization by adults with intellectual disabilities and their families. Social Science & Medicine 2008; 66: 2474-2485.

11) Kalra L, Evans A, Perez I, et al. Training carers of stroke patients: randomised controlled trial. BMJ 2004; 328: 1-5.

12) Harding R, Higginson IJ, Lean C, et al. Evaluation of a short-term group intervention for informal carers of patients attending a home palliative care service. Journal of Pain and Symptom Management 2004; 27(5): 396-408.

13) Kurz A, Wagenpfeil S, Hallauer J, et al. Evaluation of a brief educational program for dementia carers, The AENEAS Study. Internatinal Journal of Geriatic Psychiatry 2010; 25: 861-869.

14) 近藤克典. 介護保険は介護者の負担を軽減したか：介護者の主観的幸福感・抑うつ・介護負担感へのインパクト. 社会保険旬報 2002; 2135: 24-29.

15) 新名理恵，本間昭. 町田市における介護保険制度施行前後での在宅介護者のストレス反応. 老年精神医学雑誌 2002; 13; 517-523.

16) Tamiya N, Noguchi H, Nishi A, et al. Population ageing and wellbeing: Lessons from Japan's long-term care insurance. Lancet 2011. doi:10.1016/S0140-6736(11)61176-8.

17) Crements L. Carers and their rights: The law relating to carers. Fourth edition. UK: Carers UK. 2011; 19-37.

終章 まとめ

田宮菜奈子

　本終章では，ヘルスサービスリサーチ（以下，HSR）の動向，WHO の新たな動きからみた今後の HSR の方向性，政策との関連，そして公衆衛生学との関連にも触れ，本書の幕引きとさせていただくこととする。

1）HSR の動向

　「まえがき」に書かせていただいたが，筆者が HSR という概念に出会ったのは，1993 年の米国留学においてであった。これは，まさに HSR という概念が定着し始め，どんどん米国発の研究が伸び始めた頃である。図 1 に，PubMed で検索したこれまでの HSR をキーワードにもつ研究論文（以降，HSR 論文）の国別（主著者の組織の所属国）の推移を示す。米国が常に圧倒的にリードし，英国，ドイツ，オランダと続いている。しかし，米国，英国，オランダなど，早くから論文が出ていた国では，2007 年あたりをピークに一時横ばいか減少傾向となり，後発のドイツ，オーストラリアは漸増を続けていた。しかし，その後 2013 年から 2016 年にかけて，再度各国急速に増加に転じている。この急激な増加の詳細は不明であるが，米国の AHRQ（Agency for Healthcare Research and Quality）が HSR に舵を切ったこと[1]や，ドイツで政府が「HSR 推進のためのアクションプラン」として，2015年から 2018 年の間に 50 億円の研究費を投資し，QOL 向上を目指す研究が推進されたこと[2]などもあり，世界的にニーズが加速していると考えられる。

　上記と同様にみた 2011 年における国別分布を図 2 にしめす。米国が圧倒的に多く，英国，オーストラリア，カナダ，ドイツ，オランダと続き，日本はインドに続き 13 位である。基礎医学では高順位にあり，かつ国民皆保険50 年のわが国において，サービス・政策を科学的に評価する HSR がこの順位であることは，わが国の医学研究におけるアンバランス，そして将来への危惧を感じざるを得ない（詳細は後述）。

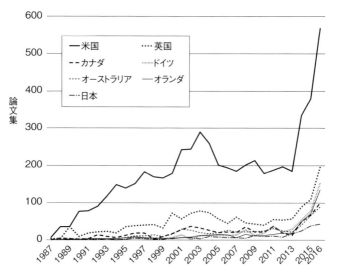

図1 HSRをキーワードに含む論文における国別*論文数の年次推移（1987～2011年）
*主著者所属機関のある国

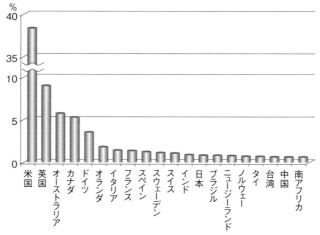

図2 HSRをキーワードに含む論文の国別*割合（2011年）
*主著者所属機関のある国

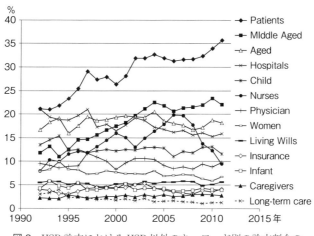

図3 HSR論文におけるHSR以外のキーワード別の論文割合の推移
(図1～図3は,筑波大学サンドバルおよび田宮の作成による)

　次に,HSR論文におけるHSR以外のキーワード(PubMedのMeSH Termによる)別の論文数の割合の年次推移をみたものが,図3である。キーワードのうち,Data collection, Health care surveysなど方法に関するものは除いた。Patientsの割合は増加を続けているが,これは,HSRの原点がAcademy healthを中心にした病院医療の質の評価であり,新たにHSRに取り組む国から,臨床医学を評価したHSRが出されているためかもしれない。対象の年齢層においては,Middle aged, Agedが多いが,Child, Adolescentもそれなりの位置をしめ,すべての年齢層が対象となっている。Nursing, Insuranceは時代変動が比較的大きい。Living willも一定の論文が出てきており,高齢社会におけるHSRのトピックとしてニーズがあると考えられる。

2) 今後の方向性— WHOの動きを踏まえ
　次に,最近発表された,WHOからの2つのメッセージをもとに,今後のHSRの方向性を考察したい。

QOL を高めるためのしくみの評価— Margaret Chan 氏スピーチ[3] より

表 1 に，高齢社会における医療の方向性について述べた Chan 氏のスピーチの抜粋をあげた。「多くの疾病を同時に抱え，多くのニーズをもつ高齢者」が増加する社会においては，「医療と社会サービスとの緊密な協同の必要性」を明言し，「高齢者の QOL を高め，彼らの尊厳，自立そして，社会との関わりを守るためのしくみは，薬剤やワクチンのようなほかの基本的な医療の産物と同じカテゴリーに属すものであり，それらと同様に取り扱われるべきである」としている。各種サービスは，この「しくみ」の重要な部分であり，サービスを科学的に評価することが必要とのメッセージでもあると筆者は考えている。

ここで，あらためて HSR の定義を既存の定義から総合して考えると，HSR は，ある「単一の疾病」のリスクファクターや治療方法を明らかにする研究ではなく，このような既存の研究で得られた知見をもとに，実際に多くのニーズを有する人に対し展開されたサービスにおいて，そのサービスがどのような体制で（ストラクチャー），どのように分配・利用され（プロセス：必要な人がアクセスできたか，アクセス後の提供はスムーズだったか，量・質ともに必要な利用が遂行できたか），利用者にどのような効果をもたらしたのか（アウトカム），そして，最終的に人々に健康と幸福をもたらしたかどうかを，学際的に評価しようとするもの，といえるであろう。

表 1 WHO 事務局長 Margaret Chan 氏スピーチ（the Congress on Gerontology and Geriatrics 2012 より抜粋，筆者による翻訳）

・高齢者は，多くの病態を抱え，社会的ニーズを含めた多くのニーズを抱えている。人口の高齢化に伴い，医療と社会サービスとの緊密な協同が必須になる。
・われわれは，サービス提供のあり方の大きな転換をしていかなければならない。
・高齢者の健康な長寿を築くには，単一の疾病に対する適切な治療を提供することから，多くの疾病とともにある良い健康状態をもたらすものへと，方向転換していくべきである。
・保健医療制度や医学教育は，多くの疾病を抱えた状態への挑戦に向けて再構築されなければならない。これまでの長い間，感染症などの急性疾患に対する比較的短期間の対応をするべく，医療保険制度は設計され，医師は教育をされてきた。
・WHO の視点として，高齢者の QOL を高め，彼らの尊厳，自立そして，社会との関わりを守るためのしくみは，薬剤やワクチンのようなほかの基本的な医療の産物と同じカテゴリーに属すものであり，それらと同様に取り扱われるべきである。

http://www.who.int/dg/speeches/2012/ageing_20120330/en/index.html

Chan 氏のスピーチにまさに対応できる学問としても，単一の医療技術の評価ではなく，それを提供するサービスを総体として評価する HSR は，今後，世界一の高齢社会であるわが国においてますます重要になると考えられる。

すべての政策において健康を考える必要性

近藤[4] によれば，アデレイド宣言[5] でスローガンとされた "Health in All Policies（HiAP）"，すなわち，保健・医療以外の部門（Non-health sector）にもアプローチしようという WHO の宣言を紹介されている。これは，いわゆる狭義の健康サービスのみでなく，すべてのサービスが人の健康には重要となることを示しているといえよう。したがって，HSR も，健康サービスの評価という狭義の定義にとどまらず，健康を目指すすべてのサービスを対象に，それが人の広義の健康に確かにつながっているのかどうかを科学的に評価する研究と考えるべきであると筆者は考えている。

関連して，筆者が 1993 年に米国で初めて受けた HSR の講義においても，「社会に存在するあらゆる事象が HSR の題材・データになりうる。幅広いサービス・事象に眼を向けるべき」という点が強調されていたことが，あらためて思い出される。このような経緯もあり，本書でも，人の健康を目指す幅広い（学問領域・対象者を含め）サービスを含めること，そして，とくに現場の第一線からの視点も含めることを意識し，執筆をお願いした。そのため，狭義の HSR（健康サービスの評価）からみると広がったものになっている。

3) 政策と HSR

日本公衆衛生学雑誌 2009 年 10 月号の編集後記に，2007 年の HSR ワークショップで学んだ「Policy maker は，政策をタイミングよく打ち出すことが求められるが，Researcher は，考える時間をかけ，妥当性のある真実を追究することが重要である」ことをご紹介し，政局に左右されない大局的な公衆衛生学を―と書かせていただいた。

そこで，この終章では，あらためてこの Policy maker と Researcher についても触れておきたい。前述のワークショップで紹介された，Researchers

終章 まとめ　243

表2　HSRと政策—研究者は金星から政策者は火星から

政策者	研究者
—複雑な政策課題	—問題に対するシンプルな仮説設定
—不確実性の軽減	—真かつ妥当な知識
—時機を得た対応	—時間をかけた検討
—ゴールは次の選挙	—ゴールは永遠の真理
—とりあえずの対策	—説明と解釈
—実現可能な現実的解決策	—一定条件下の提言

ヨーロッパ公衆衛生学会ワークショップ資料2007をもとに著者翻訳（一部改変）

are from Venus, policy-makers are from Mars のまとめを著者が翻訳および一部改変したものを表2に示す。これは，Feldmanら（筆者が留学中に講義も受けたHSR研究者）による同名の論文[6]を基盤にしたもので，ポイントをおさえた比較をしていて，参考になる。より良い政策の展開には，この2者が独立して存在し，かつ両輪となってバランスよく進めていくことが重要である。しかし，これには，双方が意識した歩みよりをする必要もあり，このFeldmanの論文[6]では，政策決定者へのインタビュー，研究者での議論を通じて，具体的にこれらが述べられている。

　わが国では，政策に実証的提言をなしうるHSRなどの研究分野におけるマンパワーが少ないこと，多くの公的データに研究者がアクセスしにくいこと—などから，これらの両輪がうまく機能しているとはいい難い。しかし，そのための動きは確かに始まっている。統計法の改正もその後押しをしている。2011年に出版されたランセット日本特集[7]は，公的データの使用許可を広く得て，わが国の国民皆保険を始めとするこれまでの政策とその成果について，国レベルの統計をもとに実証研究した初の試みであり，今後のあるべき方向に対し，一歩を踏み出した例であると考える。

　混沌とした政情である今こそ，HSRが本領発揮できる，そしてすべき時ともいえるであろう。

4) バランスのとれた医学研究のために—公衆衛生学の一分野としてのHSRの役割

　医学研究全体におけるHSRの位置付けを考察するため，わが国における

244　　終章 まとめ

医学研究の動向を引用してご紹介する[8]。これは，インパクトファクターの高い基礎研究雑誌（Nature Medicine, Cell, J Exp Med）と臨床研究雑誌（New Engl J Med, Lancet, JAMA）における論文数の推移である（図4）。ここにみる「臨床医学」の研究数の低下は，わが国として大変憂うべきことであり，臨床医学分野での研究の推進が叫ばれている。しかし，New Engl J Med, Lancet, JAMA などの雑誌に掲載されている論文には，公衆衛生学・HSR 的な研究が多く含まれている。前述のランセット日本特集でも，筆者も担当した介護保険の評価の部分[9]は HSR である。試みに検索してみると，2000 年以降の上記の臨床 3 雑誌の論文合計は 5 万 6355 件で，そのうちキーワードに Public Health を含む論文は 3118 件（5.5%），HSR を含む論文は 1810 件（3.2%）であった（共著者の所属など含めるともっと多いと考えられる）。この両者の%の比を見ても，HSR はより臨床に近い位置にあるといえるであろう。実際，HSR は医療の質の評価を原点とし，その評価方法などが公衆衛生学的手法を基本に構築されてきたことから，臨床医学と密接な関係にある。また，米国では臨床医のための HSR プログラムも充実している（本書1.3節で詳しく紹介されている）。ほかにも，本書では，意識的に臨床研究と HSR の関わりとして，臨床ガイドラインと HSR についての論文もお願いした。また，欧米からの臨床研究には，MPH（公衆衛生修士）を取得

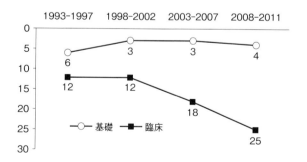

図 4　基礎および臨床論文数における日本の国際順位の推移
注：1993-1997，1998-2002，2003-2007 の国際順位は政策研ニュース No. 25 による。Web of Science（トムソン・ロイター）をもとに作成（2012 年 1 月 23 日現在）。
出典：政策研ニュース 2011. No.35 より。

した研究者・実務者が関わっていることが多く，HSR のみならず臨床研究全体をより高度で有意義なものにするには，公衆衛生学の視点と技術（臨床疫学・統計，そして HSR の概念など）が求められる。実際，これらのレベルの高い雑誌の臨床研究においては，ランダム化比較試験の方法など高度な内容が要求され，公衆衛生関係の専門家との共同研究でないと，採択が難しくなっているのかもしれない。

　さらには，この臨床研究の低下は，医学のあり方の問題の一部に過ぎず，わが国の医療全体において，公衆衛生学的視点，さらには HSR の視点が欠けていることも問題の根底にあると，筆者は考えている。欧米では，MD が MPH も取得すると，社会における医療を考える視点をもっているということで尊重される。筆者が留学をしていた時も，HSR を学んでいた多くの同僚は，近隣の大学病院から臨床業務をしながら学んでいる医師であった。HSR は，医療を提供する側，受ける側の双方のエンパワーメントに貢献しうるものである[10]。がん対策基本法など患者中心の医療への転換が求められ，制度改革を余儀なくされているわが国の医療において，患者中心の質の高い医療の実現のために，今こそ必要不可欠な研究分野であろう。わが国においても，MPH 教育は充実してきたところであるが，まだ臨床や医療のあり方との関連に十分寄与できる位置付けには至っていないように思われる。筆者自身も MPH 課程で HSR 分野を構え教育する者として，その責任を感じている。公衆衛生学教育と連動した HSR の体系化，そして臨床や現場の実践をしながら HSR に携われるようなキャリアや環境の整備が今後の課題であろう。

文献

1) Stephenson J. AHRQ Director Sets Course for Agency's Health Services Research. JAMA 2016 Oct 25; 316(16): 1632–1634. doi:10.1001/jama.2016.12702.
2) Health services research. BMB ドイツ連邦教育研究省ウェブサイト. https://www.bmbf.de/en/health-care-research-looking-at-everyday-medical-care-2595.html
3) Chan M. The New Normal: Life after Sixty. Lecture delivered at the Congress on Gerontology and Geriatrics and the 20th International Seminar on Care for the Elderly, Havana, Cuba. 2012. http://www.who.int/dg/speeches/2012/ageing_20120330/en/index.html（2017 年 11 月 2 日アクセス可能）

4) 近藤克則. 健康の社会的決定要因(15)　WHOの健康格差対策. 日本公衆衛生雑誌 2011; 58(7): 550-554.

5) World Health Organization, Government of South Australia. Adelaide Statement on Health in All Policies: moving towards a shared governance for health and wellbeing. Report from the International Meeting on Health in All Policies, Adelaide 2010. Geneva: World Health Organization, 2010. http://www.who.int/social_determinants/ hiap_statement_who_sa_.nal.pdf（2017年11月2日アクセス可能）

6) Feldman PH, Nadash P, Gursen M. Improving communication between researchers and policy makers in long-term care: or, researchers are from Mars; policy makers are from Venus. Gerontologist 2001; 41(3): 312-321.

7) Japan: universal health care at 50 years. Lancet 2011; 378(9796): 1049. http://www. thelancet.com/series/japan（2017年11月2日アクセス可能）

8) 辰巳邦彦. 主要基礎・臨床医学論文掲載数の国際比較. 政策研ニュース 2012; 35: 48-49.

9) Tamiya N, Noguchi H, Nishi A, et al. Population ageing and wellbeing: lessons from Japan's long-term care insurance policy. Lancet 2011; 378(9797): 1183-1192.

10) Brook RH. Health services research and clinical practice. JAMA 2011; 305(15): 1589-1590.

あとがき

　本書では，医療サービスの分析が中心となっている従来の欧米諸国のヘルスサービスリサーチ（以下，HSR）に比して，医療に限らず，介護や福祉，予防も含む幅広いサービスの視点を意識し，幅広い執筆陣のご協力を得て進めてきた。これは，これまでの実践や研究を通じて，医療だけではヘルスサービスは完結しないと痛感してきたこと，また，前述のように，はじめにハーバード大学で最初に出会った講義でも幅広い視点の重要性が心に残ったことによる。しかし，その分，とくに本書後半にある広い応用部分の学問体系化はまだ今後の課題である。初心者の読者は，とくに前半で，まず概念や方法を学んでいただければと思う。

　関連して，公衆衛生学雑誌の連載を基盤とした本書の意義について，簡単に触れたいと思う。前述のような幅広いサービスを包含した HSR を考えるとき，また，地域包括ケアが重要課題となっている今，公衆衛生学と HSR の共通部分の意義は大きい。ひいては，幅広い研究者そして多様な現場の第一線の実践者の双方の関与が重要である点も，公衆衛生学と同様であり，本書はこうした点に重点がおかれている。学問だけで一人歩きすることなく，多様なサービスの実践者と研究者が協同し，現場の向上に資する研究であることが HSR の意義であり，醍醐味でもあると考える。

　最後に，連載自体も長期にわたり，かつ出版まで時間が経過してしまい，可能な改訂は行ったものの，すべて改訂するには再度多大な時間を要することから，一部にやや古い内容が残ってしまったことをお詫び申し上げる。もちろん，基本的な考え方や概念には変更や間違いはないので，お許しいただきたい。

　出版にあたり，多くの執筆者の皆様，お読みくださいました皆様，そして，連載から出版へと肩を押していただき，共編者として多くのサポートをくださいました小林廉毅教授ならびに東京大学出版会のみなさま，転載のご快諾

とご協力をいただきました日本公衆衛生学会および事務局のみなさまに心からお礼を申し上げます。

本書が，読者の皆様にとり，わが国ではまだなじみの少ない，しかしこれから重要となるであろう HSR について少しでも関心をもっていただくきっかけとなり，ひいては，HSR の推進に寄与できれば，この上ない喜びです。

（田宮菜奈子）

このたび，日本公衆衛生雑誌に 2010 年 6 月から 2012 年 12 月にかけて連載されたヘルスサービスリサーチのシリーズ原稿に加えて，新たに書き下ろされた原稿を合わせて，『ヘルスサービスリサーチ入門』刊行の運びとなった。同誌の連載企画は，共編者の田宮菜奈子教授のリーダーシップによるもので，新しい研究分野の息吹を感じさせるものであった。その当時から，少し時間が経ってしまったが，社会情勢の変化に合わせた改訂やデータのアップデイトを各執筆者にお願いした結果，改めて読んでみても違和感のない仕上がりとなっている。この場を借りて，本書の執筆者ならびに東京大学出版会の担当者にはお礼を申しあげたい。

さて，本書のテーマであるヘルスサービスリサーチは 1970 年代中頃から，研究活動が活発化し始めた比較的新しい研究領域である。筆者は 1989 年から約 1 年間，ハーバード大学公衆衛生大学院に武見フェロー（研究員）として滞在したが，その頃にはすでにヘルスサービスリサーチは確固たる研究領域として扱われていたように思う。当時のことを日本疫学会のニュースレターに寄稿する機会があり，そのなかで次のように記した。

　さて，いくつかの公開研究会にも参加しましたが，その中でもっとも刺激を受けたのが医療の質研究会でした。公衆衛生大学院の医療政策・管理学部門とブリガム・アンド・ウィメンズ病院が共催しており，毎回医療の質に関連する研究報告と実際のデータを用いた討論がされていました。強く印象に残っているのは，ハーバード大学の教育関連病院における帝王切開術の全出産に対する割合が，妊婦の属性を調整しても病院間でかなり違うという報告でした。（小林廉毅. 疫学とヘルスサービスリサーチ. 日本疫学会ニュースレター

250　あとがき

No.13，1998 年）

　筆者の理解では，ヘルスサービスリサーチは，予防やケアも含めた広義の
ヘルスサービスのディリバリーに関する学際的研究であり，具体的には，サ
ービスの効果，質，費用，効率，あるいはサービスへの人々のアクセス，公
平性の問題などを扱う。したがって，常に「現場」を意識した研究でもある。
わが国において，公衆衛生領域のヘルスサービスリサーチが先行した理由は，
公衆衛生領域の研究者や実務者・実践家が現場をもち，自らデータを集め
（一次データの収集），それを分析する手法を身につけていたからと考えられ
る。したがって，本書の構成は海外のヘルスサービスリサーチの成書とはや
や傾向が異なる。しかし，わが国でも種々の二次データの利用可能性の高ま
りとともに，様々な領域にヘルスサービスリサーチが拡大していくことが予
想される。本書が，そのような流れの先駆けとなって，質のよいサービスを
人々に確実に届けることに資するヘルスサービスリサーチが，わが国におい
ても多数報告されることを願っている。

（小林廉毅）

あとがき　　251

索引

ア　行

アウトカム（結果，成果）　3, 5, 9, 37, 41,
　50, 52, 81, 89, 131, 137, 151, 156, 191, 218,
　227, 233, 242
アウトプット　39, 191
アクセス　25, 69
アセスメント　110
暗黙知　185
医師の偏在　69
医師不足　186, 209
イーミックアプローチ　177
医療安全支援センター　192
医療改革　203
医療介護施設　186
医療機能情報提供制度　22, 191
医療機能評価機構　22
医療経済評価　30
医療サービス　209
医療人類学　176
医療政策　69, 199
医療制度　21, 209
医療データベース　32, 33
医療の原価（コスト）　23
医療の公正性　25
医療の質　22, 206
　——指標　127, 130
医療法　185
因果推論　77
インターネット　216
　——依存症　220
インフォーマルケア　38
インプット（入力）　3, 9, 37, 41, 137, 187
疫学研究に関する倫理指針　195
エティックアプローチ　177
エビデンスレベル　60

横断診断型　229

カ　行

開業医　210
介護保険　110
　——コホートデータベース　40
　——サービス　37
　——制度　37, 53, 236
外生変数　83
階層モデル　89
ガイドライン－プラクティスギャップ　65
皆保険　72, 200
格差　147
家族　38, 145, 232
　——介護者　53, 233
学校健診　142
過程（プロセス）　3, 9, 37, 41, 52, 89, 131,
　137, 218, 233, 242
環境特性　51, 150
患者納得度　132
患者の満足度　27
基準関連妥当性　118
規制　7
基礎または方法志向型の研究　128
救急医療　129
居宅サービス　38
勤務医　210
クリニカルクエスチョン　60
ケアマネジメント　122
ケアラー　232
経時データ解析　89
携帯電話　216
計量経済学　77
ケースヒストリー　181
ケータイ依存　220
結果（アウトカム）　3, 5, 9, 37, 41, 50, 52,

81, 89, 131, 137, 151, 156, 191, 218, 227, 233, 242

研究手法の標準化　34

健康医療政策会議　199

健康会計　140

健康政策　48

　　——研究・評価　128

健康プログラム評価　128

研修医　212

高強度型　229

公衆衛生活動　7

構成概念妥当性　117

公正性　25

構造（ストラクチャー）　2, 9, 52, 89, 131, 137, 187, 217, 233, 242

公的ケア　9

公的扶助　7

行動経済学　168, 172

公平性　10

交絡因子　51

効率性　10

高齢者介護　37

国際産業保健学会（ICOH）　138

国際生活機能分類（ICF）　110, 112

国民皆保険　200, 244

5疾病5事業　185

個人特性　51, 150

孤独死　162

混合効果モデル　93

サ 行

最終エンドポイント　32

在宅での看取り　55

在宅療養支援診療所　55

作業関連疾患　137

差の差（DD）推定法　86

サービス提供計画　105

サービスの質の評価　1

産業保健　134

　　——サービス　135

参与観察　175

施設サービス　38

自然実験　86

自治医科大学　73

質調整生存年（QALYs）　34, 36

質評価の評価指標　233

私的ケア　9

児童虐待　194

支払者　7

社会疫学　168, 171

社会的弱者　141, 145

社会福祉サービス　7

社会保険制度　7

社会保障制度　6

従業員支援プログラム（EAP）　139

受益者　7

準市場　22

少子高齢社会　232

小児虐待　162

小児保健　141

知られざる変数　180

新医師臨床研修制度　71

診断群分類（DPC）　78

信頼性　110, 116

診療ガイドライン　23, 57

診療の質のプロセス指標（QI）　17

診療報酬制度　23

垂直的公平性　10

水平的公平性　10

睡眠障害　221

スクールカウンセラー　144

ストラクチャー（構造）　2, 9, 52, 89, 131, 137, 187, 217, 233, 242

スマートフォン依存　220

成果　131

生活保護　194, 196

政策　48, 51, 243

　　——評価　236

　　——立案　236

青少年のメンタルヘルス　216

成人との違い　144

セルフケア　230

セレクションバイアス　79

線形混合効果モデル　93

総合診療医　72

操作変数（IV）法　83

増分費用効果比（ICER）　36
ソーシャルサポート　170
ソーシャルネットワークサポート理論　170

タ　行

体系知　185
妥当性　110, 116
単純回帰　84
男女別標準化死亡率（SMR）　129
地域格差　147
地域ケア活動　48
地域保健法　185
チャイルドヘルスサービスリサーチ　142
中間的エンドポイント　32
提供者　7
低強度型　229
テクノストレス　216, 219
テスト再テスト法　116
デミングサイクル　2

ナ　行

内生性　79, 82, 85
内生変数　82
内容的妥当性　117
二次医療圏　129, 186
ニーズ　27
2段階推定法　84
日米比較　209
乳幼児健診　142, 144
入力（インプット）　3, 9, 37, 41, 137, 187
人間性　10
認知行動療法（CBT）　224
年齢調整死亡率　191

ハ　行

ハイリスクアプローチ　154
被災地　197
非正規雇用　136
ひとり親世帯　146
評価的政策研究　128
費用最小化分析　10
費用対効果　10, 30

――分析　10
費用対効用分析　10
費用対便益分析　10
貧困率　147
福祉行政　194
プライマリケア医　72
ブルーライト　221
プレシードプロシードモデル　173
フレーミング効果　171
プロセス（過程）　3, 9, 35, 41, 52, 89, 131, 137, 218, 233, 242
文化人類学　175
米国　11, 199, 209, 239
ヘルスプロモーション　142
法医学　156
訪問介護サービス　54
保健管理センター　217
保健行政　185
保健所　185, 186

マ　行

満足度　27
民族誌　180
メラトニン　221
モデル化　51

ヤ　行

薬剤疫学　33
薬剤経済学　30
薬剤経済評価　30
要介護者　232
要介護度　40, 45, 54
要介護認定　39, 111
予防接種　142, 144, 149
予防的介入　148

ラ　行

ランダム化比較試験（RCT）　46, 60, 78, 82, 138, 226, 235
ランダム切片傾きモデル　94
ランダム切片モデル　95
リスク調整死亡率　23
リスクマネジメント　122

臨床指標　23

アルファベット

AcademyHealth　12, 18, 143, 199
Advanced Practice Clinician（APC）　212
Affordable Care Act　200
Andersen モデル　51, 150
APC　212
Benchmarking　131
Case-mix adjustment　5, 41
CBT　224
DD 推定法　86
Donabedian の 3 概念　2, 9, 52, 89
DPC　78
DPH　13
DRGs　132
EAP　139
EAU ガイドライン　61
Efficiency　10, 22
Equity　10, 22, 25
Gunn の完全実施の条件　105, 107
ICER　36
ICF　110, 112
ICOH　138
Input　→　インプット，入力
Institute of Medicine　12
IT を利用した健康管理　222

IV 法　83
KAP スタディー　181
Location theory　69
MPH　13, 127, 245
MSHS　13
NCCN ガイドライン　61
NP　213
Nurse Practitoner（NP）　213
Outcome　→　アウトカム，結果，成果
PA　213
PDCA サイクル　2, 155, 161, 173
Physician's Assistant（PA）　213
Physicians profiling　133
Process　→　プロセス，過程
QALYs　34, 36
QI　17
R4 システム　110
R4 方式　121
Rasch モデル　118
RCT　46, 78, 82, 138, 235
SMR　129
SNS　220
Structure　→　ストラクチャー，構造
SWOT 分析　105, 106
UCLA　11
VANQWISH 研究　79

執筆者一覧

編者

田宮菜奈子　筑波大学医学医療系ヘルスサービスリサーチ分野，筑波大学ヘルスサービス開発研究センター

小林廉毅　東京大学大学院医学系研究科公衆衛生学，健康医療政策学

執筆者（五十音順）

相崎扶友美　東京都心身障害者福祉センター

池田俊也　国際医療福祉大学医学部公衆衛生学

伊藤智子　筑波大学医学医療系ヘルスサービスリサーチ分野

今中雄一　京都大学大学院医学研究科医療経済学分野

江副智子　島根大学教育・学生支援機構　保健管理センター出雲

大河内二郎　介護老人保健施設竜間之郷

柏木聖代　横浜市立大学医学部看護学科老年看護領域ケアマネジメント看護学

加藤剛平　相生リハビリテーションクリニック

近藤正英　筑波大学医学医療系保健医療政策学・医療経済学分野

坂野晶司　葛飾区保健所保健予防課

佐藤幹也　住友重機械工業株式会社人事本部健康管理センター

高橋秀人　国立保健医療科学院

武林　亨　慶應義塾大学大学院健康マネジメント研究科・医学部衛生学公衆衛生学

中尾睦宏　帝京大学大学院公衆衛生学研究科

西　晃弘　University of California Los Angeles, Department of Epidemiology

野口晴子　早稲田大学政治経済学術院

原野　悟　かみや町駅前クリニック，日本大学医学部社会医学講座

東　尚弘　国立がん研究センターがん対策情報センターがん臨床情報部

樋之津史郎　岡山大学病院新医療研究開発センター

藤田士朗　Intermountain Medical Center

増田　研　長崎大学熱帯医学・グローバルヘルス研究科

松澤明美　茨城キリスト教大学看護学部看護学科

松本正俊　広島大学大学院医歯薬保健学研究科地域医療システム学

宮石　智　岡山大学医歯薬学総合研究科法医学分野

和田一郎　花園大学社会福祉学部児童福祉学科

初出

「日本公衆衛生雑誌」57 巻第 6 号（2010 年 6 月）から 59 巻第 12 号（2012 年 12 月）まで連載された「ヘルスサービスリサーチ」を元に，再構成し，改訂をくわえた。2.6 節は新たに書き下ろした。

編者略歴

田宮菜奈子（たみや・ななこ）

1986 年　筑波大学医学専門学群卒業
1990 年　東京大学大学院医学系研究科博士課程修了，医学博士
　　　　帝京大学医学部助手・講師，ハーバード大学公衆衛生大学院修士課程などを経て
現　在　筑波大学医学医療系ヘルスサービスリサーチ分野教授，
　　　　筑波大学ヘルスサービス開発研究センターセンター長

小林廉毅（こばやし・やすき）

1983 年　東京大学医学部医学科卒業，1989 年　医学博士
　　　　帝京大学医学部助手・助教授，ハーバード大学公衆衛生大学院武見フェロー，
　　　　筑波大学社会医学系教授など経て
現　在　東京大学大学院医学系研究科社会医学専攻公衆衛生学分野教授，
　　　　公共健康医学専攻健康医療政策学分野教授

ヘルスサービスリサーチ入門――生活と調和した医療のために

　　　　2017 年 12 月 21 日　初　版

　　　　［検印廃止］

編　者　田宮菜奈子・小林廉毅
発行所　一般財団法人　東京大学出版会
　　　　代表者　吉見俊哉
　　　　153-0041　東京都目黒区駒場 4-5-29
　　　　電話 03-6407-1069　FAX 03-6407-1991
　　　　振替 00160-6-59964
印刷所　株式会社平文社
製本所　誠製本株式会社

ⓒ2017 Nanako Tamiya, Yasuki Kobayashi, et al.
ISBN978-4-13-062419-0 Printed in Japan

JCOPY 〈（社）出版者著作権管理機構　委託出版物〉
本書の無断複写は著作権法上での例外を除き禁じられています．複写される場合は，そのつど事前に，
（社）出版者著作権管理機構（電話 03-3513-6969，FAX 03-3513-6979，e-mail: info@jcopy.or.jp）の許
諾を得てください．

川上憲人・小林廉毅・橋本英樹 編
社会格差と健康　社会疫学からのアプローチ　　　　A5 判・256 頁・3400 円

川上憲人・橋本英樹・近藤尚己 編
社会と健康　　　　　　　　　　　　　　　　　　A5 判・344 頁・3800 円
健康格差解消に向けた統合科学的アプローチ

東京大学医学部健康総合科学科 編
社会を変える健康のサイエンス　　　　　　　　　B5 判・148 頁・2500 円
健康総合科学への 21 の扉

東京大学高齢社会総合研究機構 編
地域包括ケアのすすめ　　　　　　　　　　　　　A5 判・288 頁・3500 円
在宅医療推進のための多職種連携の試み

田中 滋・小林 篤・松田晋哉 編
ヘルスサポートの方法と実践　　　　　　　　　　A5 判・272 頁・3800 円

東京大学高齢社会総合研究機構 編著
東大がつくった高齢社会の教科書　　　　　　　　B5 判・312 頁・1800 円
長寿時代の人生設計と社会創造

JST 社会技術研究開発センター・秋山弘子 編著
高齢社会のアクションリサーチ　　　　　　　　　B5 判・224 頁・2800 円
新たなコミュニティ創りをめざして

神里彩子・武藤香織 編
医学・生命科学の研究倫理ハンドブック　　　　　A5 判・192 頁・2400 円

ここに表示された価格は本体価格です。ご購入の
際には消費税が加算されますのでご諒承ください。